認知行動SST　上巻

基礎・実践ガイド編

統合失調症者支援のための臨床実践ガイド

著
エリック・L・グランホルム
ジョン・R・マッケイド
ジェイソン・L・ホールデン

訳
熊谷　直樹
天笠　崇
瀧本　優子

星和書店

Cognitive-Behavioral Social Skills Training for Schizophrenia

A Practical Treatment Guide

by

Eric L. Granholm

John R. McQuaid

Jason L. Holden

Translated from English

by

Naoki Kumagai

Takashi Amagasa

Yuko Takimoto

English Edition Copyright © 2016 by The Guilford Press
A Division of Guilford Publications, Inc., New York
Japanese Edition Copyright © 2019 by Seiwa Shoten Publishers, Tokyo
Published by arrangement with The Guilford Press through Japan Uni Agency, Inc., Tokyo

本書に寄せて

　社会生活に必要な機能が損なわれることは，統合失調症の大きな特徴とされています。症状がはっきりと現れる前から生活機能が低下し始め，やがてそれが原因となって社会生活の質が落ち，所属している集団の中で脇へ追いやられて無視されがちになり，仕事や学校や子育てで役割を果たすのが難しくなります。統合失調症の薬物療法は，精神病症状が生活機能に及ぼす甚だしい影響を抑制できても，社会生活機能を改善するという面では残念ながらほとんど効果が期待できません。一方，統合失調症への心理社会的介入については，社会生活技能トレーニング（Social Skills Training：SST）と認知行動療法（Cognitive-Behavioral Therapy：CBT）の2つの手法で社会生活機能を改善する効果があることが，対照群を設けた研究で繰り返し示されています。本書で解説するCBSST（cognitive-behavioral social skills training）は，効果が確かめられたその2つの心理社会的アプローチを統合した画期的なプログラムです。CBSSTは，統合失調症のある人の社会生活機能を改善するための，一つの体系的な治療・支援となっています。

　CBTとSSTは，どちらも最も古くからあるともいえるほど十分確立された心理学的治療・支援技法です。広範囲な生活機能の問題に取り組むうえで，臨床でも臨床以外の場でも既に活用されており，その起源は1950年代から1960年代までたどれます。どちらの手法にも統合失調症のある人の社会生活機能の改善に効果があることを裏づける確かなエビデンスがたくさんあり，実際，統合失調症の治療ガイドラインには10年以上前から加えられています。そうした2つの手法ですが，それにもかかわらず，ほとんどの臨床家がどちらか一方しか知りません。また利用者の方々もどちらか一方の治療・支援しか受けていません。本書の著者たちエリック・

グランホルム，ジョン・マッケイド，ジェイソン・ホールデンの３人は，認知行動療法と SST のそれぞれのアプローチを統合して CBSST を開発することで，この問題に新しい解決策を生み出しました。

SST と CBT を統合できれば効果は大きいだろうと，ずっと期待されていました。SST を用いて社会生活技能と問題解決技能をトレーニングすると，大概ある程度の効果があります。しかしながら，生活の質にかかわる社会生活機能を改善するにはそれだけでは足りないこともあります。社会的有能性がとても高く社交や問題解決をある程度こなせる人たちでも，自分の社会的有能性をどう考えるか，また周りの人たちが自分をどう見ていると思うかについての信念が妨げになって，ここぞという状況で技能を使いにくくなるためです。また逆に，社会生活で大切な役割を果たしていくには，対人関係面で効果的に振る舞う能力について自信があるのは大切ですが，それだけでは足りません。自信があっても，社会生活技能と問題解決技能が貧弱では，努力しても効果が発揮されにくくなります。認知（評価）技能，社会生活技能，問題解決技能のそれぞれが役割を果たしてその人の社会生活機能を最大限に引き出していく仕組みについては，本書の第１章で述べられるモデルがうまく描き出しています。

CBSST は画期的な心理社会的治療モデルで，社会生活技能や問題解決技能，認知技能のそれぞれのトレーニングが１つのプログラムに統合されています。トレーニングの参加者は，その人自身にとって意味のある具体的な社会生活上の目標を達成したいという気持ちを動機として取り組んでいきます。プログラムは柔軟ですので，参加者に対して個別でも，グループでも，その組み合わせでも，提供できます。トレーニングを行なう臨床家のためには，わかりやすく実践的なガイドがあります。また参加者向けにはワークブックがあり，それぞれのセッションで学ぶ内容とワークシートが使いやすい形でまとめられています。そうした点から，グランホルム，マッケイド，ホールデンが開発したこの魅力的なプログラムは，精神科に

関連した治療をどんな環境で受けていても，誰でも状況を選ばずに，外来での精神保健プログラム，包括型地域生活支援（assertive community treatment：ACT）*チーム，支援付きまたは見守り体制のある居住施設，中間施設や長期入所施設などの場も含めて利用できるでしょう。さらに，科学的に厳密な手法に基づく研究からも CBSST の効果を裏づける結果が増えていますので，人々が社会的目標を達成し，心理社会的機能を改善していくうえで，このプログラムの効果がますます示されつつあるといえます。

　CBSST は，価値の高い新しい道具として，統合失調症スペクトラム障害のある人々の社会的リハビリテーションの助けとなるものと思います。本書では，見事に統合された CBSST モデルの解説がなされているほか，プログラムに関する資料として，リーダーのための実践ガイドと参加者向けのワークブックも掲載されており，現場で使いやすくなっていますので，CBSST プログラムは広く普及して活用されるのにまさにふさわしいといえます。本書は，長年待ち望んだ末に，統合失調症のある人々にとって社会生活機能を改善して人生の質を高めるような，エビデンスに基づく効果的な治療・支援を受けられるという，新しい希望を与えてくれるものといえます。

キム・T・ミューザー

ボストン大学

アラン・S・ベラック

メリーランド大学医学部

---

*　訳注：原文では assertive community treatment。重篤な精神障害のある人でも地域社会で自分らしい生活を送れるよう，訪問を中心とした，看護師，精神保健福祉士，作業療法士，医師等からなる多職種チームによる包括的な支援サービス。原則として24時間365日対応する。ニーズに応じてケアを提供したり調整し，ケースマネジメントの一種でもある。米国での地域ケアプログラムとしての普及を受け，日本では，2000年代初頭の国立精神保健研究所での実践研究を契機に，各地で実施がみられる。本訳書では，ACTの略語を使用する。

はじめに

> 魚を与えたら，その人は一日食いつなぐだろう。
> 魚の捕り方を教えたら，その人は一生食いつなぐだろう。
>
> ——道家を創始した老子の言葉とされる中国のことわざ

　中国由来のこのことわざが，本書の柱となるアプローチをよく伝えています。CBSST は，統合失調症のある利用者[*1]の心理社会的リハビリテーションのための治療・支援[*2]です。CBSST では，何よりも初めに，生活や学校，仕事，または所属集団での対人交流などに関連して，参加者[*1]のリカバリー目標を具体的に設定します。それから，設定した目標を達成するために必要な認知技能とコミュニケーション技能，問題解決技能を学びます。このマニュアルは，そうした CBSST プログラムを提供していくときにリーダーがよりどころにできる実用的なガイドとなるでしょう。CBSST では，認知行動療法（CBT）と SST，問題解決技能トレーニングの３つの技法が統合されています。どの技法も統合失調症への実践としてエビデンスに基づいて既に確立されていますが，統合することでそれぞれの効果がいっそう高まります。トレーニングの参加者は，社会生活においてどんな役割を果たせるようになりたいのかをよく考えて，トレーニングへの参加意欲を高めるような，自分にとって有意義なリカバリー目標を具

[*1]　訳注：利用者と参加者の2つとも原文ではconsumer。精神障害を有し精神保健福祉サービスを利用する当事者を指す。本訳書では，精神障害のある当事者一般の場合は「利用者」とし，CBSSTの参加メンバーについては「参加者」と訳し分けた。

[*2]　訳注：介入と治療・支援の2つとも原文ではintervention。本訳書では，研究に関する記載においては「介入」とし，CBSST等の臨床実践に関する記載では「治療・支援」と訳し分けた。

体的に設定します。この目標設定には，目標を達成するまでのステップを考えることも含まれます。それから，設定したリカバリー目標に向けて取り組むために必要な技能を学びます。一方リーダー*3は，技能を基盤にしたCBTを使い，参加者が目標に向かって活動するのを妨げている，不正確で役に立たない思考を修正する方法を教えます。このときに敗北主義的予想（「楽しくないに決まっている」）や自己効力感の低さを示す信念（「いつも失敗する」），特異な信念（「外出すれば精霊が私を傷つける」）も修正します。また，SSTを使って人間関係にうまく主体的に関われるようになるためのコミュニケーション技能を教え，問題解決技能トレーニングを使って回復目標の達成を促して陰性症状や抑うつと闘う方法を教えます。

　このトレーニングマニュアルは，統合失調症向けのほかの心理社会的治療マニュアルとはいくつかの点で異なっています。一点目として，統合失調症へのCBTによる治療・支援は従来ほとんど主に陽性症状に注目していますが，このマニュアルのCBSSTが主に注目するのはむしろ生活，教育，仕事，対人交流にかかわるリカバリー目標です。二点目に，エビデンスに基づいた3つの実践——CBT，SST，問題解決技能トレーニング——を統合させているところもCBSSTだけです。三点目として，CBSSTは，技能中心の単純化された治療・支援として設計されている点も特徴であり，リーダーにとっては支援を実施しやすく，参加者にとっては理解しやすくなっています。最後に，CBSSTはグループでも，個別でも，また地域でのケースマネジメントにおける支援（ACTなど）の中でも実施できます。

　統合失調症へのエビデンスに基づく実践においてCBTやSSTは効果があると認められていて，「最善の治療のためのガイドライン」（Gaebel, Weinmann, Sartorius, Rutz, & Mclntyre, 2005；Dixon et al., 2010）の中

＊3　訳注：原文ではprovider。直訳すればサービスの提供者となり，精神保健サービスの利用者と対を成す。本訳書では，日本のSST等の実践現場での用語に準じ，リーダーとした。

でも推奨されています。ただ，現実をみると，統合失調症のある人々のほとんどがこうした治療を受けられていません。なんとしても研究と実際の治療提供との間の溝を埋めなければいけません。そのためには統合失調症へのエビデンスに基づいた治療を地域社会の中で提供できる形を工夫しなければいけません。これらの治療法を地域社会レベルに導入して提供していこうとするときに，妨げになる要素には何があるでしょう。既存のCBTモデルは，どれも一般に高い教育レベルと広範な研修を必要とするために費用がかかる点があります。統合失調症のある利用者たちはそうした費用のかかる治療・支援を受けるだけの資力をもたない人がほとんどですし，地域の精神保健システムにもそれを支払う力が大概ありません。そこで，私たちは，統合失調症へのCBTは高度な教育を受けた，人件費の高いリーダーでなければ行えないという間違った信念を見直そうと試みました。CBSSTは，重篤な精神疾患のある利用者の治療・支援に取り組んだ経験のある人なら，博士だけでなく修士や学士レベルまでの教育の人でも実践できるように設計してあります。初めてトレーニングを提供するリーダーでも正しく実践できるように，簡潔で，ステップを踏みながら，技能を柱にして支援していく方法をとくに力を入れて工夫しました。そうした手法なので，費用がそれほどかからず，どの現場にも導入しやすいはずです。CBSSTが広く普及して使われることで統合失調症のある何万人という利用者の方々がエビデンスに基づいた治療を受けられるようになり，状況がかなり改善されると期待できるでしょう。

　本書は実用的なマニュアルです。人生の目標を達成しやすくする技能を学ぶプロセスを，ステップを踏みながら解説します。マニュアルには，リーダーにおすすめのコツ，リーダーが参加者に概念を説明して技能を教える時に使うと便利な図柄，楽しく学びながら参加者の関心を高めつつ教えられるエクササイズやゲームが含まれます。また「CBSST参加者向けワークブック」の箇所では，参加者が自宅等で実地練習（宿題）[*4]をする時

に必要な技能の要点をまとめたワークシートも加えてあります。したがって，CBSST は教育レベルやそれまでにどんな経験を積んでいるかとは関係なく，臨床家なら誰でも比較的簡単に取り入れて，マニュアルに沿って忠実に実践できるでしょう。

　本書は，なるべく幅広く有効に使っていただけることを目指しました。統合失調症，統合失調感情障害，その他の重篤な心の病に苦しむ参加者たちと取り組む支援者たちで，カウンセラー，ケアコーディネーター，ケースマネジャー，物質乱用カウンセラー，雇用／職業リハビリテーションの専門家，ソーシャルワーカー，精神看護専門看護師，心理師，精神科医などのお役に立てるでしょう。精神保健に関連する分野で学士号さえ取っていれば（または利用者と接する経験を積んでいるなら，学士号も必要ないかもしれません）このマニュアルを使いこなしていただけます。また，学生たちに使ってもらうのにも適しているので，物質乱用に関する資格取得課程や大学院課程，職業リハビリテーション，理学療法，社会福祉，心理学，精神看護，精神医学などの領域の学生だけでなく，そうした職業分野で経験を積もうとしている，臨床研修生，インターン，大卒の研究生，実習生なども含めて，皆様に活用していただけたら幸いです。

本書の構成

　この CBSST マニュアルは，大きく分けて 3 つの部分から成ります。第 I 部（第 1 章から第 4 章）は，CBSST の理論的背景，研究から得られているエビデンス，トレーニングのアウトカム[*5]とフィデリティ[*6]の評価，実施のガイドラインを説明します。第 1 章では，CBT と SST と問題解決技能トレーニングを統合させて CBSST として提供していくことで，それ

---

*4　訳注：宿題設定はSSTや認知行動療法の重要な技法であるが，原著者らは，参加者の皆さんに馴染みやすいようにCBSSTセッションでは「実地練習」と呼ぶこととしている。詳しくは第3章を参照。

ぞれの技能モジュールが改善され，期待される効果も高まる点を説明します。第2章では，CBTとSST，問題解決技能トレーニングのそれぞれの介入*²方法の有効性を裏づける研究を簡単に紹介し，3つの手法を統合させたCBSSTが統合失調症のある人の生活機能を改善することを示す臨床試験も3つ紹介します。第3章では，CBSSTを行うための参加者グループをつくったり臨床場面ごとに個別のニーズに合わせてCBSSTを適用したりする場合に考慮しなければいけない点を解説します。第4章では，トレーニングのアウトカムを評価する方法や，CBSSTがどれほど厳密に実践されたかのフィデリティを評価する方法をお伝えします。

　第Ⅱ部（第5章から第9章）は，CBSSTを実際に提供する時に使っていただく実用的なガイドです。これまでに効果が確認されている心理社会的リハビリテーションプログラムでは，必ず目標設定が重要な要素となっています。CBSSTプログラムでも，リーダーと参加者が協力して設定したリカバリー目標がとても大切で，それに導かれて治療が進みます。第5章は，1つの章を丸ごと当てて目標設定のプロセスを解説します。目標設定では，参加者が心から自分にとって意味のあると感じる長期のリカバリー目標を見つけて，それを短期目標に分け，さらに目標に向かって週ごとに達成していけるステップを決めます。第6章から第8章はCBSSTに含まれる3つのモジュール——認知技能，社会生活技能，問題解決技能——を実施する時に参照していただく実用的なガイドで，セッションごとに詳しく説明しています。第9章では，特徴のある参加者たちを対象にCBSSTを提供する際のコツと，CBSSTセッションを実施している時に

＊5　訳注：アウトカム（outcome）とは，疾病や障害に関する，治療や支援後の転帰のこと。アウトカム研究とは，便益，金銭的費用，医療制度の利用状況，リスクおよび生活の質などについて，さらにこれらの要素と治療の介入との関係性について調査される研究のことで，通常，有効性と安全性の検証のみを目的とする研究とは区別される。

＊6　訳注：実践が，本来の意図した通りに実施されているかどうかの程度。

ぶつかりがちな難しい問題を乗り越えるコツとをお伝えします。

第Ⅲ部（下巻）は，3つの技能モジュールそれぞれの「参加者向けワークブック」の内容です。どのモジュールでも開始する時には，そのモジュールに関連するワークブック部分をまとめて参加者に渡すとよいでしょう。またはワークブックの中からその日に使うページだけをセッションごとに配付するやり方もあります。付録AからCには，補足的な評価尺度，トレーニングを楽しいものにし，参加者が学びやすく，関心を高めるための体験重視のゲーム，追加で配付できる便利な資料を含めました。

リカバリーを推進する運動が高まり，利用者の社会復帰と自立が目指される時代の中で，有効な治療を受けるならば，統合失調症があってもリカバリーを実現し生活の質を高めていけることが参加者にもリーダーにもますます認識されるようになってきました。統合失調症への効果が確認された心理社会的治療が見つかっているにもかかわらず，多忙なうえに予算不足の精神保健システムの中でほとんど提供されずにいるのが現状です。アメリカ連邦保健省薬物依存精神保健サービス部が，CBSSTの効果を裏づけるエビデンスを評価して，エビデンスに基づいたプログラムや実践を登録するウェブサイトNREPP[*7]（http://nrepp.samhsa.gov）に記載しただけのしっかりとした根拠がCBSSTにはあると結論しています。この実用的なCBSSTマニュアルを活用することで，重篤な心の病に苦しむ人たちでもCBTやSST，問題解決に関する治療・支援が受けやすくなり，リカバリー目標を達成しやすくなるとすれば，なによりの幸せです。

[*7] 訳注：原著者によれば，原著刊行後，2018年早期に米国新政権はNREPPへの支出を廃止したため，このウェブサイトもなくなった，とのことである。

謝辞

　多くの方々が貢献してくださり，そうした方々と接する中で感じるものがあり，ひらめきを得ながらみなさんに支えていただいたからこそ，本書の内容が生まれました。とりわけ次の方々に心から深く感謝申し上げます。

・家族たちへ。本書の取り組みを広く紹介してほかの臨床家たちをトレーニングするためだったとはいえ，帰宅が連日遅くなり，週末も不在がちで，自宅と愛する人たちから離れて過ごさなければならなかった時期にも，著者らを忍耐強く支えてくれました。

・研究室の大勢のスタッフと同僚たちへ。臨床試験に携わり，CBSSTの開発を手伝ってくれました。特に，フォージア・シムジー・マクリュア博士，キャシー・ロー博士，ジョン・ボージェス氏は「参加者のためのワークブック」のドラフト作りを助けてくれました。大勢の聡明で献身的なリーダー，インターン，同僚の研究者の方々がCBSSTの開発に貢献し，研究プロジェクトでも臨床でも参加者たちにトレーニングを提供してくれました。当初にCBSST を開発し始めるようにと励ましてくれたのはディリップ・ジェステ博士でした。

・サンディエゴ郡精神保健システムから著者らの研修を受けた，次のような機関の多くのCBSSTリーダーのみなさんへ；地域研究財団とテレケア社；ロリー・セルマー博士，ジェイソン・スタイン氏を含むカナダのカルガリー大学とアルバータ州カルガリー医療サービス；メリーランド大学医学部付属メリーランド精神医学研究センターおよびボルチモア精神保健システムのスプリンググローブ病院センター；ミネアポリスとアンアーバーの退役軍人局ヘルスケアシステム；カナダ，トロントのアディクション・精神保健センター；韓国ソウルのソウル大学病院。こう

した支援者からCBSSTの治療・支援と「参加者向けワークブック」へ寄せられたコメントとフィードバックはどれも建設的で，中でも創造性に満ちて関心を引きつけるゲームの価値は計り知れません。

　CBSST のグループに参加することで臨床試験と治療プログラムに協力してくれた，大勢の利用者の方々には特に感謝申し上げます。彼らが進んで献身的に研究プロジェクトに協力してくださり，ほかの利用者を助けたいと願い，それぞれの人生の困難を克服しようとする力と勇気をもち続けてくれたからこそ，著者らは多くの貴重なことを学びました。そこから，よりよい臨床家になろう，CBSST プログラムをさらに役立つものに改善しよう，CBSST をもっと広く普及させて利用者の方々が人生を有意義に変え続けていけるようにしたいとの熱意が湧き上がりました。

　CBSST には下記からの助成による研究等に基づく部分があります。退役軍人局退役軍人病院研究開発オフィスのリハビリテーション研究開発サービス（グランホルム博士宛て退役軍人局メリットレビュー助成金番号324/426, O3341-R, E4876-R）；米国国立精神保健研究所（グランホルム博士宛て助成金番号 NIMH R01MH071410, R01MH091057）；カリフォルニア大学サンディエゴ校サービスと治療研究の改革のための高等センター（ACISIR, ディリップ・ジェステ博士宛て助成金番号 NIMH P30MH66248）。本書の内容に関する責任は完全に著者らにあり，退役軍人局，カリフォルニア大学，米国国立保健研究所の公式見解と一致するとは限りません。

この本の使い方

　この本は，"Granholm, E.L. et al（2016）：Cognitive-Behavioral Social Skills Training for Schizophrenia：A Practical Treatment Guide. New York：Guilford Press"の全訳です。この本についてのご質問に答える形で使い方を述べます。

Q：どんな人に役立つ本ですか？

A：まず統合失調症等精神疾患のある人に対する医療や地域生活支援の現場で，社会生活技能トレーニング（SST）や認知行動療法（CBT）を担当するスタッフの方にとっての，手軽で便利なガイドブックとして使って欲しいと思います。これは原著者の意図でもあり，翻訳の中で最も気を配った点です。精神保健医療福祉に従事した経験が1年間以上ある専門職の方なら，たやすく理解できる本を目指したつもりです。また，統合失調症の心理社会的治療・支援について研究される方にもお勧めします。CBSST関連のエビデンスや評価，アセスメント尺度の例が掲載されています。もちろん，統合失調症等のSSTやCBTについて学ぼうとする方やこれらについて教える方，支援技法をさらに深めようとする方にも役立つはずです。ひいては，統合失調症のある人の援助に従事する方やそれらを養成する機関のすべてに関係のある本だと考えます。最終的には，この病気をもつ人々の幸せに貢献する本であることを願っています。

Q：どんな使い方があるのでしょうか？

A：まずは，ワークブックや付録を含め，通して読んでいただきたいと思います。これが最もお勧めの使い方です。CBSSTの基本的な考え方とエビデンスに関する第Ⅰ部，CBSSTの実践ガイドにあたる第Ⅱ部とを適

宜対照させながら第Ⅲ部以下を読み進めることで，本書を十分に活用しきる知識を得ることができるでしょう。第Ⅰ部と第Ⅱ部にはCBSSTプログラムの立ち上げ方，CBSSTでの目標設定，認知技能・SST・問題解決技能の各モジュールの具体的な実施方法やリーダーが習熟すべき技法が記載されているほか，年齢層に応じた工夫やアルコール・薬物の問題等特別なニーズのある人への対応など，我が国でのSST等と共通した事柄も記されています。

第二に，事典のように使うことです。このため目次や索引はなるべく詳しくし，掲載された図書の邦訳関連書は極力書きました。

第三に，参考資料として活用することです。「トレーニングのコツ」というコラムが随所にあるほか，関連の研究や評価の詳細が書かれており，付録には評価尺度やゲームやセッション用資料などが掲載されています。これらは，実際のセッションや研修および研究で参考になると思います。

Q：従来のSSTのテキストとの違いはありますか？

A：CBSSTは，リバーマンやベラックらによるものなど，これまで我が国に紹介されてきたものを基に，統合失調症のある人の地域におけるリカバリーの支援に適するよう，エビデンスのあるその他の認知行動療法の考え方や技法によって強化されています。このため，参加者自身にとって意味のある目標を具体的に設定することをさらに重視するほか，認知再構成法を中心としたCBT関連の認知技能のトレーニングおよび問題解決技能のトレーニングについて各モジュールとして追加しています。詳しくは，原著者らの「はじめに」をご参照ください。

目標設定では，7カ月後を想定した長期の目標を立て，そのための7週間後を目途とした短期目標，短期目標の達成を目指した7日ごとの具体的な行動のステップのように，参加者の夢や希望を日々の積み重ねで実現してゆけるようにしてゆきます。

また，認知技能モジュールでは，生活に関する敗北主義的信念（例：「誰にも好かれない」等）に取り組むほか，幻覚妄想について，中核的な信念ではなく，より周辺的な日常生活に表われる妄想的解釈を取り上げます。なお，統合失調症のある人へのCBTというと，陽性症状に取り組み個別に実施するとのイメージのある方がいるかもしれませんが，そうした点からも本書での認知技能モジュールは地域におけるリカバリーをより志向しています。

　本書のSSTモジュールでは，ベラックらの4つの基礎的な技能（「相手の話に耳を傾ける」「うれしい気持ちを伝える」「頼み事をする」「不愉快な気持ちを伝える」）を基本に，「頼み事をする」の応用として「目標を達成するために助けを求める」が加えられています。訳者らも，困ったときに適切に相談ができるかどうかが利用者の経過を左右することを日常臨床でしばしば経験しています。

　そして，問題解決技能モジュールでは，目標達成のための諸問題を具体的に解決する行動に一歩踏み出せることを重視し，陰性症状や気分の改善も図る行動活性化も含めています。このため，問題をあいまいで大きなものから，より具体的で小さな問題の組み合わせに変えることなどにも取り組みます。

　これらは，訳者らの臨床経験でも，SSTで社会生活技能を学んでも，なかなか自信が持てなかったり，妄想的なこだわりのため技能の実行が十分にできなかったりするため生活面での改善につながりにくい人や，問題を抱え込んで技能を活用して解決に向け一歩踏み出せない人は少なくなく，現場にフィットするものと感じます。

　付録では，上記のモジュールのテーマに対応して，参加意欲とトレーニングへの関心を高めるような楽しいゲームがいろいろ記載され，第Ⅱ部実践ガイドでもセッション内容に対応したゲームの実施について説明があります。

実施方法はグループ方式が基本ですが，個別でもACTなどの訪問型支援でも実施できることが強調されています。日本でも，在宅患者支援やアウトリーチ支援等の，多職種による訪問型支援が近年制度化され徐々に広がりつつあり，支援サービスの質を高めるのに役立つと思います。

Q：翻訳に当たって工夫したことは何ですか？
A：翻訳書であることはわきまえたうえで，臨床現場で実用的な本を目指しました。そのため，わかりやすい文体・臨床現場で日常的用語でない用語は極力使用しないこと，訳注を詳しく付けること等の工夫をしました。また，原文だけではわかりくい部分は適宜言葉を補うほか，原文で同じ語でも状況に応じて訳し分けたものもありました（例：統合失調症のある当事者は原書ではすべて "consumer" ですが，当事者一般を指す場合は「利用者」と訳し，CBSSTを受けている人は「参加者」としました）。さらに，分担作業でしたが予備原稿作成過程で，問題となる訳語についてメールで意見交換し合い，上記の観点で調整したほか，訳者周囲のSSTリーダー等にも読んでいただいて修正を重ね，現場で使いやすいものとなるように心がけました。巻末の訳者からの謝辞もご覧ください。

訳者一同

xix

目次　上巻：基礎・実践ガイド編

本書に寄せて　iii
はじめに　vi
本書の構成　ix
謝辞　xii
この本の使い方　xiv

第 I 部　CBSST の背景，エビデンス，実施準備 1

第 1 章　統合失調症の生活機能を改善する 3

統合失調症のリカバリーとは　4
生活機能アウトカムの鍵を握る決定要因　11
CBSSTの構成要素と理論的根拠　16
まとめ　25

第 2 章　CBSST──エビデンスに基づく実践 27

CBTのアウトカム研究　30
SSTのアウトカム研究　32
問題解決技能トレーニングのアウトカム研究　33
CBSSTのアウトカム研究　34
アウトカムの改善につながる要因　50
まとめと将来に向けて　55

第 3 章　CBSST を始めるにあたって 57

トレーニングの構造　57
セッション構造　69
気をつけたい文化的要素　80
認知─行動的技法　82
精神病症状に取り組む　92
正の強化と行動形成　95
身につけた技能を実生活へ般化させる　96
リーダーの養成　97

xx

第4章 アセスメント——CBSSTの効果を測る —————— **101**

生活機能 103
リカバリー 110
症状 115
CBSSTで教える技能の理解 117
参加者の態度 117
リーダーの態度 119
治療・支援のフィデリティ 120
まとめ 122

第Ⅱ部　実践ガイド ———————————————— 123

第5章 導入と目標設定のためのセッション ——————— **125**

リカバリー目標を設定しよう 125
セッション1の計画：導入と目標設定 128
セッションを行う 128

第6章 認知技能モジュール ————————————— **173**

モジュールのねらい 173
モジュールの紹介 173
「よくある思考のチェックリスト」を使う 176
セッション1：導入と目標設定 178
セッション2：「思考－感情－行動」のつながり 179
セッション3：「3C」——キャッチ・チェック・チェンジ 191
セッション4：「3C」——チェック 201
セッション5：「3C」——チェンジ 211
セッション6：「3C」を練習しよう 220

第7章 SSTモジュール ——————————————— **231**

モジュールのねらい 231
モジュールの紹介 232
ロールプレイ・トレーニング 236
乗り気ではない参加者をロールプレイに引き込む 249
セッション1：導入と目標設定 252
セッション2：目標達成へ向けて効果的にコミュニケーションする 254
セッション3：うれしい気持ちを伝える 269

目次　xxi

セッション4：頼み事をする　276
セッション5：目標達成に向けて助けを求める　285
セッション6：不愉快な気持ちを伝える　292

第8章　問題解決技能モジュール　303

モジュールのねらい　303
モジュールの紹介　303
問題解決技能トレーニングの中で思考を見直す　305
行動活性化　306
ほかのモジュールの内容も取り込む　307
解決を目指す問題を選ぶ　309
セッションの流れとSCALEワークシート　310
セッション1：CBSSTの紹介と目標設定　313
セッション2：SCALEの説明　315
セッション3：具体的に取り組める問題に言い換える　324
セッション4：解決策をすべて考え出す　335
セッション5：実行計画を立案する　345
セッション6：目標と関係する問題を解決する　352

第9章　特徴のある参加者たち　357

若い参加者　357
中高年の参加者　360
薬物やアルコールの使用　364
混乱した話し方　366
不安　369

訳者からの謝辞　371
文献　372
参照文献 邦訳書・邦訳関連書 照合表　383
索引　384
原著者　393
訳者　395

xxii

下巻：ワークブック・付録編

◇第Ⅲ部　CBSST参加者向けワークブック

CBSST参加者向けワークブック—認知技能モジュール
セッション1：導入と目標設定／セッション2：「思考−感情−行動」のつながり／セッション3：「3C」—キャッチ・チェック・チェンジ／セッション4：「3C」—チェック／セッション5：「3C」—チェンジ／セッション6：「3C」を練習しよう

CBSST参加者向けワークブック—SSTモジュール
セッション1：導入と目標設定／セッション2：目標を達成するために効果的にコミュニケーションする／セッション3：うれしい気持ちを伝える／セッション4：頼み事をする／セッション5：目標達成に向けて助けを求める／セッション6：不愉快な気持ちを伝える

CBSST参加者向けワークブック—問題解決技能モジュール
セッション1：導入と目標設定／セッション2：SCALEの説明／セッション3：具体的に取り組める問題に言い換える／セッション4：解決策をすべて考え出す／セッション5：実行計画を立案する／セッション6：目標と関係する問題を解決する

◇付録

付録A　アセスメント尺度
総合モジュールテスト／遂行に関する敗北主義的態度尺度／非社交性尺度
付録B　わくわく学べるゲーム
付録C　追加の配付物や資料

第Ⅰ部

CBSSTの
背景, エビデンス, 実施準備

第1章

統合失調症の生活機能を改善する

　生活機能とは，その人がどれほど上手に，人間関係を築き，学び，仕事をし，親としての役割を果たし，セルフケアをしながら自立して生活できるかの程度です。さまざまな精神疾患で生活機能が低下しますが，統合失調症では特に低くなりがちです（Morrison, Bellack, Wixted, & Mueser, 1990；Harvey et al., 2012；Harvey & Strassnig, 2012）。統合失調症では生活機能障害が，初回エピソードの直後に見られますが（Robinson, Woerner, McMeniman, Mendelowitz, & Bilder, 2004），しばしば初回エピソードの前から認められます（Carrion et al., 2013）。また精神病症状そのものへの治療が成功した後も続き（Harvey et al., 2012；Robinson et al., 2004），人生を通じて長期間そのまま残ります（Harding, 1988；Harrison, Gunnell, Glazebrook, Page, & Kwiecinski, 2001）。統合失調症のある利用者[*1]は基本的ニーズを自分で満たすのが難しくなることが多く，家族に大きく頼らなければいけなくなり，西洋社会では一般に障害手当を受給し，本人の主観的な生活の質（QOL）が低下します（Penn, Corrigan, Bentall, Racenstein, & Newman, 1997）。利用者，その家族，また権利擁護グループ

[*1]　訳注：「はじめに」の訳注1（p.vi）を参照。

4 第Ⅰ部　CBSST の背景，エビデンス，実施準備

が最大の問題として挙げるのは，大概生活機能障害です。抗精神病薬は精神病症状（陽性症状）を和らげるかもしれませんが，動機づけの喪失や，会話が貧困になるなどの陰性症状と生活機能に対しては今のところほとんど効果が期待できません（Bellack, Mueser, Morrison, Tierney, & Podell, 1990；Guo et al., 2010；Kahn et al., 2008；McEvoy, 2008）。統合失調症の治療は，精神病症状を薬物療法で管理することを超えてもっと先を見据えて進まなければいけない時期になったといえます。利用者本人にとってより意味のあるリカバリー目標に向けて取り組むことで，豊かな人間関係，職業上または学業上の活動，自立した暮らしをそれぞれ達成していくことを目指さなければいけないでしょう。

統合失調症のリカバリーとは

　統合失調症のリカバリーモデルが登場したのは，脱施設化の気運が高まる中で 1960 年代に当事者運動が現われた頃です。時代の流れとともに，重篤な精神疾患に対する見方と治療目標がどうあるべきかの考え方をそれまでのものから刷新したリカバリー観が生まれました。精神疾患のある人たちは「患者」と呼ばれることと治療の中で無力な役割に甘んじることに抵抗し，精神保健サービスの「利用者」（イギリスでは「サービス・ユーザー」）になることを選びました。利用者たちは，精神保健システムにそれまで蔓延していた絶望感に異議を唱え，利用者の生活機能のリカバリー割合が高いことを解明しているアウトカム[*2]研究を引き合いに出しながら，統合失調症のような疾患でもそれが慢性で生活能力を奪い続けるものと決めつける必要はないと抗議しました（**表1.1**）。

　この新しいリカバリー観が広がるとともに，臨床と研究の場でも受け止

---

*2　訳注：「はじめに」の訳注5（p.x）を参照。

第1章　統合失調症の生活機能を改善する　5

表1.1　統合失調症のリカバリー率

長期的フォローアップ研究

著者	国	対象	リカバリー率
Harrow et al.（2005）	米国，シカゴ	慢性期	45%
Tsuang et al.（1979）	米国，アイオワ	慢性期	46%
Harrison et al.（2001）	世界保健機関（WHO），国際	大部分が初回エピソード	48%
Ciompi（1980）	スイス，ベルン	慢性期	53%
Huber et al.（1975）	ドイツ，ボン	混合	53%
Bleuler（1968）	スイス，チューリッヒ	慢性期	57%
Ogawa et al.（1987）	日本，都市部	大部分が初回エピソード	64%
Harding et al.（1987）	米国，バーモント	慢性期	68%
Loebel et al.（1992）and Lieberman et al.（1993）	米国，ニューヨーク	初回エピソード	74%
Nuechterlein et al.（2006）	米国，ロサンゼルス	初回エピソード	79%
Whitehorn et al.（1998）	カナダ，ハリファックス	初回エピソード	89%
McGorry et al.（1996）and Edwards et al.（1998）	オーストラリア，メルボルン	初回エピソード	91%

メタ解析によるレビュー

著者	研究数	対象	リカバリー率
Jääskeläinen et al.（2013）	50	混合	14%
Warner（2004）	114	混合	38%
Hegarty et al.（1994）	320	混合	40%
Menezes et al.（2006）	37	初回エピソード	42%

注：LibermanとKopelowicz（2005）ならびにLiberman（2008）に一部基づく。

め方が変化しました。症状や疾患に注目するそれまでの治療的な視点から，むしろ利用者がもっている力を引き出して地域の中で機能する力を改善しながら生活の質を高めてリカバリーしていくことに注目する視点，つまりリハビリテーションとリカバリーの視点へと変わりました。ただし，リカバリーの概念は，多次元的といえます。複数の規準で測られて表現されます。リカバリーを測る基準には，専門家や患者のさまざまな視点，客観的および主観的な基準，臨床的および機能的転帰，個人的な経験と価値観も含まれます（Frese, Knight, & Saks, 2009；Liberman & Kopelowicz, 2005；Leucht & Lasser, 2006）。リカバリーはそのような複雑な概念ですが，それを定義するときに，臨床家と研究者たちは症状の軽減や機能状態についての客観的な基準を使いがちで，例えば一般就労で仕事を続けられるかどうかや独り暮らしができるかどうかなどに注目します。利用者を中心としたグループは，リカバリーを個人的な旅または時間の中で病と向き合って対処していく主観的なプロセスという概念で示している場合が多いようです。利用者たちは，生活の質，目的，自己価値，希望，精神疾患がもたらす困難にもめげない粘り強さといった主観的な指標を強調しています。米国連邦保健省薬物依存精神保健サービス部（Substance Abuse and Mental Health Services Administration：SAMHSA：http://samhsa.gov）が統一見解とするリカバリーの定義は，「個人が健康と幸せを高め，自分の決めた方向性に基づく人生を生き，もっている力を存分に発揮しようと励む変化のプロセス」です。自分の力を存分に発揮するのはほとんど誰にでも当てはまる目標で，必ずしも精神疾患のある人たちだけのものではないでしょう。

　統合失調症のアウトカム研究では，リカバリーは一般に以下の客観的規準を一定期間（6カ月，2年など）持続的に満たしていることとして定義されています。

第1章 統合失調症の生活機能を改善する 7

1. 症状が寛解していて,
2. 以下のような生活機能がある程度保たれている。
   a. 年齢に合った活動に参加して役割を果たせる(仕事をする,学校へ通う,家族の面倒をみるなど)。
   b. セルフケアと家事の面で自立できている。
   c. パートナー,家族,友人たちと楽しみながら交流できる。
   d. 地域で余暇活動などに参加できる。
   (Faerden, Nesvåg, & Marder, 2008;Harvey & Bellack, 2009;Liberman & Kopelowicz, 2005;Leucht & Lasser, 2006)

　専門家たちの作業グループが,統合失調症の症状と生活機能の両方で「寛解」と呼ぶための合意規準をまとめています(Andreasen et al., 2005;Harvey & Bellack, 2009;Leucht & Lasser, 2006)。それによると,完全なリカバリーは,症状が比較的なく,かつ,ある程度一定期間にわたって地域の中で社会的にも職業的にも機能し続けられる状態を意味します。それからわかるように,完全なリカバリーの科学的な定義は,ただ単に症状が和らいでいる状態または生活機能がリカバリーしている状態よりももっと厳しい基準を長期に満たした状態です。
　表1.1 を見ると,統合失調症のある人たちを10年から20年ほどの長期にわたってフォローアップしたときのリカバリー率が一貫してほぼ45%から65%の範囲にあったのがわかります。中にはもっとはるかに高い率を示した研究(Liberman & Kopelowicz, 2005;Liberman, 2008)もあります。統合失調症のアウトカム研究に対して行われた多くのメタ解析*³も,似たリカバリー率を示しています(**表1.1**)。1904年から2000年の間

---

*3　訳注:原文はmeta analysis. 研究方法の1つで,過去に独立して行われた複数の臨床のデータを収集・統合し,統計的方法を用いて解析すること。

8　第I部　CBSSTの背景，エビデンス，実施準備

に発表された114件の研究を対象に行ったメタ解析（Warner, 2004）では，統合失調症のある人たちの約38%が社会的なリカバリー（経済的に自立し，独立して生活し，社会生活機能面でもほとんど問題がない状態）を達成し，22%が「完全な」リカバリー（症状がなく，生活機能も発病前のレベルまで戻った状態）を達成しました。1895年から1992年までの間に行われた320件の研究を対象に行ったメタ解析（Hegarty, Baldessarini, Tohen, Waternaux, & Oepen, 1994）では，平均5～6年フォローアップした時点で，統合失調症のある人たちのうち約40%がリカバリーしたと考えられ，1955年以降に完了した研究だけをみるとさらに高いリカバリー率（49%）で，それはおそらく一部には1950年代に抗精神病薬の開発が進んだためと思われます。精神疾患の初回エピソードにかかわる37件の研究を対象に行った別なメタ解析では，メネズら（Menezes, Arenovich, and Zipursky, 2006）が統合失調症のある人たちの42%がリカバリーしたことを示しました。他方で，50件の研究に対して最近行われたメタ解析では，ヤスカレニンら（Jääskeläinen et al., 2013）は，統合失調症のある人々のうちリカバリーしたのはたった13.5%だったとしています。

　アウトカム研究のそれぞれでリカバリー率が違う要因はいくつか考えられます。一番わかりやすくて実際に最大ともいえそうな要因として，リカバリーの定義が研究ごとに違っていて，それがリカバリー率に影響しているかもしれません。リカバリー率が高く出た研究では，リカバリーを特定のフォローアップ評価の時点で症状が寛解しているか生活機能が寛解しているかまたはその両方と定義して，寛解がある一定の期間続くこと（一定期間の間に何回か行う評価で連続して寛解しているなど）は条件にしていませんでした。それに対して，症状と生活機能の両方が寛解していることに加えて，もっと長期間（例えばJääskeläinen et al., 2013のメタ解析では2年）安定して寛解していることもリカバリーの必要条件にした研究では，リカバリー率がずっと低く示されています。そうしたことから，アウ

トカム研究からわかるのは，統合失調症のある人たちは，高い割合でリカ
バリーを達成できるけれども長い時間のうちにはリカバリーの状態に波が
あるかもしれない点です（Harvey & Bellack, 2009）。リカバリーを長期
にわたって生活機能が安定していることと定義するのは，期待としては高
すぎて不合理といえるでしょう。例えば，経済が変動しておきる不況，解
雇，不動産市場の崩壊，差し押さえなどの影響で生活機能が落ちるかもし
れないのは心の病に苦しむ人ばかりではありません。健康な人も同じです。
誰であっても，ある時期に仕事をしていて，1年後には失業していて，さ
らに半年後にふたたび仕事をしていれば，2年間生活機能が安定し続けて
いたとはいえません。寛解から能力障害へ，ふたたび寛解へと，患者の人
生はどんどん変化します。そうした人間本来の姿に沿ったリカバリーの概
念を考えるなら，リカバリーとはプロセスまたは旅路のようなものになる
でしょう（Frese et al., 2009）。

　アウトカム研究でリカバリー率にばらつきがある要因には，薬物療法と
心理療法を組み合わせるプログラムも含めて包括的精神障害リハビリテー
ションプログラムを受けられたかどうかも関係しているでしょう
（Menezes et al., 2006；Liberman 2008）。抗精神病薬はそれだけでは日常
生活機能を改善するうえでほとんど効果を期待できません（Bellack et al.,
1990；Guo et al., 2010；Kahn et al., 2008；McEvoy, 2008）。また，病気の
ステージも重要な要因となるでしょう。疾患の経過の早い時期からの治療・
支援を推奨する運動は，若い患者が病歴のまだ短い初回エピソードの段階
で，それぞれエビデンス（科学的根拠）に基づく薬物療法プロトコールと
心理社会的リハビリテーションプログラムをひとまとめにした包括的精神
障害リハビリテーションプログラムを受けるとリカバリー率が高まる，と
いう考えに部分的に基づいています（Birchwood, Todd, & Jackson, 1998；
McGorry & Yung, 2003）。

　統合失調症のリカバリーについてお伝えしたここまでの内容を読んで，

10 第 I 部 CBSST の背景，エビデンス，実施準備

これまで利用者と接してきたときのあなた自身の姿勢とリカバリーへの期待を考えてみましょう。CBSST の参加者[*4]がリカバリーを達成するかどうかには，統合失調症のような重篤な精神疾患をどう受け止めているか担当するリーダー自身の態度と信念が影響を与えます。期待をもって臨むリーダーが，リカバリーの鍵です。考えてもみましょう，統合失調症のある人たちもそれぞれのリカバリー目標を達成できるとリーダーが信じずに，どうやって自分自身を信じるように教えられるでしょう。うまくいくと期待する人は，新しい課題を試し，難しい課題にも挑戦して，目標達成のためにどんどん努力します。それもこれも，うまくいくと期待するからこそです。リーダーについても精神疾患のある人たちについても同じことで，うまくいくと期待する人たちが一生懸命取り組んでリカバリー目標を達成していくのです。リカバリーについて語るこの第 1 章は，リーダーのための認知行動療法（CBT）です。ここで紹介するエビデンスを使って，治療者であるあなた自身の思考のミスを見直しましょう。例えば，考えていないでしょうか——「統合失調症のある人たちは仕事に就けないし，パートナーも見つけられないし，家庭も持てず，心が静まることもない」と。『ザ・センター・キャンノット・ホールド（The Center Cannot Hold）』[*5]の著者でみずから統合失調症のあるエリン・サックスにタイム誌が行ったインタビューの記事によると次の通りです。

　　統合失調症についてはたくさんの誤解があります。そういう人は仕事を続けられない，まして有能でなければ務まらない仕事なんて論外だ……など。ほかにも，親しい友人や家族はできない。独り暮らしができない。そうした考えの中には，真実をいくらか含むものもたくさ

---

*4　訳注：「はじめに」の訳注1（p.vi）を参照。
*5　訳注：原題はThe Center Cannot Hold：My Journey Through Madness．イエーツの詩から取られており，混沌が世界を急襲するといった意味。

第 1 章　統合失調症の生活機能を改善する　　11

んあります。それが当てはまる人も，統合失調症のある人たちの中に
はいるでしょう。でも，私が思うところでは，統合失調症があっても
本来ならもっとずっと充実したすばらしい人生を送れるはずの人たち
がとても大勢います。あなたが誰かに向かって「仕事なんかできない」
「期待をもっと低くしなさい」と話せば，その人はそうします。でも
仕事は，それに従事するほとんどの人を計り知れないほど幸せにし，
生産的な気持ちにします。よくあるそのたぐいの否定的な期待を抱く
と，あなたは，誰かから，その人のリカバリーにとってとても重要な
道具となるかもしれないものを奪ってしまいます。(2007 年 8 月 27 日)

生活機能アウトカムの鍵を握る決定要因

　統合失調症のある人たちがリカバリー目標を達成するのを助けるトレー
ニングを開発するためには，統合失調症の生活機能アウトカムを良くも悪
くも決める決定要因が何かを理解しなければいけません。まず，意外かも
しれませんが，陽性症状がそれほど大きな要因ではないのに対して，陰性
症状（快感消失，動機づけの欠如，非社交性など）は生活機能の低下と強
く結びついているだけでなく，大部分の患者さんが必要な治療を受けられ
ていません(Kirkpatrick, Fenton, Carpenter, & Marder, 2006)。そのほか，
生活機能の低下という結果の予測因子として確立されているのは，注意，
記憶，問題解決や抽象的論理を扱う能力などの実行機能における神経認知
機能障害です（Green, 1996；Green, Kern, Braff, & Mintz, 2000；Green,
Kern & Heaton, 2004；Kurtz, Moberg, Ragland, Gur, & Gur, 2005）。ただ，
神経認知的欠損と生活機能の低下というアウトカムの間のつながりの少な
くともある部分は，さらにいくつかの要因に媒介されるといえます（**図 1.1**
参照）。媒介要因の 1 つは社会的認知です。社会的認知は社会的な情報を
知覚し，解釈し，処理することにかかわる心のプロセスで，感情の処理，

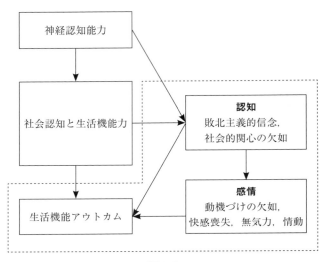

図1.1

統合失調症の生活機能アウトカムに影響を与える主な決定要因。CBSSTで取り組んでいく決定要因を示しています。CBTがよりどころとする包括的認知モデルの部分を点線で示してあります。そこを見ると，認知が直接的にも，また感情や動機に影響を与えることを通じても生活機能面の行動に影響を与える様子がわかります。

社会的知覚，心の理論，心的状態の帰属*6 (mental state attribution)，帰属のスタイル*7 またはバイアス*8 も含まれます（Green et al., 2008；Pinkham et al., 2014）。112件の研究を対象に最近行われたメタ解析では，統合失調症のある人々ではさまざまな社会的認知課題で一貫して障害があることが示されました（Savla, Vella, Armstrong, Penn, & Twamley, 2013）。

---

*6 訳注：帰属とは出来事や他人の行動や自分の行動の原因を説明する心的過程のこと。他者の行動をみて，他者の心的状態を推定する等が心的状態の帰属とされる。
*7 訳注：ある人の行動の帰属において，その人の性格等の内的なものによるとする場合，内的帰属とされ，行動がなされた周囲の状況によるとする場合外的帰属となり，どちらが優位かがその人の帰属スタイルとなる。
*8 訳注：他人の行動の原因を評価・判断する時は，他人の内的要因を過大に評価し，一方で外的要因を過小に評価する傾向があり，判断に誤りや偏りが生じること。

また，最近行われた別のレビュー*9でも，15件の研究中の14件で神経認知能力が妨げられると社会的認知を介して生活機能が落ちることが示されています（Schmidt, Mueller, & Roder, 2011）。

　神経認知能力の低下は生活のさまざまな領域で技能力（skills competence）が損なわれることにも関連していて，買い物，お金の管理，公共の交通機関を利用する，上手に意見や要望を伝えるなど，地域での生活で自立して機能するにはどれも必要な技能を使う力が落ちます。研究プロジェクトの中でこうした生活機能力量のレベルを測るときは，大概参加者にロールプレイをしてもらうか研究室でシミュレーションした状況の中で何らかの課題（バスの時刻表を読む，会話を始めてからそのまま続ける，医師に電話をかける，模擬的な食品店で買い物をするなど）を実行してもらいます。神経認知能力が高い方が社会 − 認知的技能と生活機能力量を身につけやすく，結果として実生活でより高く機能しています。

　態度や動機も実生活でどれほど機能できるかに影響しやすい要因です。CBTが指針にする包括的認知モデルは，前提として，認知は行動と感情に影響を与えると考えます。ベックら（Beck, Rector, Stolar, & Grant, 2009；Grant & Beck, 2009）は，実生活で私たちがどう行動するかには特定の態度や認知が直接的にもまた感情や動機に作用することを通じてでも影響を及ぼすだろう，と認知モデルに基づいて提唱しています。多くの研究から示されているのは，統合失調症のある人のグループでは抑うつによる影響を差し引いた後でも健常な対照群と比べて，認知面で自分の技能に対する敗北主義的信念（例えば「試す意味なんかない。どうせ失敗するんだから」）があることや態度面で社会的関心が欠如していること（「独りの方が暮らしやすい」など）がより強く見られた点と，そうした認知や態度

---

*9　訳注：原文はreview。ある主題に関して，新しい事実や分析結果を報告するのではなく，既に公表された題材を再提示することで，現在の知見の状況を示す論文。総説とも呼ばれる。

14 第 I 部 CBSST の背景，エビデンス，実施準備

が生活機能の低下と陰性症状にも関連していた点です（Couture, Blanchard, & Bennett, 2011；Granholm, Ben-Zeev, & Link, 2009；Grant & Beck, 2009；Green, Hellemenn, Horan, Lee, & Wynn, 2012；Horan et al., 2010；Quinlan, Roesch, & Granholm, 2014）。さらに，敗北主義的信念は，神経認知能力と陰性症状と生活機能の関係の中間変数となることが見出されています（Grant & Beck, 2009；Green et al., 2012；Horan et al., 2010；Quinlan et al., 2014）。そうした研究結果はベックら（Beck et al., 2009；Grant & Beck, 2009）が提唱したモデルを裏づけるといえます。つまり，神経認知機能障害があると日頃から失敗経験（学校の成績が落ちる，仕事効率が落ちるなど）を重ねて気持ちが落ち込み，「うまくいく」と期待する気持ちが弱くなって自分の技能に対して敗北主義的信念を抱くようになり，動機づけの欠如や非社交性などの陰性症状につながり，ひいては生活機能が低下する，というものです。

　社会的学習理論（Bandura, 1986, 1997）では，目標に向けて一つひとつの活動を達成していこうと動機づけられるためには自己有能信念（self-competency beliefs）が中心的な役割を担うと考えます。「うまくいく」と期待する人たちの方が進んで新しい課題を試し，もっと難しい課題を選び，よりたくさん努力するのは，「うまくいく」と考えるためです（Avery, Startup, & Calabria, 2009；Bandura, 1997；Wigfield & Eccles, 2000）。レクターら（Rector, Beck, and Stolar, 2005）によれば，失敗するだろうと考える非機能的態度があって，そこへ個人のエネルギーを投資しなければいけないコストが伴うと，予想される失敗と周りからの負の評価に対する防衛として，努力が必要な活動を求めずにむしろ避けようとする姿勢につながる場合があるとされています。努力をしない姿勢と回避が結局は動機づけを失った状態（意欲消失・無感動）になり，楽しみがなくなり（快感消失・非社交性），目標達成に向けた機能的な活動が見られなくなります。それと一致して，社会的快感消失と交流しても楽しい気持ちにならないこ

第 1 章　統合失調症の生活機能を改善する　　15

ととが生活機能アウトカムの低下と結びつくことが統合失調症と統合失調症傾向に関する研究の多くで確かめられています（Bellack et al., 1990；Bellack, Sayers, Mueser, & Bennett, 1994；Granholm, Ben-Zeev, Fulford, & Swendsen, 2013）。まとめると，エビデンスからは，社会的関心の欠如，自分の技能に対する敗北主義的信念，そうした信念から生まれてくる否定的な感情と動機づけの低下が，統合失調症のある人たちの実生活での生活機能に負の影響を与えかねないといえます。認知，感情，生活機能アウトカムとの間にこうしたつながりがあるのは，**図 1.1** の中に点線で囲んで強調した包括的認知モデルの部分で思考が感情と行動に直接的に影響を及ぼしあう様子と一貫します。そうしたことから，トレーニングで敗北主義的信念に注目してしっかり取り組むと，参加者が地域で周りの人たちとかかわりながら目標に向かって機能しようとする動機づけと努力を高められるでしょう。

　図 1.1 は生活機能アウトカムの鍵となる決定要因を示しています。CBSST はそうした主な要因を考慮して開発されました。ただ，統合失調症のある人の生活機能アウトカムを左右する要因のすべてが**図 1.1** に示されているわけではありません。統合失調症のある人の生活機能が落ちることと関連づけられるものには，個人的な要因がほかにもたくさんあって，例えば抑うつの重さ，病識の乏しさ，物質使用障害の合併などもあります（Bowie, Reichenberg, Patterson, Heaton, & Harvey, 2006；Ventura, Hellemann, Thames, Koellner, & Nuechterlein, 2009；Friedman et al., 2001；Robinson et al., 2004；Twamley et al., 2002；Wiersma et al., 2000）。また，住んでいる社会の状況や環境要因（例：不況や社会的支援，施設的資源，社会的障壁）が生活機能アウトカムに影響するかもしれないのも明らかでしょう。例えば，アメリカでは，障害補償を受給している場合，統合失調症のある人はおそらく就労しないだろうとほぼ確実に予測できます（Rosenheck et al., 2006）。障害補償を受給していると，仕事を探

16　第Ⅰ部　CBSST の背景，エビデンス，実施準備

そうとする気持ちを減らす要因になります。低所得者用医療保険と障害者
補償給付の規則で定められた一定レベルの収入を超えて働こうとすると，
障害補償と医療保険給付の両方が制限される恐れがあります。それは，安
定して働き続けた実績がない人が負える経済的リスクとしては大きすぎる
でしょう。また，雇用者たちの間に偏見があっても精神疾患のある人々が
機能する機会が減ります。家族もリカバリーを高める要因になりそうです。
生活機能アウトカムに影響するさまざまな決定要因でCBSSTで扱わない
ものに取り組むには，包括的精神障害者リハビリテーションプログラムに，
ほかの形の個人セラピーやグループセラピーの選択肢があり，薬物療法，
家族療法，認知機能改善，職業リハビリテーション，援助付き雇用，教育
資源，援助付き住居，地域とのつながり，リカバリーのためのコーチング，
ケースマネジメントなども含まれていることが望ましいです。

CBSST の構成要素と理論的根拠

　生活機能アウトカムに影響をあたえる要因がそのようにたくさんある中
で，私たちは**図 1.1** に含まれる個人的要素に取り組む方法として CBSST
を開発しました。CBSST はリカバリー志向の心理社会的リハビリテーショ
ン療法で，統合失調症のある利用者の生活機能と陰性症状を改善するよう
に設計されています（Granholm, McQuaid, McClure, Pedrelli, & Jeste,
2002；Granholm et al., 2005；McQuaid et al., 2000）。認知技能，社会生活
技能（SST），問題解決技能の3つのモジュールから成り，各モジュール
がそれぞれ6つのセッションを含みます。ただ，モジュールの中でセッショ
ンを実際にいくつ行うかは，それぞれの参加者のニーズによって，また治
療環境によって変わります（第3章参照）。社会生活技能トレーニング
（SST）は，コミュニケーション能力を改善します。問題解決技能トレー
ニングでは神経認知的問題に取り組み，問題を解決しにくくしていたり目

標に向かう行動計画を立てるのを妨げていたりする要素を減らします。また，CBT を使って敗北主義的信念を見直し，生活でコミュニケーションする力と目標に向かう行動とを妨げる要素を減らします。それぞれのモジュールの中で，参加者たちは日常生活，教育，就労，対人交流の領域で生活機能の目標を具体的に設定してからその目標を達成するまでに踏むステップも決めます。CBSST はリカバリーモデルを基盤にしているので，リカバリー目標の設定が治療・支援の柱となります。社会的コミュニケーション技能や問題解決技能をトレーニングするときには，設定した生活機能のリカバリー目標を達成することに注目しながら技能を使っていきます。また，思考を見直すトレーニングでは，不正確な敗北主義的信念を修正します。期待が低いこと（「楽しくないに決まってる」），自分には能力がないと信じること（「いつも失敗する」），特異な信念（「精霊たちが危害を加える」）なども含めて，そうした思考がほかのそれぞれの技能の発揮を妨げないようにします。参加者たちのこうした信念を見直せると，モジュールの取り組みを通じて改善されたそれぞれの技能を実際に使ってみようともっと動機づけられて力を注ぐようになり，生活の場で機能的な活動にかかわるようになるでしょう。次に CBSST の要素をさらに詳しくみていきましょう。

認知技能

CBT では，認知，つまり情報を得てから信念を作り出すまでのプロセスが私たちの気持ちや行動に影響を及ぼす場合があると考えます。統合失調症のための CBT は，1950 年代までさかのぼるアーロン・T・ベックの取り組みから発展し，幅広いアプローチとたくさんの治療要素を含みます。例えば，ターゲットとなる問題または症状をセラピストと患者が協力しながら理解する，問題または症状に対処するために認知面と行動面で具体的な方策を立てる，また敗北主義的信念，妄想的思考を持続させている鍵と

なる信念，幻聴についての苦痛を招くような信念といったものが正しいかどうかを調べる，なども CBT の取り組みの範囲に含まれます。CBSSTの一部として行う場合の認知的治療・支援が主なターゲットにするのは，生活機能の目標を達成するのを妨げる敗北主義的信念と精神病症状です（就職面接に行けば危害を加えるぞと脅す声がある時は，声には危害を加える力があると思う信念を見直す，など）。参加者たちは CBT を通して，不適応行動や苦しい気持ちを増やす元となっている思考，経験の間違った解釈，思考パターンなどを見つけて変えていく方法を学びます。

　CBT を使って精神病に取り組むときには，次の点が前提になっています――（1）幻覚や妄想は固定的ではなく治療・支援のターゲットにすることで変えられる，（2）状況要因は精神病症状をひどくもするし和らげもする，（3）精神病症状の内容はその人のそれまでの経験や信念の文脈で考えると大きな意味をもつかもしれない（Beck & Rector, 2000）。精神病に対する CBT の主な目標は，病気に苦しむ人の認知をもっと柔軟にして，症状を評価する方法を変え，精神病に関連した経験をそれまでとは別な方法で説明できるようになるのを助けることです（証拠を調べ，失敗の経験や精神病症状から一歩離れたところから客観的に再評価する，など）。CBT では，エクササイズや宿題（思考を記録する，実験をするなど）をこなして，出来事や症状について抱いている思考や解釈の正しさを裏づけるか否定する証拠を調べます。例えば，命令性の幻覚からくる苦しさや命令に従ってしまう行動を減らすには，声の力と支配を見直すために幻覚をわざとひどくする活動（ストレス要因を想像するなど）や逆に和らげる活動（鼻歌を歌う，音楽を聴くなど）をしてみる実験をして声がコントロールできるものだと示すことかもしれません。敗北主義的信念の「私と話したいと思う人なんかいない」などは，それを裏づけるか否定する証拠を調べたり，その人と話をしたいと思うかもしれない家族，ルームメート，治療を受けているグループのほかのメンバーなどに質問したりすることで

第1章　統合失調症の生活機能を改善する　19

も，見直せるかどうかを試せます。質問をしてみた結果その人と話すのが
好きだと言う人がグループのメンバーかセラピストの中から1人でも現れ
れば，信念は正しくなかったと証明されます。CBTを使って証拠をもう
いちど確かめてもっと肯定的な解釈を考えると，陽性症状の強さ，苦しさ，
生活上の困難の程度などを和らげられるかも知れません。

　CBSSTでは認知行動的技法をぐっとわかりやすくして，要点を押さえ
た簡単な技能として教えます。認知に関連する主なCBSSTの技能は，「3C」
（キャッチ，チェック，チェンジ）の形で一式にまとめてあります。「キャッ
チ（気づく）」では自動思考に気づき，思考が役立っているか役立ってい
ないかを分類し，気持ちを警告信号に使って問題のある思考を見つけます。
「チェック（確かめる）」は役立っていない思考に「思考のミス」が含まれ
ていないかを確かめ，証拠を調べ，行動実験[*10]をして証拠を集めます。
「チェンジ（変える）」では間違った思考に替わるもっと役立つ思考を生み
出します。このほかにも，どのモジュールでも，問題ある思考が目標へ向
かう妨げになっていそうなときには，リーダーは替わりの思考を生み出す
トレーニング，ソクラテス式問答法，誘導による発見，思考の連鎖，行動
実験を活用します。

SST

　統合失調症のある利用者たちが社会的になかなかうまく機能できないこ
とには，仕事，人間関係，余暇活動などの場面で社会生活技能を上手に使
えないことが大きく関連しています（Mueser & Bellack, 1998）。SSTは，
エビデンスに基づいた心理社会的な治療・支援としてそうした人たちに社
会生活技能を教えて社会生活機能を改善します（Bellack, Mueser,
Gingerich, & Agresta, 2004）。社会生活技能のトレーニングプログラムは

＊10　訳注：技法およびCBSSTでの実施については第3章，第6章を参照。

20　第Ⅰ部　CBSST の背景，エビデンス，実施準備

たくさんあって，内容，期間，トレーニングをする場所はそれぞれでかな
り違います。けれども共通点としてみられるのは，どのプログラムでも，
社会的学習理論（Bandura, 1969）に基づくいくつかの方策がトレーニン
グ法の中心にあることです。核ともいえる共通の方策に含まれるのは，目
標を設定する，技能のトレーニングの論拠を解説して具体的な技能を参加
者の目標に結びつける，役割モデルを示す，行動リハーサル（技能を使う
練習をロールプレイの中で繰り返す），正の強化をたっぷり行う，修正の
フィードバックをする，行動形成する，技能を般化させて地域生活で使え
るようにするための宿題を決める，などです。CBSST の SST モジュール
ではそうした方策をすべて使っていきます。とくに力を入れて注目してい
く基礎的なコミュニケーション技能は，「相手の言うことに耳を傾ける」，
「うれしい気持ち」と「不愉快な気持ち」を伝える，「頼み事をする」，目
標を達成するために「助けを求める」，です。技能を使ってセッションの
中でロールプレイをし，「実地練習」（宿題）*11 もします。そのようにし
て繰り返し使っているうちに，技能を応用できるようになります。会話を
始めて続ける，自分の意見を主張する，対立があってもうまく対処する，
共同生活をする，友人や恋人をつくる，医療者と意思疎通する，職場や仕
事上で交流する，などができるようになります。

　実生活で社会生活技能を使うのを妨げる信念があるときに，CBSST セッ
ションのロールプレイはそうした信念が正確かどうかを調べるのにとても
よい機会になります。そこで，セッションでは SST に CBT に基づく治療・
支援を組み合わせて使っていきます。ロールプレイの中で行動実験をしま
す。例えば「上手にできない」「うまくいくはずがない」などの信念があ
れば，それをはっきりと引き出しておいてから正しいかを点検できます。
このときに，技能をうまく使えるだろう，使うとうまく交流できるだろう

---

*11　訳注：「はじめに」の訳注4（p.ix）を参照。

という期待が小さいと生活で社会生活技能を実際に使ってみようと思う気持ちが弱くなることをロールプレイをしながら指摘できます。また，社会生活技能を生活の中で使わない限り，低い期待が間違っているかもしれないと学ぶ機会もますます少なくなる様子も指摘できます。グループで新しい社会生活技能を試す前に，社会生活技能を使うとうまくいくか失敗するかの見込みをメンバーそれぞれに1から10までの尺度上で評価してもらい，実際に社会生活技能を使った後に再評価してもらいます。実際に使ってみると当初自分で見込んでいたよりもうまくいくので，自己評価は社会生活技能を使った後で大抵高くなります。そこでリーダーは，成功への当初の低い期待は「思考のミス」で目標を達成する妨げになりかねなかったと指摘することも可能です（「自分を見くびっていましたね。自分で思っているよりも，ずっと上手にできますね。うまくできないと考えると，試そうと行動する見込みも少なくなりますか？」など）。そのようにしてCBTとSSTを組み合わせると，社会生活技能を使いこなす妨げになっている思考を見直せます。

問題解決技能トレーニング

　統合失調症のある人たちが社会生活の場でうまく機能できずにQOLが低下することには，問題を解決する力が妨げられている点も関連します（Grant, Addington, Addington, & Konnert, 2001；Kelly & Lamparski, 1985；Revheim et al., 2006）。問題解決技能トレーニングは，重篤な精神疾患のある人たちの問題解決技能を改善する方法として開発されました。エビデンスに基づいたトレーニングで，精神医学，ソーシャルワーク，カウンセリングなどの領域でさまざまな臨床上の問題に取り組むうえで幅広く使われ，統合失調症，うつ病，小児期に経験した障害に関連する子育て上の問題，認知機能リハビリテーションなども対象となってきました（D'Zurilla and Nezu, 2010）。統合失調症の治療では問題解決技能トレーニ

22　第 I 部　CBSST の背景，エビデンス，実施準備

ングが家族療法，CBT，SST などの治療・支援の一部の要素として含まれることが多く，単独の治療・支援として行われる場合はあまりありません。

　問題解決技能トレーニングでは系統立った方策を教えて，今起きている問題を解決できるようにし，将来起きるかもしれない問題にも自分で対処するために備えられるようにします。複雑な問題は細かく分けて，一つひとつが管理しやすく達成できるステップにします。問題解決技能トレーニングでは，だいたいどれも似たような系統立ったステップを踏むアプローチが使われます――（1）問題を具体的な行動として言い表し，（2）ブレンストーミング*12 をして解決策の案を出し，（3）それぞれの解決策を評価して一番良さそうなものを選び，（4）解決策を実行してから評価して必要なら改訂します。CBSST の問題解決技能モジュールでは，元来の問題解決技能トレーニングに準じた5つのステップとして「SCALE」*13 と呼ぶ手順を踏みます。SCALE は英語からくる頭字語で，それぞれの文字は（S）さあ，問題は何か，（C）考えよう，解決策を，（A）アセスメント，（L）立案しよう，実行計画，（E）いざ，実行して評価，です。重篤な精神疾患のある人たちは認知面がいくらか妨げられている場合もよくありますので，頭字語 SCALE は，記憶を助けてステップを思い出しやすくしながら乗り越えられそうもないと感じがちな問題にも構造を与えて解決に向けて導けるようにするという思いも込めて工夫しました。また，SCALE は英語で「登る」も意味します。ですから，SCALE のステップには，目標を

＊12　訳注：会議の進め方の1つで，斬新なアイデアを得るために，他者の発言に批判や判断しない，奇抜なものもふくめ自由にアイデアを出せる，アイデアの量を質より重視する，アイデアを結合させて発展させるの4つを基本ルールに自由にアイデアを出し合うもの。
＊13　訳注：原語は，Specify（具体的に取り組める問題に言い換える），Consider（考えられすべての解決策を検討する），Assess（一番よさそうな解決策を調べる），Lay out a plan（計画を立てる），Execute & Evaluate（実行して評価する）の頭文字。英語scaleには「山などをよじ登る」の意味があることから，5つのステップのSCALEと「山をよじ登る」が掛けられている。

設定して達成していくことの大切さを強調して伝える意味もあります——「問題解決は問題の山を極めるとき（SCALE a mountain）に役立って，目標を達成しやすくします」。

神経認知機能の代償方策（neurocognitive compensatory strategies）

　神経認知機能障害と生活機能の低下にはつながりがあるため，CBSSTには，妨げられた神経認知能力を代償する方策がいくつも含まれます。認知の改善をねらう介入については文献がたくさんあります。そうした文献の中でよく検証されているのは，認知を代償する方策，環境に働きかける方策，認知を回復する方策の3つのアプローチで，どれもそれぞれに長所と短所があるといえます（Medalia & Bellucci, 2012；Medalia & Choi, 2009；McGurk, Twamley, Sitzer, McHugo, & Mueser, 2007）。まず，認知を代償する方策は，周りの人たちの助けや方策を利用しながら「何とか対処する」方法を教えます。環境に働きかける方策は，環境を操作して認知にかかる負担を減らす方法を含みます。3つ目の認知を回復するアプローチが力を入れるのは下地となっている認知機能障害を改善することで，大抵研究室や付属の診療所などで基本技能をたくさん練習します。認知の改善をねらうこうした介入が統合失調症のある人の認知機能を改善することが研究で示されていて，特に注意力，記憶と抽象的思考，柔軟性にかかわる機能などに効果がみられました（Twamley, Jeste, & Bellack, 2003；Wykes, 2008）。認知機能の改善をねらう支援がCBSSTに要素として含まれている場合は，基本的には，認知を代償するのを助ける支援や環境操作することが中心になります。基礎的な認知機能を研究室で練習する部分は含まれません。

　CBTは，認知機能の改善をねらう治療・支援とは違います。その点は忘れないでおきましょう。認知療法を行うと神経認知機能が改善するかもしれませんが，神経認知機能はCBTの主な治療ターゲットではありませ

24　第 I 部　CBSST の背景，エビデンス，実施準備

ん。認知機能改善は記憶や注意など特定の神経認知機能のリハビリテーションに注目しますが，CBT はメタ認知的方策を使って非機能的思考を見つけて見直せるようにトレーニングします。ただ，ペリスとスキャガリンド（Perris and Skagerlind, 1994）は，認知機能の改善と CBT には共通する要素がたくさんあって，より「微視的」アプローチから，より「巨視的」アプローチまでの連続したスペクトル上にどちらもあるといえるかもしれないと指摘しています。一方の端では認知機能の改善が神経認知的処理プロセス中のより具体的な問題をターゲットにし，もう一方の端では CBT がより全体的な認知構造で経験や自己概念などについての思考をターゲットにしているといえるでしょう。

　CBT と問題解決技能トレーニングのねらいは，信念を評価するメタ認知プロセスを改善し，認知を柔軟にして，帰納的推論をできるようにし，抽象的思考を改善することです。先ほどお伝えしたように，CBSST の大きな焦点の 1 つといえる問題解決技能トレーニングは言語を介する方策で，前頭葉の損傷と関連して抽象的思考や思考の柔軟性が妨げられている状態を代償するねらいで広く使われます。ほかにも，CBSST には認知を代償する補助的方法や工夫がたくさん組み込まれています。例えば，1 つの情報を伝えるにもリーダーはさまざまな形——講義，ホワイトボードにたくさん書く，技能を説明するポスター，財布に入るサイズのカードに技能と説明を書いてプラスティックでラミネート加工されたもの，参加者用ワークブック，グループでの話し合い——で示して複数種類の感覚を通じた提示をするように促されます。また，参加者たちにとって技能が覚えやすくなるように SCALE や「3C」の頭字語も教えます。内容にかかわる情報を何度も繰り返して伝えるのは CBSST の治療・支援の要です——モジュールで学ぶ主題はセッションを通じて繰り返し伝えられ，セッションごとに最後に必ずまとめをし，さらに各モジュール全体が 2 回繰り返されます。参加者の動機づけが弱かったり注意が散漫だったりする場合は，課

第1章 統合失調症の生活機能を改善する 25

題に注意を向けて参加する行動を強化する報酬（トークンエコノミー，「ニコニコマーク」のトークンなど）を使って補ってもかまいません。まとめると，CBSST も認知の改善をねらう介入と似た方法を取り入れていて，技能を繰り返し練習し，課題に注意を集中していられた行動を強化するために報酬を出し，記憶や注意の障害を代償する方策をトレーニングし，自己教示や帰納的推論を使う方策を通して思考や社会的知覚に働きかけ，仮説を調べて問題解決技能をトレーニングしながら認知を柔軟にしていきます。

まとめ

　統合失調症の病気の経過には生活面の機能障害が伴いますが，研究からは，生活機能のリカバリーは可能であるだけでなく，治療・支援における有望なターゲットであることが明らかにされています。CBSST は，統合失調症の生活機能アウトカムに影響を及ぼす主な要因といえる非機能的態度，動機づけの低さ，社会生活技能障害，問題解決や神経認知の面の妨げなどに取り組む方法として開発されました。CBSST では認知技能，社会生活技能，問題解決技能を教え，さらに認知機能の代償方策も使いながら重篤な精神疾患のある参加者たちが妨げを乗り越え，その人自身にとって意味のあるリカバリー目標を達成してゆけるよう援助します。第2章では，CBSST を構成するそれぞれの要素の効果を裏づけるエビデンスについてそのあらましをみていきましょう。

第2章

CBSST —— エビデンスに基づく実践

　統合失調症を対象とするさまざまなエビデンスに基づく実践の有効性
は，十分な研究によって裏付けられています。「エビデンスに基づく実践」
という用語が指すのは，「それぞれ別な複数の研究チームが標準化された
一定の方法に従って介入[*1]し，それぞれランダム化比較試験[*2]を行った
ときに，そこから得られた試験結果により特定の疾患のある人のアウトカ
ムを改善する効果がある，と示された介入」です。そうしたエビデンスに
基づく心理社会的治療・支援は，最善の治療のためのガイドラインや国家
レベルの保健医療システムの中で統合失調症のための包括的支援プログラ
ムの一部としていくつも推奨されたり指定されたりしています（Gaebel,
Weinmann, Sartorius, Tutz, & McIntyre, 2005；Dixon et al., 2010；
Mueser, Deavers, Penn, & Cassisi, 2013）。例えば CBSST で使われるもの
と同じ種類の認知行動療法（CBT）や SST による治療・支援も，統合失

---

*1　訳注：「はじめに」の訳注2（p.vi）参照。
*2　訳注：ある治療法の有効性を検証するための研究的試験で，主観的あるいは恣意的な評価の偏
　　りを避けるために，改善度に関する尺度を明らかにし，治療を行う群と治療を行わない比較
　　対照群を対象全体からランダムに割り付け，効果指標（症状や行動，知識など）の評価に関
　　し評価者は対象がどちらの群に属するかわからないようにする等の手続きをとる。

28　第Ⅰ部　CBSST の背景，エビデンス，実施準備

調症患者のアウトカム研究チーム（PORT；米国における統合失調症のためのエビデンスに基づく治療ガイドラインを開発する目的で国立精神保健研究所［NIMH］が出資するプロジェクト；Dixon et al., 2010）が推奨するものに含まれます。ほかにも包括型地域生活支援（ACT[*3]），行動療法的家族療法，援助付き雇用，疾病自己管理などがエビデンスに基づく実践として推奨されています。科学的裏付けがしっかりしているそうしたエビデンスに基づく心理社会的な治療・支援は，統合失調症のある人の生活機能を回復するうえでどれも重要な役割を果たせるでしょう。

　CBSST には PORT が推奨する CBT と SST の治療・支援が含まれますが，CBSST は，PORT が推奨するほかのエビデンスに基づく心理社会的支援とはいくつかの点で異なります。例えば ACT は PORT が推奨する治療・支援の１つですが，ケースマネジメントモデルとして治療・支援をチームで行うチーム・アプローチを採用しています。ACT のチームメンバー全員で情報共有しながら職員当たりの担当事例数は少なめにし，利用者の生活の場を基盤にして支援サービスの提供をしつつ，できるだけ入院を減らし，住居を維持し，日常生活技能を改善しようとします。むしろ援助提供システムに近くて，心理療法の形をとる CBSST とは異なります。そうした ACT でもチームで提供するサービスの一部として心理療法的な治療・支援である CBSST を提供できます（第３章参照）。行動療法的家族療法と家族心理教育は，単一家族または複数家族を対象にセッションを行う場合がありますが，典型的には，利用者だけでなく家族全体に注目しながら統合失調症とその治療について教育し，ストレスを減らして再発を防止するためのコミュニケーション技能や問題解決の方策を教えます。家族に対する支援のコミュニケーション技能と問題解決技能のトレーニングは CBSST の中で使われるものと似ていますが，CBSST では特に家族を

[*3]　訳注：ベラックら「本書に寄せて」訳注（p.v）を参照。

トレーニングに巻き込むことはしません。援助付き雇用は、利用者が一般就労するのを助ける治療・支援です。仕事をしたい気持ちさえあれば除外されることなく誰でも対象になる支援方法で、援助者が利用者に付き添って地域生活の場へ入っていきながら速やかな仕事探しと就職を助けて、仕事を続けていけるように仕事の遂行状況に合った援助をします。援助付き雇用とは違い、CBSST ではむしろ技能を教えることに注目し、リーダーは地域生活の場まで入っていきません。また、CBSST を受ける参加者たちが長期のリカバリー目標として一般就労を設定する場合は多いけれども、CBSST では仕事だけに注目するわけではありません。疾病自己管理プログラムにはギンガリッチとミューザー（Gingerich & Mueser, 2011）の「疾病管理とリカバリー（IMR）」などがあり、統合失調症とその治療について教育し、服薬アドヒアランス[*4]を高める方法を教え、再発防止計画を立てるのを助け（症状の引き金に気づけるようになり、行動計画を立てる）、消えない症状に対しては対処方策を（認知的なものも行動的なものも含めて）教えます。疾病自己管理でも、CBSST と同様に、利用者その人にとって重要な長期的な目標を設定することを重視し、目標までを一つひとつ達成可能なステップに分け、技能を積極的に学ぼうとする気持ちを高めるために目標を利用します。CBSST では、自己管理のための対処技能を教える時に認知行動的技法がいくらか使われる点は疾病自己管理と似ていますが、異なる点として症状、再発防止、服薬アドヒアランス、疾病管理にはそれほど注目しません。

[*4] 訳注：服薬アドヒアランスとは患者の理解、意志決定、治療協力に基づく内服遵守である。治療は医師の指示に従うという考えから、患者との相互理解のもとに行っていくものであるという考えに変化してきたことが、従来用いられた「服薬コンプライアンス」から「服薬アドヒアランス」への概念の変化につながっていると考えられる。さまざまな要因によって服薬アドヒアランスは低下し、それによって病状の悪化をもたらすだけでなく、治療計画にも影響し、医師－患者間の信頼関係を損なう。医師－患者間で治療同盟をつくること、十分なインフォームドコンセントにより情報を共有すること、患者が方向性を選択できるような治療を行うことがアドヒアランス向上にとって不可欠である。

30 第Ⅰ部　CBSSTの背景，エビデンス，実施準備

　ガイドラインなどで推奨されるこうした心理社会的な治療・支援を組み込んだ包括的な心理社会的リハビリテーションプログラムが利用できると，統合失調症のある人の精神保健医療のコストを抑えられるでしょう。例えば，ヴァンミーアティンと同僚ら（VanMeerten et al., 2013）が，米国中西部の大規模な退役軍人医療センターの外来患者向けプログラムについて，CBSSTも含む心理社会的リハビリテーションプログラムを加えると医療費が抑えられるかどうかを検証しています。重篤な精神疾患のある利用者たちが，家族心理教育（49%），健康管理とリカバリー[*5]（wellness management and recovery）（41%），援助付き雇用を受け（33%），また大部分がCBSSTを受けました（81%）。包括的なプログラムに参加した利用者たちの精神保健医療のコストは有意に抑えられました。その主な要因は，入院日数が9%減り，入院した利用者1人当たりの入院費用が年間で17,739ドル（1ドルを100円として1,773,900円）減ったことでした。

CBTのアウトカム研究

　統合失調症のある人にCBTを行った効果については，ランダム化比較試験が50件以上行われています。CBTを行ったところ，標準的な治療やそのほかの積極的な心理社会的介入と比べて，精神病症状の重症度，妄想の確信度，不安，抑うつについて改善が見られました（Burns, Erickson,& Brenner, 2014；Gould, Mueser, Bolton, Mays, & Goff, 2001；Sarin, Walin, & Widerlöv, 2011；Rector & Beck, 2012；Tarrier, 2010；Turkington, Kingdon, & Weidon, 2006；Wykes, Steel, Everitt, & Tarrier, 2008；

[*5]　訳注：IMRを基につくられた米国の公認のEBP（エビデンスに基づく実践）の1つ。統合失調症，気分障害の人を主とした対象として，リカバリーを志向して精神面を含む健康管理に関し，動機づけ，教育，認知行動的手法を用いる。主な内容は，健康についての心理教育，服薬管理法，再発防止，対処技能，社会生活技能のトレーニングである。週1回，3～6カ月の期間，グループまたは個人に実施される。

Thase, Kingdon, & Trukington, 2014；Turner, van der Gaag, Karyotaki, & Cuijpers, 2014；Zimmerman, Favrod, Trieu, & Pomini, 2005；ただし Jauhar et al., 2014 を参照)。ターナーと同僚ら（Turner et al., 2014）による最近のメタ解析は，48 件の研究から 3,295 人の参加者を含み，CBT は標準治療または支持的接触による援助と比べて陽性症状を減らすうえでより有効だったと結論しています。ある研究では，抗精神病薬を服用しないことを選んだ参加者たちで，CBT を追加したグループの方が通常治療だけのグループよりも症状全体に関してはるかに有意な改善が見られました（Morrison et al., 2014）。精神病への CBT の効果を調べた 35 件の臨床試験を対象にした有力なメタ解析（Wykes et al., 2008）では，ほとんどの研究で主要な治療目標として注目していたのは幻覚や妄想などの症状でしたが，CBT が生活機能を改善したことも示されました。ウィクスと同僚らは，平均効果量（範囲：0.20 ＝「小」；0.50 ＝「中」；0.80 ＝「大」）を眺めたときに，CBT が生活機能アウトカムを改善する有効性（効果量 ＝ 0.378）は陽性症状を改善する有効性（効果量 ＝ 0.372）とほぼ同じだということを示しました。さらに，ほかにもそれと並ぶくらいの小から中程度の効果量で改善がみられた項目として，陰性症状（効果量 ＝ 0.437），社交不安（効果量 ＝ 0.356），気分（効果量 ＝ 0.363）がありました。著者ら（Granholm et al., 2009）もまた，生活機能に関連する尺度を少なくとも 1 つは含む CBT 試験を 18 件レビューしたところ，そのうち約 3 分の 2 の研究で，生活機能が主要な目標ではなかった場合にも有意に高まっていることを示しました。否定的結果を示すメタ解析には，治療終了時の評価だけを含めると，CBT を行っても支持的治療を積極的に行った場合と比べて便益[6]（メリット）がごくわずかかまったくなかったことを示すものも

＊6　訳注：原文ではbenefitである。個人や集団の幸福／福祉につながる，有形・無形の利益のことで，「便益」と訳されることが多いが，本書では日本語の日常用語としての「メリット」と訳す。

32 第I部 CBSST の背景，エビデンス，実施準備

あります（Jones, Hacker, Cormac, Meaden, & Irving, 2012；Lynch, Laws, & McKenna, 2010；Newton-Howes & Wood, 2013）。それでも，ロンドンの精神医学研究所の最近のモーズレイ・ディベートでは，精神病に対する CBT の効果が「宣伝されすぎ」であるという主張は却下されています（Maudsley Debates; www.kcl.ac.uk）。大切なのは，より大きなメリットがみられたのが治療終了時よりもむしろ終了後 6 カ月から 5 年間にわたって行われたフォローアップ時だった点です（Gould et al., 2001；Sarin et al., 2011；Turkington et al., 2008；Zimmerman et al., 2005）。CBT のほうが標準的な治療（米国では一般に薬物療法とケースマネジメントのみ）と比べてアウトカムを改善することが一貫して再現されていますので，統合失調症のある人に現在行われている治療は CBT を加えることで改善されるでしょう。

　また，予備的なエビデンスとして CBT の有効性が示されつつあるのは，統合失調症を最近発症した利用者への早期介入アプローチの一部として使う場合（Birchwood et al., 1998；Marshall & Rathbone, 2011）と，前駆症状があるかまたはハイリスクの人々で精神病を予防し得るアプローチ（Addington, Marshall, & French, 2012）として使う場合です。臨床的にハイリスクの人たちが CBT だけを受けて抗精神病薬を服用していない場合の 7 件の試験を対象に行ったメタ解析からは，CBT が精神病を発症するリスクを 50% 下げることがわかりました（Hutton & Taylor, 2014）。

SST のアウトカム研究

　SST を行うと統合失調症のある利用者の社会生活技能が改善することを示す臨床試験はたくさんあります。ベントンとシュローダー（Benton and Schroeder, 1990）は，統合失調症のある参加者に SST を行った臨床試験 27 件に対してメタ解析し，基本会話技能，自己主張，服薬自己管理

などのそれぞれで技能の獲得と維持が改善されたと結論しました。統合失調症に SST を行った 22 件のランダム化比較試験を対象にクルツとミューザー（Kurtz and Mueser, 2008）が最近行ったメタ解析では，SST で学習した内容の理解および直接練習した技能の獲得といった「近位*7」（proximal）のアウトカムでは，大きな効果量を示しています（効果量= 1.20）。個々人の対人的技能や日常生活技能を実行レベルで，例えばロールプレイテストで測定した場合（効果量 = 0.52）や，対人関係や社会生活の適応度といった心理社会的機能（効果量 = 0.52）や陰性症状（効果量= 0.40）の改善といった「中間*7」（intermediate）のアウトカムでは，中程度の効果が期待できることが報告されています。しかし，他の症状の改善（効果量 = 0.15），再発（効果量 = 0.23）や再入院予防といった，SSTの効果を測定する「遠位*7」（distal）のアウトカムでは，効果量が小さいという結果が報告されています。ファマッターら（Pfammatter, Junghan, and Brenner, 2006）は統合失調症のある人に SST を行った 19 件のランダム化比較試験をレビューし，有意なメリットを見出したのは技能の獲得（効果量 = 0.77），自己主張（効果量 = 0.43），社会生活機能（効果量= 0.39），精神病理全般（効果量 = 0.23）でした。SST が標準的な治療と比べてアウトカムを改善すると繰り返し示されていますので，従来の統合失調症のための標準的支援は SST を加えることで改善されるでしょう。

問題解決技能トレーニングのアウトカム研究

　CBSST には問題解決技能のモジュールも含まれます。統合失調症のある利用者に対して問題解決技能トレーニングを行うことの有効性を裏づけ

＊7　訳注：SST で学習されるスキルの知識やその獲得を最も「近位」に，対人的技能や日常生活技能や陰性症状の改善を「中間」に，陰性症状以外の症状の改善や再発予防を最も「遠位」に位置付けている。

34 第Ⅰ部 CBSST の背景，エビデンス，実施準備

るエビデンスは，統合失調症への CBT や SST の場合と比べて非常に限ら
れています。それは一部には，問題解決技能トレーニングがこれまでは他
の支援とひとまとめにされることが多く，単独の治療として研究された
ケースが少なかったためです。例えば，問題解決技能トレーニングがこれ
までに組み合わされてきた治療法には，CBT，SST，認知リハビリテーショ
ン，疾病管理とリカバリー，家族支援があり，どれも統合失調症に効果の
ある心理社会的な治療・支援だと示されてきました（Medalia, Revheim,
& Casey, 2002；Mueser et al., 2006；Pharoah, Mari, Rathbone, & Wong,
2006；Tarrier et al., 1998；Liberman, 1991）。統合失調症のある個人に問
題解決技能トレーニングを単独の介入として行った場合の有効性に触れて
いる入手可能な文献を調べたコクランレビュー（Xia & Li, 2007）は，文
献の選択基準を満たしている小規模な試験をたった 3 件見つけただけでし
た（Bradshaw, 1993；Mayang, 1990；Tarrier et al., 1993）。試験は 3 件
ともいくらかメリットがあることを示していましたが，レビューの著者ら
は，現段階では研究の数が少なすぎるため単独の支援として行われたとき
に問題解決技能トレーニングが効果的だと言えるかどうかは判断できない
と結論しています。ほかにも，問題解決技能トレーニングによる単独の介
入を認知トレーニングと社会的認知トレーニングによる介入とそれぞれ比
べた研究が 2 件あり，どちらの研究でも問題解決技能トレーニングは統合
失調症のある参加者の生活機能面の能力や社会生活機能を比較したトレー
ニングと同程度に改善したことが示されています（Rodewald et al., 2011；
Veltro et al., 2011）。

CBSST のアウトカム研究

　CBSST が開発され，マニュアルが作られ，試験的に研究されたのは，
元はと言えば統合失調症のある中年から高齢の人たちのグループにトレー

ニングをするためでした（Granholm et al., 2002；McQuaid et al., 2000）。当初の小規模な試験的研究（Granholm, McQuaid, McClure, Pedrelli, & Jeste, 2002）では，グループで CBSST を行うと，統合失調症のある中高年の参加者で生活機能が改善し，結果として症状が中くらいから大きな効果量で減るのが示されました。この試験的研究から，CBSST が中高年の集団に対して実施でき，受け入れられるもので，有効性が予備的に示され，そのためにより規模を広げて臨床試験を行うのが妥当だと示されました。それ以来，著者らは３件のランダム化比較試験を行い，CBSST を標準治療（通常は薬物療法とケースマネジメントのみ）のみの群や対照条件として標準治療にグループで支持的接触も併せて行った群とも比較しました（Granholm et al., 2005, 2007；Granholm, Holden, et al., 2013；Granholm, Holden, Link, & McQuaid, 2014）。CBT と SST による支援が幅広く有効で，それらが CBSST に要素として含まれていることを考えると，統合失調症のある参加者の生活機能面のアウトカムを改善するうえで，臨床試験の３件とも CBSST の方が，標準治療単独もしくは標準治療に支持的グループ療法による援助を対照条件に加えた場合と比べて有効だったと示されたのは驚くものではないでしょう。

中年から高齢の参加者でのCBSSTと標準治療の比較

　著者らが行った最初の臨床試験（Granholm et al., 2005）では，統合失調症または統合失調感情障害のある中年から高齢の対象者 76 人が，標準治療（一般に薬物による管理といくらかのケースマネジメント）を受けるグループまたは標準治療に CBSST を併せて行うグループのどちらかにランダムに割り付けられました。CBSST は，毎週１回２時間のセッションをグループに対して 24 回にわたり６カ月かけて行われました。また対象者たちはグループが集まる場所まで送迎されました。対象者たちは，平均年齢が 54 歳で，最多の者はヨーロッパ系米国人（79%），男性（74%），

36 第Ⅰ部 CBSST の背景，エビデンス，実施準備

高卒（教育年数の平均が 12.9 年），非婚（96%），無職（97%），援助付き
住居に住み（62%），病歴はほぼ 30 年でした。陽性症状は薬物療法で比較
的よく管理され，対象者全体の 53% はベースラインの時点で幻覚や妄想
がありませんでした。ベースラインと治療終了時（6 カ月目）において，
介入状況について盲検化された評価者により，CBSST で教える技能の獲
得，生活機能，陽性症状，陰性症状を含め複数分野のアウトカムが評価さ
れました。

　この最初の臨床試験の結果は期待が持てるものでした。CBSST に参加
しなかった（つまり出席回数 4 回未満でセッションから脱落した）対象者
はたった 4 人で，それ以外の対象者はとても高い出席率でセッションに参
加しました。セッションに出席した回数の平均は，提供された 24 セッショ
ン中 22 回（92%）（95% 信頼区間 = 21-23）でした。宿題の平均達成率は
75%（95% 信頼区間 = 66-84%，範囲 = 0-100%）でした。**図 2.1** から，
治療終了時には，統合失調症のある人が CBSST を受けた場合の方が標準
治療（通常の治療）を受けた場合と比べて，技能獲得（総合モジュールテ
スト；Liberman, 1991），生活機能アウトカム（自立生活技能評価尺度；
Wallace, Liberman, Tauber, & Wallace, 2000），認知的洞察（ベック認知
的洞察尺度における柔軟に内省する思考［self-reflective and flexible
thinking］；Beck, Baruch, Balter, Steer, & Warman, 2004）について有意
に改善されたのがわかります。そのため，CBSST に参加した対象者たちは，
認知的技能と行動的技能を身につけ，生活機能アウトカムが改善し，より
柔軟にまた客観的に思考できるようになった（認知的洞察が改善した）と
いえます。症状の点では有意といえる改善は見られませんでしたが，症状
は治療の主要なターゲットではなく（ターゲットは生活機能でした），ま
たほとんどの対象者でベースラインの時点で症状は比較的うまく管理され
ていました。

　治療を終えて 1 年が経過した時点で対象者をフォローアップした研究で

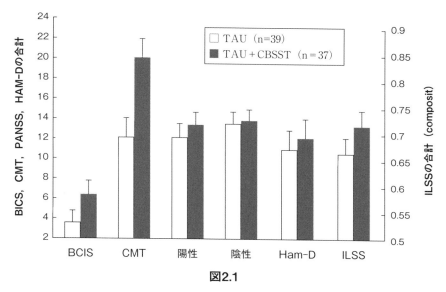

図2.1

中年から高齢の対象者でCBSSTと標準治療を比較したアウトカム。統合失調症または統合失調感情障害のある中年から高齢の対象者に，標準治療にあたる通常の治療（treatment as usual：TAU）またはTAU＋CBSSTを6カ月行った治療終了時点のアウトカムを（ベースラインを調整して）評価している。使用した尺度は，ベック認知的洞察尺度（BCIS），総合モジュールテスト（Comprehensive Modules Test：CMT），陽性・陰性症状評価尺度（PANSS），ハミルトンうつ病評価尺度（HAM-D），自立生活技能評価尺度（ILSS）。CBSSTを実施したグループでアウトカムが有意に改善したのはBICS，CMT，ILSSだった。

は，技能獲得と生活機能は改善したまま維持されていました（Granholm et al., 2007）。一般にそうした高齢の外来患者集団では薬物療法で精神症状が比較的よく管理されていても生活機能障害が持続することを考慮すると，1年経ったときのフォローアップで生活機能の改善がそれだけ維持されていたのはかなり注目に値するでしょう。CBSSTによる生活機能改善の効果量が12カ月経ったフォローアップ時点で中程度（0.50）だったのは，統合失調症のある人にCBTを行った試験のほとんどでみられたアウトカムの効果量（0.36-0.44；Wykes et al., 2008）よりもやや大きく，SSTの

38　第Ⅰ部　CBSST の背景，エビデンス，実施準備

臨床試験で地域生活機能が改善する効果量（0.52）と同じくらいで，そのほかの疾患に CBT を行ったときのメタ解析で得られた全般的な有効性（効果量 = 0.65；Lipsey & Wilson, 1993）に並ぶものでした。

中年から高齢の対象者でのCBSSTと支持的接触の比較

　最初の臨床試験では CBSST が標準治療よりも有効だと示されましたが，研究デザインでは，トレーニングの内容とは直接関連しないけれどもリーダーとの非特異的な接触が及ぼす効果を比較できる対照群を設けていませんでした。つまり，CBT や SST によるトレーニングそのものではなく，週1回援助にあたるリーダーやグループのほかの参加者との接触が追加されていたので，そのことが CBSST で観察されたメリットに結びついていた可能性も考えられます。そこで，第二の試験（Granholm, Holden, et al., 2013）を行い，目標志向的な支持的接触をグループで積極的に行うという対照条件を設けて CBSST と比較しました。CBSST は，毎週1回2時間のセッションをグループに対して行い 36 回にわたり 9 カ月かけて行われました（第一の試験よりも期間が 3 カ月長くなっています）。第一の試験と同じように，どちらのグループに割り付けられた対象者も，車で自宅まで迎えに行き，グループ治療が行われる病院まで送られました。目標志向的な支持的接触によるグループ介入は，援助の要素が強められた対照条件になっていて，援助者と接する量が CBSST グループと揃うようにリーダーの人数とグループメンバーとの接触頻度が統一されました（毎週1回2時間のセッションをグループに対して 36 回）。目標志向的な支持的接触のグループが主に注目したのは，生活機能面の目標（日常生活，教育，就労，対人交流など）を設定して達成していくことで，この点では CBSST と同様であり，目標が，短期目標と目標へのステップへと系統立てて分解された点も同じでした。セッションは半構造化されて，まず苦痛なことや危機的なことはないか，対応できているかについて，そのときの

対象者の状態をリーダーが確認の意味も兼ねて尋ねました。続いてグループで自由に話し合いながら生活機能面での目標を設定してそれに向けて取り組む方法を考え，その際にリーダーは指導を最小限に留めました。

統合失調症または統合失調感情障害のある中年から高齢の対象者（N=64）が，CBSSTを受けるグループまたは目標志向的な支持的接触を受けるグループのどちらかにランダムに割り付けられました。最初の試験とほぼ同じで，対象者たちは，平均年齢が55歳，最多の者はヨーロッパ系米国人（66%），男性（55%），高卒（教育年数の平均が12.5年），非婚（95%），無職（95%），援助付き住居に住み（69%），病歴はほぼ30年でした。ベースライン，治療中，治療終了時（開始から9カ月後），中間フォローアップ，治療終了から9カ月後の各時点について，盲検化された評価者により，CBSSTで教える技能の獲得，生活機能，陽性症状，陰性症状を含む複数分野のアウトカムが評価されました。

第二の臨床試験の結果も，最初の試験の結果を再現していました。平均で，CBSSTグループの対象者はグループに提供された36セッションのうち30.3回（84%）出席し，目標志向的な支持的接触を受けたグループの対象者は36セッション中の26.9回（82%）出席しました。CBSSTを受けた対象者の方が目標志向的な支持的接触を受けた対象者と比べて，技能獲得（総合モジュールテスト）と生活機能アウトカム（自立生活技能評価尺度；**図2.2**）が有意に改善されました。そうした結果は著者らの先の試験結果を再現していて，CBSSTでみられたメリットが，治療と直接関連しない非特異的な接触だけが要因となっているものではない点が示されました。自記式で調べられた日常生活機能は，目標志向的な支持的接触グループよりもCBSSTグループでより大きく改善しました。その点から，目標設定と支持的接触だけよりも，CBTとSSTという特定の介入を行う方が生活機能を改善するうえで介入効果が期待できるといえるでしょう。

また，どちらの治療グループでも，対象者が経験している陰性症状（動

40 第Ⅰ部 CBSSTの背景，エビデンス，実施準備

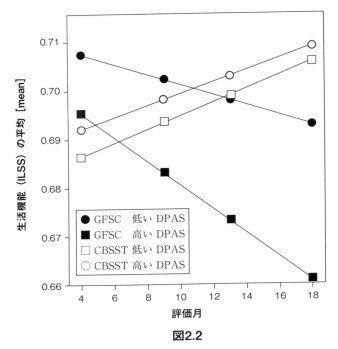

図2.2

中年から高齢の対象者でCBSSTと支持的接触を比較したアウトカム。統合失調症または統合失調感情障害のある中年から高齢の対象者で，評価期間中の生活機能（自立生活技能評価尺度：ILSS）の変化をCBSSTまたは目標志向的な支持的接触（goal-focused supportive contact：GFSC）のそれぞれのグループについて，ベースライン時の，遂行に関する敗北主義的態度尺度（Defeatist Performance Attitude Scale：DPAS）の点数が高かったか（58）または低かったか（42）でさらに分けて示している（DPASの点数が高いと遂行に関する敗北主義的信念が強いことを示している）。図からは，敗北主義的態度が強いとGFSCグループでは負の効果があるが，負の影響はCBSSTの治療を受けると軽減されたことがわかる。Granholm, Holden, Link, McQuaid, and Jeste（2013）。Elsevierより許可を得て再掲。

機づけの欠如と非社交性），不安，抑うつ，人生に対する満足感，肯定的な自尊心が，有意に改善することが示されました。改善の程度は似ていましたので，そうした二次的なアウトカムを改善する効果について，目標志向的な支持的接触よりもCBSSTの方が有意に大きいとは言えませんでし

た。このことから，少なくとも支持的接触と系統だったリカバリー志向の目標設定を含む目標志向的な支持的接触のような積極的な心理社会的介入が，統合失調症のある対象者の症状による苦痛を和らげ，動機づけと自尊心と人生全体に感じる満足感を高めるといえるでしょう。これは，心理社会的介入ではリカバリー目標に注目することが力強い大切な構成要素となることを示していそうです。ただし，目標志向的な支持的接触と比べてCBSSTで生活機能がより改善した点は重要で，生活機能を改善するうえでは，目標設定と支持的接触だけを行うよりも，認知行動技能と社会生活技能をトレーニングするとより大きな効果が期待できるといえるでしょう。

　この研究からは，CBSSTを行ったときに生活機能がどう変化するかには，遂行に関する敗北主義的信念（defeatist performance beliefs）（第1章で説明した）が関連することを示すエビデンスもいくらか得られています。**図2.2**は，遂行に関する敗北主義的態度尺度（Defeatist Performance Attitude Scale：DPAS）（Cane, Olinger, Gotlib, & Kuiper, 2006）を使って，研究に参加した時点での敗北主義的態度の強さで高いか低いかの違いで治療グループごとに参加者をさらに分け，それから研究期間を通じて評価時点での生活機能アウトカムの変化をそれぞれ追っています。**図2.2**から，目標志向的な支持的接触を受けたグループでは敗北主義的態度がより強い場合に生活機能にかかわる信念（「試す意味なんてない。どうせ失敗するに決まってる」など）の負の影響が時間とともに強まる様子がわかるのに対して，その負の影響はCBSSTの治療を受けると和らいだように見えます。すなわち敗北主義的態度がアウトカムに影響を及ぼしたのは目標志向的な支持的接触を受けたグループだけで，そこではそうした態度を見直すか変える治療がまったく行われていませんでした。目標志向的な支持的接触と比べてCBSSTだけにあるこのメリットが最大に発揮されるように見えたのは，より強い敗北主義的態度がある対象者たちで，特に18カ月後

42 第Ⅰ部 CBSSTの背景，エビデンス，実施準備

のフォローアップ時でした。治療グループ全体として大きな違いが見られたのは治療開始時点でより強い敗北主義的態度のあった対象者たちで（効果量 = 1.11），敗北主義的態度がそれほど強くなかった対象者たちのグループでは治療のメリットもわずかでした（効果量 = 0.18）。さらに，CBSSTを受けている間に敗北主義的態度がどれほど減ったかは，18カ月後のフォローアップ時に見られる生活機能の改善と有意に相関していました。そうした結果は，第1章で説明した生活機能アウトカムの決定因子と一致していて，敗北主義的な信念をターゲットにするCBSSTのようなCBT介入は統合失調症のある対象者の生活機能を改善することを示唆しています。

高齢ではない対象者でのCBSSTと支持的接触の比較

　著者らがCBSSTに関連して行った先の2つの試験は，どちらも中年から高齢で病歴が平均で30年の対象者たちに注目したものでした。そこで，第三の臨床試験を行い，今度は統合失調症のある人たちをもっとよく代表するといえる，より若い集団でのCBSSTの効果を調べました。統合失調症または統合失調感情障害のある対象者たち（年齢18歳から65歳）（N=149）が，第二の試験と同様，CBSSTを受けるグループまたは目標志向的な支持的接触を受けるグループのどちらかにランダムに割り付けられました。また第二の試験と同じように，CBSSTも，目標志向的な支持的接触も，36セッションを週1回2時間ずつグループに対して9カ月かけて提供されました。先の2つの試験と比べて対象者たちは平均で15歳若かったのですが（平均年齢 = 41歳），そのほかの点では人口統計学的に似ていました。最多の者はヨーロッパ系米国人（57%），男性（66%），高卒（教育年数の平均が12.3年），非婚（91%），無職（79%），援助付き住居に住んでいました（48%）。ベースライン，治療中，治療終了時（開始から9カ月後），中間フォローアップ，治療終了から12カ月後の各時点について，盲検化された評価者により，CBSST技能の獲得，生活機能，陽性症状，

陰性症状を含めて複数分野のアウトカムが評価されました。

　第三の臨床試験の結果は先の2つの試験結果を再現して，さらに多くを伝えるものでした。先の試験に参加した中高年の対象者たちと同様に，より代表的なサンプルといえるこの対象者たちでも，目標志向的な支持的接触を受けたグループと比べてCBSSTを受けたグループの方が技能獲得と生活機能アウトカムが有意に改善されました（**図2.3**）。さらに，CBSSTを受けた対象者では生活機能でより高い到達度指標（就労，教育，自立生活）を達成していましたが，これらはこの章の初めで検討した従来の治療では改善するのがとても難しい項目です。治療終了時点で，CBSSTを受けた対象者の方がより高い割合で，有償または無償の仕事に就いており（CBSST＝38％；目標志向的な支持的接触＝23％），教育に関連する活動に参加し（CBSST＝21％；目標志向的な支持的接触＝5％），自立的な生活をしていました（CBSST＝35％；目標志向的な支持的接触＝26％）。ただし，差が統計的に有意（p<.05）といえるのは教育に関連する活動だけでした。経験している陰性症状（動機づけの欠如と非社交性）と敗北主義的態度も，目標志向的な支持的接触のグループよりもCBSSTグループで有意に改善しました（**図2.3**）。第1章で説明した生活機能アウトカムの決定要因と一貫していて，こうした敗北主義的態度，陰性症状，生活機能がそれぞれ改善するので，敗北主義的な信念の強さを和らげるCBSSTのような介入は統合失調症のある対象者の陰性症状と生活機能を改善することが示唆されます。

　先の2つの研究では出席率が非常に高かったのに対して，この第三の試験では出席率はかなり低いものでした。当初に治療に参加した（少なくとも1セッションは受けた）対象者は，平均で，提供された36セッションのうちの半分ほどしか出席しませんでした（CBSST：平均［mean］＝14.8，標準偏差＝9.8，範囲＝1-34；目標志向的な支持的接触：平均＝17.4，標準偏差＝12.4，範囲＝1-36；グループ間に有意な差はありませ

44 第Ⅰ部　CBSST の背景，エビデンス，実施準備

んでした）。その程度の平均出席率でも CBSST の 3 モジュールの内容の
ほとんどに一通りは触れられました（6 セッションのモジュールを 3 つ受
けると 18 セッションになります）が，CBSST の 3 つのモジュールはセッ
ションを合計で 36 回繰り返すものとして設計されていますので，対象者
たちは本来意図された 2 回目のトレーニングは受けなかったことになりま
す。中には，モジュールで教えられる内容を繰り返すことに興味を失った
とか，問題なく過ごして目標を達成していたので 2 回目を受ける必要がな
かったなどの理由で脱落した対象者がいたとも考えられます。モジュール
を 2 度繰り返すのは，すべての対象者に必要なわけではないかもしれませ
ん。また，治療終了時から 12 カ月間は月に 1 度の頻度で「追加セッション」
が提供されましたが，かなり（60%）の対象者が 1 度も参加しませんでし
た。先の 2 つの試験とは違い，この第三の試験ではグループでトレーニン
グを受ける場所までの送迎は行われませんでした。それがセッションへの
出席率が低かった主な要因だと考えられます。この第三の試験はカリフォ
ルニアのサンディエゴ郡で行われて，土地柄としてセッションのために長
距離を移動しなければならず，また公共の交通システム（主にバスを乗り
継ぐか，いくらかの路面電車利用）が限られていた点がセッションに参加
する妨げになったと考えられます。交通手段を提供するとなると CBSST
などの心理社会的介入を提供するための費用が増えますが，そうした交通
費は対象者の生活機能が改善することで抑えられるさまざまな費用（利用
者の入院日数が減る，医療者の仕事の生産性が上がる，必要な世話が減る）
分で相殺されるかも知れません。また，治療プログラムへの出席率を上げ
るために交通手段を提供した場合，支払い制度によっては，報酬請求が可
能なサービスの利用が増えるかもしれません。

　出席率が悪かったにもかかわらず目標志向的な支持的接触よりも
CBSST でアウトカムが有意に改善したのは重要な点です。さらに，
CBSST では出席したセッション数がアウトカムと有意に相関しない

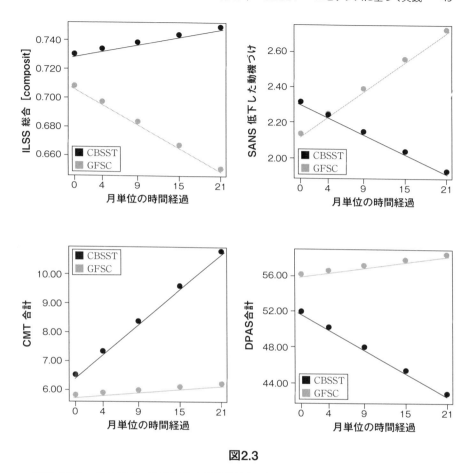

図2.3

高齢ではない参加者でのCBSSTと支持的接触を比較したアウトカム。目標志向的な支持的接触（GFSC）と比べてCBSSTで評価期間中のアウトカムの変化が有意に改善したのは，生活機能（自立生活技能評価尺度：ILSS），陰性症状（陰性症状評価尺度：SANS）の動機づけの低下を示す因子（diminished motivation factor），非機能的態度（遂行に関する敗北主義的態度尺度：DPAS），CBSSTで教えた技能の獲得（総合モジュールテスト：CMT）でした。改善の指標は，ILSSとCMTでスコアが上がることと，DPASとSANSでスコアが下がることです。Granholm, Holden, Link, and McQuaid（2014）。米国精神医学会（APA）より許可を得て再掲。

46　第Ⅰ部　CBSSTの背景，エビデンス，実施準備

（r=-.14, p=.349）と示されたので，CBSSTモジュールの2回目を受けても必ずしも誰でもその分の改善が見込めるわけではないだろうと示唆されます。それに対して，目標志向的な支持的接触を受けたグループでは，出席率の高さがアウトカムの改善と関連していました（r=.34, p=.015）。技能向上を基本とした治療であれば，対象者は，リーダーがいない日常生活でも応用できるよう，技能を学習し使用することとなるでしょう。一方，目標志向的な支持的接触では技能はトレーニングされないため，意味のある効果を得るには，リーダーと接する必要のある時間がより長くなるかもしれず，支持的接触を基本とした支援を提供していくうえで費用を引き上げる要因になるでしょう。

ACTにおけるCBSST

　著者らは，利用者の生活の場へ訪問してサービスを提供するACTの支援場面でCBSSTを有効に行えないかと考え，グループではない個人セッションの有効性についての研究を始めたところです。ACTは，重篤な精神疾患のある人たちで効果が確立された治療モデルで，統合失調症のある人へのエビデンスに基づく心理社会的な治療・支援として地域社会の精神保健プログラムにも取り入れられ，米国全土で受けられるようになった数少ない支援の1つです（Drake, Bond, & Essock, 2009；Mueser, Bond, Drake, & Resnick, 1998）。ACTは，ケースマネジメントモデルとしてチームによる治療のアプローチを採用し，チームメンバー全員が情報を共有しながら職員あたり担当事例数は少なめにし，地域の生活の場を基盤にして支援サービスの提供をしつつ，できるだけ入院を減らし，住居を維持し，日常生活技能を改善しようとします。ACTが入院やホームレス状態や法的問題を減らすことがわかっていますが，これまでのアプローチでは，統合失調症のある人の日常生活機能を有意といえるほど改善する効果は確認されていません（Mueser et al., 1998）。CBSSTを加えることで，ACTが

第2章　CBSST － エビデンスに基づく実践　　47

生活機能アウトカムを改善する効果を高められるかもしれません。ACT
チームが米国全土の地域精神保健システムでこれだけ広く活動しているこ
とを考えると，そうしたチームの取り組みに CBSST を取り入れるのはエ
ビデンスに基づく心理社会的なリハビリテーションの方法を広める絶好の
方法といえるでしょう。

　サンディエゴ郡精神保健システムの ACT チームの支援者によるフォー
カスグループからのアドバイスに基づいて CBSST に工夫を加え，地域社
会で活動する ACT チームがチームで提供する個人向けのトレーニング方
法として CBSST を対象者に実施できるように調整しました。予備的研究
（Granholm, Loh, Link, & Jeste, 2010）は，そうしたチームが比較的短時
間の研修とスーパービジョンを受けた場合に，十分なフィデリティ*8を
もって CBSST による治療・支援を行えるかどうかを判断するのが第一の
目的でした。また第二の目的は，ケースマネジャーが CBSST を行っても
対象者のアウトカムが改善するかを調べ，またチームによる CBSST の効
果的な提供にとって，助けになる要因と妨げになる要因とを明らかにする
ことでした。先の臨床試験では 24 〜 36 セッション行ったのに対して，こ
の研究ではたった 12 セッションしか行わず，焦点は認知技能でした。対
象者が地域生活機能を有意に高めるには十分とはいえない介入量だったか
もしれませんが，それだけのわずかな介入について研究を行おうと選んだ
のは，スーパービジョンにおける研修のための論議やフィデリティを評価
するためのサンプルとしては十分なセッション数（3 カ月）であり，フィ
デリティの評価が研究の主なねらいだったためです。

　サンディエゴ郡精神保健システムの 2 つの ACT チームから 16 人のス
タッフがリーダーとして募集されました。スタッフたちは，学歴が学士（一
番多い）または修士レベルで，精神保健サービス提供者として 3 〜 5 年の

───────────────────────────────

*8　訳注：「はじめに」の訳注6（p.x）を参照。

48　第Ⅰ部　CBSST の背景，エビデンス，実施準備

経験を積んでいました。統合失調症または統合失調感情障害の診断がカルテに記載されている 16 人の対象者（平均年齢＝44.3 歳，81% が男性，69% がヨーロッパ系米国人，100% が介護付き住居施設に入居）が少なくとも 2 時点でアウトカムを測定されてデータ解析に含められました。対象者は 24 週間にわたって調査を受けました（トレーニング期間 12 週間の後にフォローアップ期間 12 週間）。トレーニングをするリーダーたちに与えられた課題は，マニュアル化された 1 回 30 分の CBSST セッションを 12 回，対象者とリーダーのどちらにとっても都合のよい場所でそれぞれの対象者に個別に行い，セッションの記録を取ることです。セッションは，ケア付き施設[*9]，居住療養の場，クラブハウス[*10]，そのほかの地域社会での生活場面（例えば喫茶店）などで行われました。介入期間とフォローアップ期間を通じて，対象者たちには，ACT に含まれるほかの標準サービスも提供されました。

　ACT モデルはチームで治療を提供していくモデルのため，対象者たちはその週に誰が担当として訪れるかによってセッションごとに毎回違うリーダーからトレーニングを受けました。治療の連続性（例えば宿題の内容をリーダー間で共有しておくなど）が保たれるように，ACT モデルの一部である朝の定例ミーティングの場で調整されました。リーダーたちは，トレーニング法を学ぶ 8 時間の講習会に参加してから，隔週で（合計 6 回），CBSST の経験が豊かな心理士から直接グループでスーパービジョンを受けました。このグループスーパービジョンは，朝の定例チームミーティン

[*9]　訳注：米国の居住ケアの一種。ケア付き施設は，比較的自立度が高い利用者を対象に職員が相談助言や見守りを行うもの。日本の障害者総合支援法に基づくサービスでは，共同生活援助（グループホーム）において，世話人が相談助言を行うのみの場合（訓練等給付の1つ）がこれに近いと考えられる。

[*10]　訳注：精神障害のあるメンバーと職員がそれぞれの責任を分担して，通所の場であるクラブハウスを共同で運営し，自助と相互支援を基本とした作業や交流等の日常的な活動を行うほか，地域の企業と契約して仕事を請け負い，過渡的な雇用に向けた支援をする。

第2章　CBSST － エビデンスに基づく実践　49

グの時に行われました。対象者へのトレーニングが CBSST のねらいどおりに実践されているかについての，フィデリティが「精神病のための認知療法評価尺度(Cognitive Therapy Rating Scale for Psychosis)」(Haddock et al., 2001) を使って評価され，合計スコアが 30 以上で「実践する力量が十分ある」と判断されました (Turkington, Kingdon, & Turner, 2002)。リーダーたちの平均フィデリティ評価（平均 = 32 ［mean］，標準偏差 = 9.7）は合格規準と並ぶもので，60% のリーダーが十分なフィデリティを達成していました（「精神病のための認知療法評価尺度」合計 > 30；Haddock et al., 2001)。「精神病のための認知療法評価尺度」の合計が 30 未満だったリーダーたちも，1 人を除いてほかは 20 以上を達成していましたので，追加のスーパービジョンによる訓練を少しするだけで十分なフィデリティに達したと思われます。リーダーたちによると一方的に話を聞いている講習会の部分よりもスーパービジョンの要素のほうが CBT の知識を深めて技能を高めるうえで役立ったとのコメントで，それは著者らが受けた印象とも一致していました。このように，地域で活動するリーダーたちはこれまで CBT を提供した経験がほぼなくても CBSST を概ね十分なフィデリティで提供できたといえます。何よりも重要なのは，CBSST が技能向上を基本にした治療になっている点です。複雑なケースフォーミュレーション*11 やケース概念化が必要な CBT とは異なるため，経験がそれほどないリーダーに必要最小限の訓練をするだけで CBSST を提供できるようになります。地域の中で治療・支援を提供していく方法については有効性試験からのエビデンスがほかにもあり，CBT と SST を地域の中で精神保健に関連する状況で提供すると対象者のアウトカムが改善することと，リーダーたちもそうした治療・支援を十分なフィデリティで提供

---

*11　訳注：CBTにおいて，クライエントの心理的問題を引き起こし維持している要因を個別に明らかにし，効率的に理解するプロセスのこと。CBTにおける「見立て」ともいえる。

できることとが示されています（Glynn et al., 2002；Lincoln et al., 2012；Morrison et al., 2004；Pinninti, Fisher, Thompson, & Steer, 2010；Turkington et al., 2014）。

アウトカムの改善につながる要因

　CBT と SST のアウトカムを予測する要因を検証した研究はほとんどありません。いくつか考えられる因子としては，参加者の特徴（動機づけ，認知機能障害，病識，妄想の確信度，症状の種類と重さ，病歴の長さ，人口統計学的特徴など），セラピストやリーダーの特徴（技能，CBT と SST を実施した経験，精神病とリカバリーについての基本的考え方），トレーニングそのものの構成（認知と行動のどちらの要素をより強調しているか，実施期間，個別形式かグループ形式か，実施状況ないし併用される治療・支援など）があるでしょう。

参加者の特徴

　CBT と SST のアウトカムが改善しないことと関連している要因はありますが，CBSST がどんな参加者によりメリットがありそうかということを示唆する十分なエビデンスは今のところありません。そのため，CBSST プログラムでは，CBSST の治療を受ける人を評価して選ぶためのスクリーニングセッションはしません。

　精神病のある人に対する CBT を行ったときに，改善が期待できる対象者の特徴がいくつかあります。妄想の確信度が低い（Garety et al., 1997；Brabban, Tai, & Turkington, 2009）か，病識がよりしっかりしている（Naeem, Kingdon, & Trukington, 2008；Perivoliotis et al., 2010）場合に，CBT を行ったときに陽性症状が和らぐことが示されています。ただ，そうした要因が生活機能のアウトカムも改善するかどうかはよくわかってい

ません。症状の重さがどう影響するかについては研究結果がさまざまで，中には最近の入院（Garety et al., 1997）と症状が重いこと（Morrison et al., 2004）とがアウトカムの**改善**と関連していることを示すものもあります。症状による苦痛を減らしたいとより強く動機づけられるとしたら，症状が重い対象者のほうが実際に CBT で効果が出やすいかもしれません。SST の臨床試験では，入院回数，それまでの入院月数，陽性症状の重さのどの要因もアウトカムを低下させるとは示されていません（Dilk & Bond, 1996；Heinssen, Liberman, & Kopelowicz, 2000；Kurtz & Mueser, 2008）。これまでに研究でわかっているこうしたことから，症状がより重い対象者のほうが CBSST を受けるメリットが大きいと言えそうです。また，男性よりも女性で（Brabban et al., 2009），有色人種の対象者よりも白人の対象者で（Rathod, Kingdon, Smith, & Turkington, 2005），それぞれアウトカムの改善がより見られました。病歴が長いこと，精神病が未治療だった期間が長いこと，高齢のそれぞれの要因は，CBT を行った試験のいくつかでアウトカムが改善しないことと関連づけられています（Drury, Birchwood, Cochrane, & Macmillan, 1996；Morrison et al., 2004, 2012；Tarrier et al., 1998）。高齢の対象者，重く持続的な陰性症状（欠陥症候群）と認知機能障害がある対象者は，SST にもあまり反応しませんでした（Heinssen et al., 2000；Kurtz & Mueser, 2008）。それでも，先に述べたように，統合失調症のある中高年の人たち（年齢＞50）を対象に行った著者らの臨床試験では CBSST が生活機能を有意に高めるメリットが示されましたので，病歴30年以上の慢性の高齢の対象者にも CBSST を提供するべきでしょう。

神経認知機能障害

　紹介状元の医師は精神疾患のある人たちに CBSST のような心理社会的な治療・支援を薦めていないかもしれません。それは，医師たちが，そう

52 第Ⅰ部 CBSST の背景，エビデンス，実施準備

した利用者によく見られる記憶や注意や問題解決能力の神経認知機能障害
が妨げになるので心理療法をする意味がないと思い込んでいるためです。
しかし，そうした前提は正しくないかもしれません。神経認知機能障害は，
SST による介入では技能獲得を難しくし治療効果を低下させることが示
されていますが，CBT では統合失調症のある人への治療効果のアウトカ
ムを低下させることは示されていません（Kurtz, 2011；Garety et al.,
1997；Granholm et al., 2008）。SST では，言語記憶，実行機能，注意の
持続のそれぞれで障害があると出席率が下がって技能が獲得されにくくな
ることが示されています（McKee, Hull, & Smith, 1997；Mueser, Bellack,
Douglas, & Wade, 1991；Kern, Green, & Satz, 1992；Smith et al., 1999；
Ucok et al., 2006；Silverstein, Schenkel, Valone, & Nuernberger, 1998；
Kurtz, 2011）。しかし，ほとんどの研究者が，神経認知機能障害が対照群
と比較してアウトカムが有意に低く出るほど影響したかどうかを検証して
いません。実際，神経認知機能障害が重いほど CBT でのアウトカムが良
かったとする研究もあります（Garety et al., 1997；Kurtz, 2011）。著者ら
（Granholm et al., 2008）は，CBSST と標準治療を生活機能アウトカムの
尺度で比べたときの差の効果量が，神経認知機能障害が比較的軽い対象者
たち（効果量＝0.44-0.64）と比較的重い対象者たち（効果量＝0.29-
0.60）とでそれほど違わず似ていることを示しました。つまり，標準治療
に参加した対象者たちと比べて CBSST に参加した対象者たちも，神経認
知機能障害の重さとは無関係に同じくらいメリットがあったといえます。
標準治療に CBSST を加えると，機能障害が重い対象者でもアウトカムが
改善しました。こうした結果から，神経認知機能障害のある人たちも
CBSST を提供されるべきで，むしろ神経認知機能障害のない人たちより
もメリットが大きそうだといえるでしょう。

トレーニングの特徴

　セラピストやリーダーおよびトレーニング自体の特徴がCBTやSSTの結果とどう関係するかは，あまりよくわかっていません。専門家たちの一致した意見（Morrison & Barratt, 2010）では，精神病に対してCBTを行うときに，精神病，宿題，積極的な行動変容方策のそれぞれについてのセラピストやリーダー自身の基本的な考え方は治療に影響を与える重要な要素です。CBTアプローチには，病気の性質の概念化をセラピストと対象者が一緒に行って共有するもの（Sensky et al., 2000など）もあれば，もっと技能トレーニングを重視した行動的アプローチを採用するものもあります（Granholm et al., 2005など）。ウィクスら（Wykes et al., 2008）が行ったメタ解析からは，行動的な要素を強めるほどセラピーでアウトカムが控え目ながら比較的よいことが示され，行動的な要素（技能トレーニング，信念を検証する行動実験，リカバリー目標に向けたステップを実際に踏むなど）が認知的介入と少なくとも同じくらいには大切だと示唆されています。ウィクスらは，セラピーの形式がグループでも個別でも有意差は特に見られなかったとも報告しています。SSTもグループでも個別のどちらの形式でも提供できます。こうしたことからセラピーやトレーニングについては，長所といえる点が個別形式にも（その人に合わせてフォーミュレーションするための時間が多いなど）グループ形式にも（個人が経験する問題を一般化して全員の問題として考えられる，他の参加者から支持してもらいながら交流できるなど）それぞれあるのはわかっていますが，どちらの形式がより優れているかを示すエビデンスはありません。

　身近な支援者，例えば家族やケースマネジャーが治療過程にかかわると，SSTの効果を高めて技能が般化しやすくなるかもしれません。例えば，セッションの中で参加者にどんな技能が教えられているかを，家族が治療過程にかかわることにより知っていると，家族は，参加者が技能を使うのを促し，自宅でも使う機会を提供できるでしょう。そうした知識があれば，

54 第 I 部　CBSST の背景，エビデンス，実施準備

家族同士のコミュニケーション，問題解決，対処方法なども直接的に変わっ
てくるでしょう（Kopelowicz, Zarate, Gonzalez Smith, Mintz, & Liberman,
2003）。また，生活状況下拡張型 SST（IVAST）とよばれるアプローチで
は，ケースマネジャーが，SST で学習した技能を地域社会の中で使う機
会を作ります。そして実際の場面で技能を使うように励ましながら，利用
者が技能を使ったらその行動を強化します（Liberman, Glynn, Blair, Ross,
& Marder, 2002）。励ますこと，実生活で技能を使う機会を作ること，適
切な状況で実際に生活技能を使った時に強化することは，どれも SST の
基本要素です。最後に，具体的な問題（仕事に就けないなど）ごと，診断
（物質使用障害など），年齢集団などというふうにグループをつくりター
ゲットを絞り込んで介入する方法でも SST の効果を高められます（Kopelowicz,
Liberman, & Zarate, 2006）。

　CBSST のような心理社会的な治療・支援を提供するにはそれなりの費
用と負担がどうしても伴いますので，アウトカムを改善するにはどれだけ
のトレーニングが必要かの最低量を見定めるのは大切です。最近行われた
メタ解析は，CBT を 20 セッション以上行ったほうがそれよりも少なく行
う方法よりもアウトカムが改善したことを示しています（Sarin et al.,
2011）。しかしながら，統合失調症への CBT に注目した別のメタ解析では，
アウトカムにおいてセッション数は陽性症状の軽減とは関連づけられませ
んでした（Gould et al., 2001）。精神病に対して CBT を行った試験では治
療期間に 5 週から 9 カ月と幅があり，平均で 13.6 週でした（Gould et al.,
2001）。短い治療は一般に急性期で実施されたのに対して，期間の長い治
療はより慢性の集団で実施されていました。短期の CBT（6-10 セッショ
ンを 4 カ月かけて行う）が精神病に有効な場合があることを示す研究がい
くつかありますが，短期と標準的長さ（12-20 セッションを 4 〜 6 カ月か
けて行う）の治療の有効性を比較した研究はまだありません（Naeem,
Farooq, & Kingdon, 2014）。

第 2 章　CBSST ─ エビデンスに基づく実践　　55

　統合失調症のある人への SST は，9 つのランダム化比較試験を対象に
ピリングら（Pilling et al., 2002）が行ったメタ解析では平均治療期間が
26.8 週（6.7 カ月；範囲＝ 4 〜 104 週）でした。またクルツとミューザー（Kurtz
and Mueser, 2008）のメタ解析では治療期間の範囲は 8 〜 312 時間（平均
＝ 67.2 時間，標準偏差＝ 75.4）で，2 〜 104 週かけて提供されました（平
均＝ 19.3 週，標準偏差＝ 22.7）。治療期間は，アウトカムと有意に関連し
ていないか，または不思議にもトレーニングの期間が短くて頻度も少ない
（1 週間あたりのセッション数が少ない）ほうが効果が大きいかのどちら
かでした（Kurtz & Mueser, 2008）。先に紹介した著者らの第三の CBSST
試験では，平均でたった 15 セッション提供しただけで統合失調症のある
対象者の生活機能アウトカムが改善したことが示され，しかも提供された
セッション数と生活機能アウトカムには有意な相関がありませんでした。

まとめと将来に向けて

　統合失調症のある利用者たちの生活機能を高めて陰性症状を減らす治療
や手法を見つけることは，医療と福祉の分野で社会的に重要な目標です。
著者らが行った 3 つのランダム化比較試験の結果から，統合失調症のある
利用者たちのそうしたアウトカムを改善するには CBSST は有効な心理社
会的な治療・支援方法だと示されました。最善の結果を生む診療ガイドラ
インや国家レベルの保健医療制度では，統合失調症に対して CBT と SST
がますます推奨されるか指定されつつあります（Gaebel et al., 2005；
Dixon et al., 2010）。ところが，有効性が示されて使用が推奨されている
にもかかわらず，CBT と SST は米国ではほとんど受けられず，ほかの国々
でも導入への妨げがあってエビデンスに基づくそうした治療を受ける機会
が制限されています。ガイドラインの中で強く推奨しているイギリスでさ
え，精神病があって治療対象に当てはまる利用者の 90％が CBT を提供さ

56 第Ⅰ部　CBSST の背景，エビデンス，実施準備

れていません（Thase et al., 2014）。CBSST のようなエビデンスに基づく
実践を臨床現場にさらに広めて導入していくのは，公衆衛生上の重要な目
標です。著者ら（Granholm et al., 2010）は，ACT を提供するモデルの中
へ CBSST を導入する予備的研究でかなり期待の持てる結果を得ました。
ほかの研究グループも，米国とカナダで，専門教育を受けていない支援従
事者（学士卒レベルのケースマネジャーなど）が，統合失調症のある利用
者に対して CBSST に似た CBT と SST の介入を，フィデリティをもって
提供でき，好ましいアウトカムが得られることを示しています（Bellack
et al., 2004；Lincoln et al., 2012；Pinninti et al., 2010）。CBSST のような
エビデンスに基づく心理社会的リハビリテーションの方法を，統合失調症
のある利用者たちのための既に広く普及して定着している治療体系（ACT
など）に適用していくことに意味があります。そうすることで導入への敷
居が低くなり，統合失調症のある利用者たちが支援を受けやすくなるで
しょう。CBSST は，要点を押さえてわかりやすくまとめた実用的なプロ
グラムで，ステップを踏みながら認知技能・社会生活技能・問題解決技能
を学び，リカバリー目標を達成しやすくします。そうした工夫をしてあり
ますので，どんな現場にも導入しやすく，誰でもフィデリティをもって実
践できる，臨床家の教育レベルや経験を問わない広く魅力的な手法となる
でしょう。

第3章

CBSST を始めるにあたって

この章では，CBSST 全体の構造とモジュール内のセッション構造を説明します。また，トレーニングを実施するリーダーの研修や，実際にさまざまな支援環境で CBSST プログラムを活用するときに，それぞれ考慮するとよい点をいくつか述べます。なお，後の第Ⅱ部の各章が，目標の設定や各モジュールで取り上げる技能を教えるための詳しい実践ガイドとなっています。

トレーニングの構造

セッションの実施期間，頻度，回数はいくつかの要因で決まります。治療の形式（個別，グループ，ケースマネジメント［ACT*1 等］など），スタッフの人数，そのときの支援提供システムや環境の条件（短期入院，医療保険やその他の支払側による制限など），参加者の特徴（年齢，神経認知機能障害，合併症，思考解体の程度，陽性症状，陰性症状）などがあるでしょう。このマニュアルではひとまず一般的なトレーニング構造を紹

---

*1　訳注：「本書に寄せて」の訳注（p.v）を参照。

58　第 I 部　CBSST の背景，エビデンス，実施準備

介しますが，実際に CBSST プログラムを行うときには，一人ひとりの参
加者のニーズやそのときの環境に合わせて実施していくことになります。
CBSST に含まれる 3 つのモジュールはどれも自由度が高い技能メニュー
になっていますので，参加者に応じて，モジュールを選んで治療・支援し
たり，特にあるモジュールに力を入れたりと臨機応変に対応できるはずで
す。

トレーニング期間と頻度

　CBSST では，どのモジュールも初めに目標設定のためのセッションが
あります。それから，順を追って段階的に技能一式を教えるセッションが
5 つ続きます。モジュールが 3 つあってそれぞれが 6 つのセッションを含
みますので，モジュールを全部終えると 18 セッション受けることになり
ます。まず 3 つのモジュールすべてを一通り受け，さらにもう一度一通り
受けて，全部で 36 セッション受ける形がお勧めです。ただ，第 2 章で説
明したように，3 つのモジュールのそれぞれに一通り触れるだけでも生活
機能が有意に改善される場合もあることがわかっています。このため，参
加者によってモジュールを一度受けるだけで技能を学ぶのに十分な人か
ら，やはり 2 回目が必要な人までいるでしょう。例えば，病歴が長い中高
年の参加者や神経認知機能障害が重い参加者では追加の練習が必要になる
内容でも，比較的若くて発症からそれほど時間が経っていない参加者でし
たら一度受けるだけで技能を身につけられることも珍しくありません。同
じモジュールを 2 回受けるのは追加の練習になるので，認知機能障害を補
う意味もあります。大切な点として注目してほしいのは，2 回目にそのモ
ジュールを受けるときには，学ぶ対象の技能が一般的には同じでも，初回
から時間が経っているので参加者の人生においては異なる時期であり，初
回の時とは異なった思考，問題，対人場面に当てはめて技能を使うことと
なる点です。ただ単に機械的に繰り返しているわけではありません。セッ

ション内容に 2 回目に触れる時に参加者は既に技能を実践的に理解していますので，リーダーは，技能をさらに使いこなして実生活の中で目標へ向けたステップをどんどん踏んでいくように促すことができます。参加者が若く，発症からそれほど間がない人の場合，3 つのモジュールをすべて繰り返すのに退屈したり避けようとしたりするかもしれません。そうした場合は，それぞれのモジュールのあとに追加のセッションをいくつか行えば，参加意欲を維持するのに効果的で，現実生活で技能を練習するセッションを少しでも増やせるでしょう。

　それぞれのモジュールの 1 セッションで教える内容は，典型的には，6人の参加者のグループに 60 分間実施した時に提供できる分量です。個別形式のトレーニングではそれほど時間がかからないのが普通で，参加者が6 人よりも多いグループではいくらか時間が余計に必要になります。また，参加者によっては（例えば認知機能障害，思考解体，陰性症状が重度），それぞれの技能をしっかり身につけられるよう，セッション時間を長くしなければならなかったり，セッションを複数回行なわなければならなかったりするケースもあるでしょう。交通手段，スタッフの人数，グループでトレーニングをするための部屋の空き状況，参加者の出席状況などで特に大きな問題がないなら，60 分から 90 分のセッションを週に 2 回行うのが理想的で，これにより技能を練習したり，他者とコミュニケーションしたりする機会を自宅の外でより多く提供できます。高齢，遠距離，交通手段の乏しさなどで交通や移動に困難を伴う参加者には，より長時間のセッションを週に 1 度行うと参加率が上がるでしょう。そのようなケースで 2時間かけてグループにセッションをする場合は，初めの 1 時間と後半の 1時間との間に気分転換かランチのための休憩を 15 分から 30 分ほど挟むとよいでしょう。リーダーには，そうした休憩時間にぜひ参加者と一緒に公共空間（院内のカフェテリアなど）で時間を過ごすことをお勧めします。その時間は，実生活の中で技能を使うのを促し，観察するよい機会になり

ます。リーダーは，参加者が学んだ技能を社会生活の中で使って般化[*2]できるそうした機会をほかにもできるだけ探すとよいでしょう。

グループセッションの中で目標設定をしたあとに，個別に目標設定セッションもして補足できればなおよいでしょう。参加者の陰性症状が著しい，認知機能障害が重い，変化への希望が持てないなどの場合には，目標を設定して計画するのにグループでのセッションだけでは時間が足りなくなりがちです。トレーニングの実施形式について，グループ形式と個別形式のそれぞれの利点は次の節でさらに詳しく説明します。

グループ形式と個別形式

CBSST はもともとグループで行うトレーニングとして開発されましたが，各モジュールは個別トレーニングの形でも，グループと個別のトレーニングを組み合わせた形でも，また集中的なケースマネジメントによるサービス提供様式（ACT など）の一環としてでも行えます。精神病症状に CBT を行ったこれまでの臨床試験は多くが個別形式でしたが，グループ形式またはグループと個別を組み合わせた形式で行ったものもいくつかあり，かなり期待の持てる結果が報告されています（Wykes et al., 2008）。また，SST の研究は，逆に大部分がグループでトレーニングを行っていましたが，これも個別形式でもトレーニングを有効に提供できることが示されています（Kurtz & Mueser, 2008）。著者らが行った CBSST の効果研究では，第 2 章で紹介したとおり，グループ形式またはグループと個別を組み合わせた形式を用いました。統合失調症をもつ人に CBT を提供した臨床試験を対象に行われたメタ解析[*3]（Wykes et al., 2008）では，ど

---

*2　訳注：行動療法の用語で，ある刺激に条件づけられた反応が他の刺激に対しても生じることを意味し，臨床実践ではトレーニングの場で学んだ行動が日常生活場面でも実行できるようになることを指す。

*3　訳注：第1章の訳注3（p.7）を参照。

第3章　CBSSTを始めるにあたって　　61

の長期的転帰に関しても，グループ形式のトレーニングを受けた対象者と個別形式のトレーニングを受けた対象者とで有意な差はみられませんでした。精神病症状に対するCBTの研究を対象にした別のレビュー[4]（Granholm et al., 2009）でも，統合失調症のある人たちの生活機能の改善についてグループ形式のトレーニングと個別トレーニングとで結果は似ていて，グループ形式では6件中の4件（66％）で，個別形式では12件中の8件（66％）で，少なくとも1つの尺度で生活機能の有意な改善がみられました。

　個別形式のトレーニングでは，よりゆっくりと時間をかけてきめ細かいケースフォーミュレーション[5]をすべて行い，個別に応じたリカバリー目標を設定できます。参加者が自分の目標設定に十分に関与し，その人自身にとってのプロセスにすることは，心理社会的リハビリテーションの有効な治療計画を立てるうえではとても重要です。また，個別形式のトレーニングでは話し合いや治療・支援がすべて参加者に直接かかわりますので，参加者がより直接的に注目されて治療・支援を受ける時間が多くなります。なかには妄想や社交不安などが原因でグループに参加するのを嫌がる人もいるかもしれません。個別形式であればそういう人も参加しやすいでしょう。

　グループ形式のトレーニングにも長所がたくさんあります。グループの方が個別トレーニングよりも有利といえることとしては，グループ形式の場合，リーダーが一時間あたりにより大勢にトレーニングを提供できる点があります。また，グループ形式では参加者のアイデンティティを共有でき，病気に伴う苦しさを経験しているのが「自分一人だけではない」のが見えるだけでもメリットがあると話す参加者もあります。グループ形式は

---

[4]　訳注：第1章の訳注9（p.13）を参照。
[5]　訳注：第2章の訳注11（p.49）を参照。

62   第 I 部　CBSST の背景，エビデンス，実施準備

対人的な支援の広がりに影響を与え，同じ技能を身につけようとしている
仲間同士でコミュニケーションやその他の社会生活技能を練習しあう機会
が生まれます。参加者が見せた変化をグループの中で社会的に強化するこ
ともでき，社会生活機能をターゲットにした治療・支援を行っている場合
にはそうした強化は大切です。また，グループの中でほかの参加者の様子
を目の当たりにして観察することで，症状，技能面の障害，非機能的態度[*6]
などへの参加者の自己認識が深まることも期待されます。

　どちらのトレーニング形式にもそれぞれ長所があり，またどちらの形式
も地域社会の中で実施できるので，最もよいのは個別形式とグループ形式
を組み合わせる方法といえそうです。著者らが研究で示したところでは，
時間と資源[*7]があるのならグループでのトレーニングの開始時に個別の
目標設定セッション（すなわち「リカバリー・コーチング[*8]」セッション）
を追加で一度行い，その後も 6 週間おきまたは 3 カ月おきに個別セッショ
ンを追加して目標に向けた進捗状況を確認すると役立ちます。そのように
追加の形で個別の目標設定セッションをする方法なら，個別トレーニング
を毎週したときに必要となるほどにはリーダーの業務量を増やさずに，個
別形式のトレーニングの長所部分は得られます。例えば，参加者 8 人のグ
ループにリーダー 2 人でセッションを行う場合に，1 人のリーダーが参加
者 4 人に個別セッションを行うとすると，リーダー 1 人あたりの負担増は
だいたい 3 カ月あたりで個別トレーニング 4 時間分となります（個別セッ
ションが 30 分なら負担増はたった 2 時間です）。そうした個別セッション
のねらいとして，参加者個別に応じたトレーニング目標を設定して目標達

[*6]　訳注：原文ではdysfunctional attitude。認知行動療法の用語で，現実を適切に反映せず，過度
　　　に悲観的な態度など現実生活への適応を妨げるような態度のこと。原著では，unhelpful
　　　attitude（役に立たない態度）とほぼ同義に使われている。
[*7]　訳注：ある行動を実行に移す際に必要となる人や準備すべき設備，物資等を幅広く指す。
[*8]　訳注：依存症等の当事者のストレングスを重視して，回復を指向し本人の自己決定等に際し，
　　　スポーツのコーチのように相談や助言を行うサポート。

成までの具体的なステップも設定することだけでなく，目標に向けたステップをどこまで完了できたかを目標追跡用の様式を使って確認することも含まれます（第5章参照）。また，追加した個別セッションの中で，参加者一人ひとりに合わせた個別的フィードバックや，問題のフォーミュレーションに向けた検討，CBSSTで学ぶ技能の練習を提供してもよいでしょう。個別形式とグループ形式のトレーニングを組み合わせるこうした手順は，精神障害者リハビリテーションのさまざまな場面で行われる目標設定，支援計画立案，支援状況の再評価などとも共通しています。

グループの大きさ

　参加者の人数は，1グループで最小4人から最大10人までが理想的です。参加者の思考解体や陰性症状，神経認知機能の低下，生活機能の障害などが重いようならトレーニングの速度を落とさなければいけないことも考えられるので，そうした場合は上記の範囲でより少人数のグループが好ましいでしょう。グループに障害の重い参加者が何人もいると，一人ひとりの個別の目標を効果的に設定するのも，技能練習を十分に行う（例えばグループの各参加者がセッションごとに3回ずつロールプレイをする）のも，実地練習（宿題）[9]を参加者に合わせて決めるのも，セッションの限られた時間内では難しくなります。

集団の凝集性とセッションのスピード

　技能を学ぶ速さは，それぞれの参加者で大きく違うものです。学習の速度が速くて，いくつかの技能は簡単すぎると感じる参加者もいれば，内容に繰り返し触れなければならず，技能を身につけて日常生活で使いこなす

---

[9]　訳注：宿題設定は認知行動療法の重要な技法であるが，原著者らは，参加者に馴染みやすいようにCBSSTセッションでは「実地練習」と呼ぶこととしている。本章で後に詳細に説明されている。

のは大変だと感じる参加者もいるでしょう。そのため，モジュール全体を繰り返したりセッションをもっと長く複数回受けたりする必要がある人も，その必要がない人もいることになります。参加者をグループに登録するときには，そうした点を考慮しながら参加者がなるべく均質になるように努めなければいけません。一般には認知機能障害や思考解体，陰性症状が重い参加者の方が技能を学ぶのが遅いといえるでしょう。ただ，一人ひとりが実際にどんなペースで学ぶかをいつも予想できるわけではなく，また均質なグループを複数つくるのがそもそも無理な状況もあります。そこで，さまざまな状態の参加者が混じったグループにトレーニングをするリーダーは，平均的なスピードとして，学ぶのがゆっくりの参加者にとっては少し速く感じられて，一番学習速度の速い参加者にとっては少しゆっくりに感じられるくらいのペースを見つけなければいけません。

　学習速度の速い参加者の関心を維持しつつ学習速度の遅い参加者に多めに時間を提供するには，技能を理解している参加者に，ほかの参加者に教えるのを手伝ってもらうとよいでしょう。例えば，学習の状態が進んでいる参加者に頼んで，具体的なステップを説明する，ボードに情報を全部書き出す，ほかの人がワークシートを記入するのを手伝う，地域社会で上手に技能を使いこなしていくよい例としてそれぞれが実地練習を発表する，などをしてもらうとよいでしょう。そのようにすると学習速度の速い参加者の自己効力感を高められるし，そうした工夫をしなければ退屈するか逆に遅れるかしかねない参加者も含めて全員を活動に巻き込むので，トレーニングではとても効果的です。また，リーダーは，必ずマニュアルに従わなければいけないとは考えないでください。参加者が既に技能を身につけ効果を十分得ているのなら，もっと速いペースで新しいモジュールに進んでかまいません。逆に参加者が技能を身につけるのに苦労しているようなら，その部分の内容を教えるために追加のセッションをしてもよいでしょう。

グループリーダーの人数

　グループが小さければリーダーが1人でもトレーニングできますが，小規模なグループにもリーダーが2人いるとよい点がいくつかあります。例えば，SSTモジュールで行うロールプレイには演じ手が2人必要なので，リーダーが2人いれば，それぞれが別な役を演じて社会的状況でどのように振る舞うと効果的にコミュニケーションできるかを示して見せられます。また，リーダーが2人いると，グループの中で誰かが危機に陥ったときでも，1人がセッションから離れてその人を援助でき，その間にもう1人がセッションを続けられます。また，リーダーの一方が何かの都合でセッションに来られない状況になってももう一人が来ているので，セッションを中止しないでトレーニングを続けられます。

支援環境

　CBSSTはさまざまな場で行えるので，入院や外来，地域社会で提供される在宅患者のための地域精神保健活動でのプログラムなどでも実施できます。著者らの臨床試験では，ケア付きホーム[*10]，介護付き居住施設[*10]，クラブハウス[*11]などの参加者の生活の場でもCBSSTを有効に提供でき，参加を妨げる要素（交通の不便さなど）が少なく地域精神保健関連の場所へ来ることへの偏見なども減らせました。後に説明するように，ACTなどのさまざまなケースマネジメントを提供する一部として，参加者の自宅，喫茶店，地域にあるその他の場所でもCBSSTを実施できます。

　グループでトレーニングをする部屋は，少なくとも10人分の座席がゆっ

[*10]　訳注：米国の居住ケアの類型。ケア付きホームは，比較的自立度が高い利用者を対象に職員が相談助言や見守りを行い，介護付き居住施設ではより直接的な援助を職員が行う。日本の障害者総合支援法に基づくサービスでは，共同生活援助（グループホーム）において，世話人が相談助言を行うのみの場合（訓練等給付の1つ）が比較的前者に近く，直接的な介護も生活支援員が提供する場合（介護給付を含む）が後者に近いと考えられる。

[*11]　訳注：第2章の訳注10（p.48）を参照。

たりと円形または列に配置できて，一人ひとりの参加者が十分なパーソナ
ルスペースを持てる程度に広い方がよいでしょう。大きなホワイトボード
または紙をめくるフリップチャートは大切な道具で，技能の内容を教え，
実地練習の事例を振り返り，グループの中でエクササイズを行うのに大き
な役割を果たします。リーダーがボードに記入し，参加者にも書きこんで
もらい，ほかにもさまざまな方法（ポスターボード，財布に入るサイズの
カードに技能と説明を書いてプラスティックでラミネート加工したもの，
ワークブック，配付物，実地練習記入用紙など）を用いると，記憶の問題
やさまざまな神経認知機能障害を補えます。

モジュール単位の参加登録方式

　従来行われてきた登録方式では，グループでトレーニングをしようとす
ると最低限の人数が集まらなければ始められない点が妨げになり，トレー
ニングを開始するまでの待機期間がとても長くなりかねませんでした。例
えば，参加者が固定されたグループに対して順序が厳密に管理された週1
回のセッションを12回行おうとすると，参加を決めた人たちは次のグルー
プがトレーニングを開始する時に参加できるまでに最長3カ月待つことに
なります。とはいえ，逆に参加者の出入りが完全に自由な方式にすると，
今度はグループとしてのまとまりや進行が妨げられて，前に学んだ内容を
受けながらセッションを追って段階的に身につけるタイプの技能を学ぶの
が難しくなります。そうした問題を避けるために，CBSST では，ムニョ
スら（Muñoz, Ying, Perez-Stable, and Miranda, 1993）によるモジュール
単位の参加登録方式を採用しました。これは混合型の構造であり，どの技
能モジュールもその初めに新しい参加者を迎え入れるので，利用者にとっ
てトレーニングを開始できる機会が増えます。また，この方法なら，その
時に取り組んでいる技能を学ぶ間のグループのまとまりは保たれます。ど
のモジュールも，必要なものは一式モジュール内で完結するように設計さ

れています。1つのモジュールで技能を身につけるのは，ほかのモジュールの技能を学んでいるかどうかには関係しないので，参加者はどのモジュールからでも CBSST を受けるグループに参加し始められます。どのモジュールも，最初のセッションで CBSST の概要を説明し，リカバリー目標を設定し，トレーニングの約束事を決めて，感情や目標へ向けた行動に思考が影響を及ぼす場合があるという考え方を紹介します（第5章で詳しく説明します）。続く5つのセッションでは，いずれもそれ以前のセッション内容を受けながら段階的に技能一式を教えます。その内容は，第6章，第7章，第8章，また第Ⅲ部（下巻）の「参加者向けワークブック」で説明します。この登録方式の場合，モジュールの頭からなら，どのモジュールからでも始められるので，トレーニング開始までの待機期間は，長くても，週に1回のセッションなら6週間（1つのモジュールに含まれるセッション数），週に2度セッションを行うのなら3週間となります。2つのグループが同時進行していて開始時期が交互に設定されていたら待機期間はさらに半分になります。

ACTの中のCBSST

　CBSST の治療・支援は，わかりやすくマニュアル化され段階的に進めてゆく実践的なカリキュラムとなっているので，ACT チームのスタッフであれば大抵，地域で提供する普段のケースマネジメント訪問の中で CBSST を実施できます。個別トレーニングを地域社会で提供すると，参加者の生活の場で技能を実践し，思考を見直していく機会になります。学んだ技能を生活環境へ般化しやすくなり，治療・支援の効果が高まるでしょう。ACT の支援場面では個別トレーニング形式で行うので，どのセッションも参加者の個別的ニーズに合わせてその人にとって一番押さえておきたい内容の部分を選び，ケースマネジメント訪問の時間の中から30分ほど割いて技能を教えることができます。しかも，ACT チームのスタッフが

参加者を訪問する場所はお互いの都合に合わせて決められるので，参加者の住居，ケアつき施設，公園，喫茶店，クラブハウスでもよく，場合によっては，別に予定した場所まで参加者に同行する途中であってもかまいません。ACT はチームで支援を提供していくサービスモデルなので，参加者はその週に誰が担当として訪れるかによってセッションごとに毎回異なるリーダーからトレーニングを受けることになります。治療の連続性（例えば目標，実地練習，最近の認知，技能獲得状況についての情報をリーダー間で共有しておくなど）のためには，朝の定例ミーティングの場で情報交換したり，それぞれの参加者のワークブックをコピーして「チーム共有版」を作ったりしたうえで，リーダー同士が先のセッションからのメモを申し送りするなどして調整できるでしょう。

神経認知機能を補う方策

　第 1 章で説明したように，CBT と問題解決技能トレーニングで治療・支援する際のポイントは，信念を評価するメタ認知プロセスを改善し，認知の柔軟性を高めて，実際に起きている事柄に基づいて帰納的に推論できるようにし，抽象的思考を改善することです。CBSST の重要な焦点の 1 つといえる問題解決技能トレーニングは言語を媒介とする方法で，前頭葉の損傷と関連して抽象的思考や思考の柔軟性が妨げられている状態を代償する目的で広く使われます。情報を繰り返して伝えることで神経認知機能を補う方策も CBSST による治療・支援の要です。基本テーマはセッションを通じて何度でも繰り返し伝えられ，セッションごとに最後に必ずまとめをし，3 つのモジュールも大概 2 回繰り返されます。次にリストで示すような記憶を補助する方策やそのほかの認知代償方策を使うと，参加者が技能を学んで記憶しやすくなり，実地練習を忘れずに実行するのに役立つでしょう。

第 3 章　CBSST を始めるにあたって　　69

・セッション以外の場所でも使える「参加者向けワークブック」を提供する（第Ⅲ部［下巻］参照）。

・技能を示す時に略語を使う（以下の章で説明する「3C」「SCALE」）。

・参加者にも支援者にも，参加者が家など実地で技能練習をどんどんできるように付箋紙などにメモを書いたものやそのほかにも想起の目印を自宅のあちらこちらに貼ったり置いたりするように勧める。

・財布に入るサイズのカードに技能の要点や思い出さなければいけないことを記入してプラスティックでラミネート加工したものを渡す（お気に入りの「思考のミス」カード，など）。

・メモ帳，配付物，ワークブックにメモをどんどん書き込むように促す。

・技能を使う練習をたくさんして，使ったらその行動を強化する（できるだけ多く！）。

・報酬（トークンエコノミー，にこにこマークのごほうびや金星シール）を出して，課題の実行やセッションへの参加に関心を向けた行動を強化する。

・同じ情報を複数の媒体を使って伝える。ホワイトボードに書き，フリップチャートにも書き，技能のステップをポスターでも示す，など。

セッション構造

　CBSST のセッションは，各モジュールの初めにくる目標設定セッションを含めてすべてが同じ構造に従います。**表 3.1** に標準のセッション構造を示します。どのセッションでも初めにリーダーと参加者が協力してアジェンダ[*12]（テーマ）を設定し，続いて前回のセッションで決めた実地

70　第 I 部　CBSST の背景，エビデンス，実施準備

表3.1　技能モジュールの標準セッション構造

・実地練習を振り返る（10分）
・新しい技能を説明する（5分）
・セッション中の技能練習（30分）
・実地練習を決める（10分）
・セッションをまとめる（1分）
・参加者の意見を聞く（2分）

練習を振り返ります。それから新しい技能の説明があり，セッションの中で練習をし，次回のセッションまでの実地練習を1つ決めます。セッションの終わりに，リーダーがセッションの内容を短くまとめて，参加者の意見を聞きます。

参加者と協力してアジェンダを設定する

　どのセッションも，初めに参加者とリーダーが協力してアジェンダ（テーマ）を設定します。リーダーはそのセッションで取り組むアジェンダの基本形をメモ帳またはホワイトボードに書き出してから，ほかに加えたい項目はないかを参加者に尋ねます。セッションごとに基本となるアジェンダは第Ⅲ部（下巻）の「参加者向けワークブック」にも記入してあります。リーダーによっては，セッションの初めに時間をとって丁寧に参加者のチェックイン[*13]をし，参加者のその一週間の調子を聞きだして支援を提供し，症状についても尋ねるかもしれません。ただ，そうした丁寧なチェックインは時間がけっこうかかることもあり，新しい技能をトレーニングするた

[*12]　訳注：セッション当日に取り上げる事項やスケジュールを指す。本訳書では，地の文ではアジェンダとするが，日本のSST等の実践現場を考慮して，参加者向けのワークブックや配付資料，リーダーの発言では「テーマ」とする。
[*13]　訳注：認知行動療法の進行技法の一つで，セッションの開始時に，参加者の調子や状態を把握し，アジェンダを参加者と協力して設定すること。

めの時間が足りなくなるかもしれません。ですから，チェックインをする時は，参加者一人ひとり順番にその日の調子とアジェンダに加えたい危機または心配事（症状の深刻な悪化，自殺または他殺にかかわる企図，人生の深刻な出来事，そのほかの心配事や問題など）がないかを話してもらうのがよいでしょう。これは，深刻な危機の可能性を大まかに把握し対処を考えるチャンスになります。状況によっては，一方のリーダーがある参加者に付き添って一時的にグループから抜け出して状態の評価と支援や調整（入院の手配など）をするので，もう一方のリーダーがほかの参加者に技能トレーニングを続けられる，といったことがあるかもしれません。第Ⅱ部で詳しく説明するように，参加者側からアジェンダに項目が加えられた時は，教えている技能を参加者の問題や心配事や目標に結びつける機会です。ですから，参加者からアジェンダとした項目が挙げられたらそこに書き加えましょう。

　アジェンダのリストがセッション内で取り組みきれないほど長くなってきたら，リーダーと参加者とで話し合って，どの項目を限られたセッション時間内に取り組んでどの項目は次のセッションの初めに繰り越すかを決めます。そのように，アジェンダは時間管理の道具としても使えます。話し合いに時間がかかりすぎたり，参加者がアジェンダに記されていない話題を場合でもち出したりしたときに，リーダーはアジェンダを指して，「今日はこれだけの項目に取り組もうとみんなで決めました。時間が足りなくなりそうなのが気になります。ひとまず次の項目へ移って，この話し合いは次の週のテーマに回してもよろしいですか？」と言えます。

　チェックインのねらいは，すべての心配事を問題解決することでもケースマネジメントを提供することでもありません。そうしたことをすれば時間がかかりすぎて，技能トレーニングが十分にできなくなってしまいます。チェックインの目的は，危機に直面している参加者がいないかをスクリーニングすることや，参加者のセッションへの準備状態を促進し，気持ちを

72　第Ⅰ部　CBSST の背景，エビデンス，実施準備

セッションに引きつけることです。チェックインの過程は，リーダーが気をつけていて話し合いを上手に収めないと，グループ全体の時間を取りすぎるかもしれません。この時間には，問題について詳細に話し合うべきではなく，問題の解決をすべきでもなく，むしろ，問題があればグループでセッションをしていく時に取り上げられる項目としてアジェンダに記入することがねらいとなります。チェックインでの簡潔な話し方のお手本を，リーダーがモデルとして示してもよいでしょう。必要でしたら，チェックインでの話を短くする方法をロールプレイを用いて教えることもできます。また，チェックインで必要な内容（「今日の調子は？」「困っていて助けが必要なことはあるか？」「今は危機的状況か？　自分を傷つけようと思うか？」など）をホワイトボードに具体的に書き出しておく方法でも，チェックインの際に適切な内容だけに集中するのを助けられます。

　リーダーが実践を通じて身につける重要な技能の 1 つに，参加者から発言がありアジェンダに追加した項目を，そのセッションで教えようとしている技能と結びつけて扱えることが挙げられます。参加者が挙げた項目はロールプレイの主題に使え，思考を見直す題材にもなり，問題解決のエクササイズのトピックとしても使えます。参加者と協力してアジェンダを設定していくうえでのリーダーの目標は，「それを話してくれてよかった。その悩みをいくらか解消できる技能を今から学びます」と言えるようになることです。参加者は，マニュアルには書かれているが自分には直接関係のない例に取り組むよりも，自分の個人的問題の方がよほど関心をもてて学ぼうと動機づけられるものです。参加者と協力してアジェンダを設定することは，これから教える技能を参加者が実際に悩んでいる問題に結びつける機会です。参加者から挙げられたアジェンダ項目を，技能トレーニングの時間を奪う要素とは考えないでください。CBSST で学ぶ技能は，参加者にとって，問題解決や危機への対応，人間関係の対立の解消，自殺念慮の軽減，症状への対処などの助けとなりうるものであり，言いかえれば，

第 3 章　CBSST を始めるにあたって　　73

ほとんどどんな心配事がアジェンダに加えられてもそれに対応できるものといえます。

トレーニングのコツ

アジェンダを設定する時に，これから教えようとしている技能を参加者の問題と結びつけよう

- ・セッションのアジェンダにつけ加えたい項目を参加者から聞き出します。
- ・「それを話してくれてよかった。その悩みをいくらか解消できる技能を今から学ぶところです」と伝えます。
- ・参加者が持ち出した問題を，そのセッションで取り組む予定のロールプレイや思考の見直し，問題解決のエクササイズの題材として使います。

実地練習（宿題）を振り返る

　実地練習（宿題）はとても大切で，学んだ技能をセッション以外の場で使って日常生活に般化させる機会になります。生活機能と主観的な生活の質を改善するには，参加者は，新しい技能を学んだならグループの外でも使わなければいけません。CBSST のような治療・支援に関する臨床試験では，宿題をよりしっかり実行する利用者の方が技能をよく身につけ，長期的転帰も改善することが示されています。さまざまな利用者集団に対して行われた研究では，CBT で治療・支援をしたときに，治療の一環に宿題が含まれていた対象群の方が，宿題が含まれていなかった対象群と比べて長期的転帰が最大で 60% 改善しました。ところで，CBSST の参加者と話をするときには「宿題」と言うよりも「実地練習」と表現した方がよいでしょう。「実地練習」の方がセッション以外の場で技能を使わなければいけない点を強調できますし，「宿題」と言ったときに連想するかもしれない否定的な意味合い（学校で評価されるなど）も減らせます。

　実地練習を決めたとおりに実行するのが難しい場合もあり，どれだけ実

74   第Ｉ部　CBSST の背景，エビデンス，実施準備

行してくるかは参加者それぞれで大きく異なるかもしれません。それでも，工夫次第で実地練習の実行率をかなり高くできます。著者らが行った臨床試験では，参加者の約 80% が実地練習を 8 割以上実行しています。実地練習をしようと思う気持ちを参加者にもってもらうためにリーダーが使える方策がいくつかあります。根本的でおそらく一番重要ともいえる方法として，リーダーは，実地練習がトレーニング全体の中でも重要な部分になるようにしなければいけません。つまり，**決まりごととして**，セッションの終わりには実地練習を**必ず**決め，セッションの初めには前のセッションで決めた実地練習を**必ず**振り返ります。実地練習が時々しか決められず，毎回のセッションを進める時に欠かせない題材として取り上げられるのでなければ，実地練習は重要なものではなくなり，参加者は実行しても実行しなくてもかまわないと思うでしょう。参加者が実地練習を実行してきたら，その行動を必ず強化しましょう。実地練習を振り返る時間に，実行してきた参加者に積極的に注目して褒めると，実地練習を決められたとおりに実行しようとする行動を促せます。実地練習は当然実行するはずのものということが参加者にしっかり理解されるように，リーダーがはっきりと伝えなければいけません。もし実地練習が実行されていなかったら，丁寧に問題解決します。実行の妨げとなる要素がないかを明らかにして，次回は実行して参加できるように参加者を助けます。実地練習を忘れた人がいたら，グループの時間の中でその人に尋ねて忘れにくくする計画を立てられないかを考えましょう。例えば，CBSST ワークブックを目立つ場所に置く，付箋紙にメモを書いて思い出す，アラームを設定する，誰かに思い出させてくれるように頼む，などの方法が考えられるでしょう。誰かが実地練習を忘れた場合は，そのままにしないで，次回のグループまでに問題を解消するための計画を必ず立てます。この話し合いをする時のグループリーダーの姿勢は批判的ではいけませんし，叱ったり，罰を与えたりする姿勢でもいけません。リーダーは，解決策が見つかるように，真摯に関心

第 3 章　CBSST を始めるにあたって　75

をもって何が妨げになったのかを理解するべきです。

新しい技能を説明して練習する

　どのセッションでも，時間を一番多く割くのは新しい技能を説明して参加者に練習してもらう部分です。この時に，技能を参加者自身の目標に当てはめて練習できると理想的です。第 6 章，第 7 章，第 8 章で解説しますが，講義の形で教える時間はなるべく少なくし，ゲーム，エクササイズ，リーダーのモデリング，行動的な実践方法などをたくさん使って参加者が実際に技能を練習する時間をできるだけ多くしましょう。CBSST では，リーダーの話を聞くよりも参加者が実際に練習することで技能が身につくと考えます。それぞれの技能に関連して学ぶ内容は，第Ⅲ部（下巻）の「参加者向けワークブック」でセッションごとにまとめてあります。

実地練習を決める

　各セッションの終わりに，次回までの実地練習を必ず決めます。第 6 章，第 7 章，第 8 章で解説しますが，決められた実地練習を実行しようと思う気持ちを高めるには，実地練習を参加者自身の目標に結びつけることが大切です。リーダーは，実地練習を実行すると参加者の目標を達成しやすくなることをしっかり理解できるように説明しなければいけません（「会話を始める練習をたくさんすると女性と上手に話せるようになって，そのうちガールフレンドができるでしょう」など）。生活の中で練習する大切さは比喩を使って説明するとよいでしょう。例えば，自転車こぎや楽器演奏の場合は，初めは難しくて一生懸命努力して集中しなければいけませんが，練習しているうちにだんだん自動的に技能を使えるようなって，そのうちほとんど考えなくてもできるようになります。このことは CBSST の根底にある原理であるともいえます。セッションでも生活の実地でも練習しているうちに，いずれすっかり熟練して，ほとんど努力しないでも目標達成

76 第Ⅰ部 CBSST の背景，エビデンス，実施準備

のために技能を使いこなせるようになるわけです。

　認知機能障害があって実地練習の内容をよく理解できていないと，当然実地練習を実行しにくくなります。参加者が実地練習の内容をはっきり理解したかどうかを知るには，セッションの中で援助を受けながら実地練習の例を１つ実際に行ってもらうとよいでしょう。第Ⅲ部（下巻）の「参加者向けワークブック」にはそれぞれのセッションで決める実地練習の記入用のワークシートがあり，どのワークシートにも実地練習に関連した課題をセッション中に練習する時に使う欄があります。実地練習を決める過程ではリーダーがさまざまな提案をしながら参加者と協力して実地練習の目標を設定します。明確な計画とするには，実行する日付，時間，場所を具体的に決めましょう（火曜日の午後２時に，ジョーと一緒に，自分のケア付きホームで，など）。実行するために必要な資源が揃っているかも詳しく話し合っておきましょう（人や場所はもちろん，ささいに思えても筆記用具や紙があるかなども確かめます）。参加者には，帰ってからもセッションの内容を振り返るためにワークブックや配付物やセッションの時にとったメモを見返すようにと伝えます。また，実地練習にはそれほど時間がかからない点を強調しましょう。大概５分から15分程度でできます。

トレーニングのコツ

実地練習を促す，楽器練習のたとえ

　「ピアノかギターを習う時に似ています。ギターの先生がいるレッスンの時だけ練習をするのでも，いずれはギターを弾けるようになるでしょう。でも，レッスンからレッスンまでの間に自分で練習をすると，もっと速く学んでずっと上手になれます。ギターを弾けるようになる目標を本当に達成したいのでしたら，家など実地で練習しないければいけません。

　このグループも同じです。CBSST の技能をここでみんなと一緒にいる時だけ練習するのでも，いずれは目標を達成するための技能を身につけられるでしょう。でも，グループの外でも練習をすると，もっとずっと速くずっと上手に技能を使いこなせる

ようになります。目標を本当に達成したいのでしたら，技能を実地で練習しなければ
いけません」

トレーニングのコツ

実地練習への動機づけの強さを評価する

　実地練習を実行する見込みがどれほどかを 0 〜 100% の尺度上で参加者自身に評
価してもらいましょう。ホワイトボードに線を引いて，両端をそれぞれ 0%「絶対に
やらない」，100%「進んでやる」として，線上の当てはまる位置に印を記入しても
らいます。
・90〜100%：実行しようとしっかり動機づけられています。
・＜90%：ぜひ実行したいとは思っていないので，何が妨げになっているかを振り
　返りましょう。

セッションのまとめを行い，参加者の意見を聞く

　セッションの途中の要所やセッションの終わりでまとめをすると，いろ
いろな意味で役立ちます。まとめをしながら参加者にセッションで取り組
んだ題材が理解できているかを尋ねると，リーダーと参加者がお互いの状
態を理解し合えます。そうすると共感を伝え合えますし，セッションのス
ピードが少しゆるくなって，振り返って考える時間ができ，参加者も協力
しようとします。また，まとめをするとアジェンダを状況に合わせて柔軟
に修正する機会にもなり，リーダーが調整をしやすくなります。トレーニ
ングの途中でセッションがうまく進まない状況になったら，ひとまずそこ
までのまとめをしましょう。参加者の意見を聞いてフィードバックをして
もらうと，トレーニングの進捗を評価できて，トレーニングの方法を変更
しなければいけない点があるかどうかもわかります。参加者の状況を確認
し，練習した技能を理解し，役立つと感じているかを判断して，学びやす
くなるようにセッションの進め方を調整しましょう。

トレーニングのコツ

参加者の意見を聞こう

1. 「セッションで何を学びましたか？ または何ができるようになりましたか？」
2. 「あなたが目標に向かって取り組むときに，この技能を使う見込みはどれくらいありますか？」
3. 「技能を使いましたか？ 使ったのでしたら，役に立つと思いましたか？ それはなぜですか？」
4. 「一番役に立った／役に立たなかったのはなんですか？」
5. 「私の今日の教え方はいかがですか？ はっきりと説明できていますか？」

フィードバックをしてもらう方法として，ホワイトボードに2方向を指す矢印を一本描いて両端にそれぞれ数字の0（「この技能をきっと使わない」）と10（「この技能を必ず使う」）を記してから，参加者にボードのところまで来てもらって技能を使いそうだと思うレベルに×の印を記入してもらいましょう。

自己評価（×を記入しましょう）

この技能を使いますか？

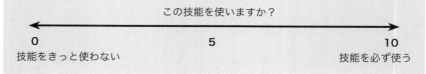

卒業

　モジュールの最後のセッションは，そのセッションでCBSSTの治療・支援全体を終える人にとっては卒業セッションになります。卒業する参加者がいるのでしたら，この最終セッションよりももっと早い時期から卒業に向けて準備を始めましょう。説明し始めるタイミングとしては最後となるモジュールの最初のセッション（卒業の5つ前のセッション）がちょうどよくて，卒業に向けて取り組んでいく最後の6つのセッションでどんなステップを達成できるかを考えるとよいでしょう。卒業への用意を始める時は，それまでにどんな技能を実際に身につけたかを改めて強調しながら，まだ残っている問題やこれから経験する可能性があり今後も切り抜けてい

かなければいけない問題をはっきり伝えましょう。またそうした問題に取り組む時に使える技能も見つけておきます。そのうえで，目標達成に向けて技能練習を続ける大切さをもう一度強調して伝えましょう。

　モジュールの最後のセッションのアジェンダには，参加者の卒業をお祝いする時間をいくらか含めるとよいでしょう。私たち著者は，トレーニングを終える参加者には卒業証書に似た証明書を渡し，最終セッションでは飲み物を差し入れしてお祝いをします。セッションの終わりに15分ほど時間をとって証明書を授与して達成をみんなで喜びます。卒業する参加者には，トレーニングの中で目標に向けてどんなステップを達成したかを発表してもらいましょう。この時に，第5章で詳しく解説する「7-7-7（スリーセブン）でゴールイン！」のワークシートを見返すと発表しやすいでしょう。グループのほかの参加者もやりとりに巻きこんで，卒業する参加者のどんな変化に気づいたかを話してもらいましょう。そうすると卒業する人にとっては自己効力感を高めるとてもうれしい肯定的な経験になります。また，すべきことに改めて焦点をあて，こうしてグループに参加している状況でなくても誰でもいつでも目標に向かって取り組めることを強調して伝えましょう。3つのモジュールで学んだ技能は，CBSSTを卒業しても，持ち帰って人生で使い続けられます。

　卒業後に「追加セッション」を行って補足するのも役立つと思われますが，グループでトレーニングを受けた参加者は，たとえ機会があっても，そうした追加セッションにほとんど参加しないとわかりました。もちろん，人手や時間，会場の確保などが十分できて参加者も引き続き援助を必要としている（危機が起きた，就職したてや新しい人間関係を築き始めたばかりなど）のなら，リーダーが柔軟に対応してモジュールをさらにもう一度繰り返してもかまいません。

気をつけたい文化的要素

　広い意味では，文化的な背景の中から信念や期待ができてくるといえます。文化的背景を知ると，その人の今の信念に影響を与えている要因を理解しやすくなります。例えば，当然従うものとされる宗教的信念や行為などの影響が考えられることから，文化の影響が大きなものとして，幻聴の内容やその源（天使または悪魔の声など），妄想の種類と構造（「過去に犯した罪のために罰を受けている」など），そうした症状への対処戦略などが考えられます。文化の影響によって，向精神薬などの薬物療法を受け入れて処方されたとおりに薬を飲み続けることについて，積極的かどうか異なる可能性もあります。同じく，リーダーとの関係の受け止め方も異なることがありえます（保健医療従事者は正しい指示を出す専門家とし，利用者は治療やトレーニングを一方的に受ける側であると考える文化もあるなど）。また文化によって，特定の技能の受け入れやトレーニングへの参加態度が異なる場合も考えられます（例えば，家族構造や個々の家族メンバーの役割に関する文化的信念が治療者側のアプローチとうまく適合しない場合における，両親に自分への接し方を変えてほしいと求める際での「頼み事をする」技能の使用について）。

　文化的要素をしっかり意識しておくことは，社会生活技能を教えるときには特に大切です。例えば，大抵の西ヨーロッパの文化では視線を合わせるのは注意深さ，率直さ，誠実さ，または理解のサインと考えられます。ところが，例えばスペイン語圏，アジア，中東，アメリカ先住民族などの多くの文化で，視線を合わせるのは敬意を払っていない，恥ずべき，攻撃的，失礼などの振る舞いになる場合があります。そうした文化では視線を合わせなくても聞き手が話し手に注意を向けていないことにはならず，さらに文化によっては，女性はとくに男性と視線を合わせると性的に魅力を感じている意味に受け取られかねないので避けるかもしれません。アメリ

カでは誰でも気軽にする手のしぐさでも，ほかの文化の人にとっては別な意味を帯びて，場合によっては攻撃的な意味さえ伝えかねないものもあります。手や指のあるしぐさが「どうぞこちらへ来てください」に見える人もいれば，別の文化では同じしぐさが犬を呼びつける時に使われるために，人に向かって使うと冒涜的になる場合もあります。また，親指を立ててみせるしぐさは，西洋文化なら承諾または万事順調を意味しますが，例えばある中東文化では，下品な振る舞いになり，頭を下方向へうなずくと同意を伝えるけれども上方向にうなずくのは同意しないことを意味します。興味深いことは，顔の表情は，文化によらずに比較的普遍的に共通なようです。顔の表情で感情を表すのはすべての文化で普遍的だと1870年代にチャールズ・ダーウィンが初めて提唱しています。ダーウィンの主張はそれ以来多くの研究によって裏づけられ，そうした中の1つとしてポール・エクマンの取り組みは，6つの普遍的な表情——怒り，嫌悪，恐れ，喜び，悲しみ，驚き——があると示唆しています。エクマンはその後リストを拡げて，楽しみ，軽蔑，満足，当惑，興奮，罪の意識，何かを達成した誇り，安堵，納得，感覚的な心地よさ，恥ずかしさも含めています（Ekman, 1999）。

　非言語的行動の意味や言語的コミュニケーションの何を適切または不適切と考えるかの信念について参加者の文化的背景を考慮して判断するには，参加者に直接尋ねるのが一番よいでしょう。筆者らの場合，「あなたやあなたの家族が生まれ育った社会では，これはどのように受け取られますか（または，このように行動したり発言したりしても問題ありませんか）？」と尋ねるとセッションを行うのにとても参考になりました。さまざまな非言語的コミュニケーションの行動が文化によって受け取られ方が異なることについて話し合うには，SSTモジュールのセッション2で非言語的な技能を紹介する時がよいタイミングとなるでしょう。

82 第Ⅰ部 CBSSTの背景，エビデンス，実施準備

認知─行動的技法

　技能モジュールを教える時にリーダーが使えなければいけない重要な認知─行動的技法がいくつかあります。中でもソクラテス式問答法，替わりの思考を生み出すトレーニング，思考の連鎖，行動実験はCBSSTを通じてどのモジュールでも使われる技法で，これから説明します。そのほかに，ロールプレイ（行動リハーサルとも呼ばれる）はSSTモジュールでの中心をなす技法で，第7章で詳しく説明します。また行動活性化は，活動の計画を立てることも含まれて，問題解決技能トレーニングで用いられる方法として第8章で説明します。

ソクラテス式問答法と「質問を通じた発見」

　CBSSTでは，発見へと導く形でソクラテス式質問を繰り返して，目標達成を妨げかねない非機能的信念が本当に正確かどうかを疑い始める気持ちを参加者の心に生み出します。ソクラテス式質問を使うと，参加者が自分の行動や感情の背後にある思考や理屈に気づきやすくなり，答えを教えないでも参加者自身が答えを考え出すのを助けられます。私たちが自分の思考，感情，行動の間のつながりを覚えて理解するのは，一方的に話をするリーダーから教えられる場合よりも，リーダーの質問に導かれながら自分で答えを発見する場合です。

　このときリーダーは，助言や議論をするべきではありません。それをすると，参加者は「あなたの思考は歪んでいる！」と言われているように感じてしまうかもしれません。ソクラテス式質問では，会話の調子はいつでも中立の立場から参加者とともに考えながら，相手に関心を示して，批判的にはなりません。開かれた質問の形で，「はい」か「いいえ」で答えられない問いかけ方をします。ソクラテス式質問はトレーニングのほとんどどの段階でも使えます。参加者が抵抗する気配があるときには特に役立つ

でしょう。ソクラテス式質問を何種類か例として紹介します。

意味を明確化する

　自分が考えていることについて，考えてみるように促しましょう。何を考えているかをもっと詳しく話すように伝えることもできるでしょう。または，思考のミスを見つけるために，考えを整理する質問をしてもよいでしょう。

　　「正確に言うとどういう意味ですか？」
　　「これは，今まで話し合っていた内容とどのように関連しますか？」
　　「それについて，既にわかっているのはなんですか？」
　　「例を挙げていただけませんか？」
　　「つまり＿＿＿ということですか？　それとも＿＿＿ですか？」

前提をよく調べる

　参加者が信念の根拠にしている前提または証拠をよく調べましょう。以下に紹介するような質問をして参加者と一緒に考えておくと，のちのち思考が正しいかどうかを確認する話し合いのときにも役立つでしょう。

　　「前提として＿＿＿と考えているようですが，間違いありませんか？」
　　「ほかにもどんな前提が考えられますか？」
　　「それが正しいと，どのようにして判断したのですか？」
　　「その前提が正しいか間違っているかは，どうしたら示せますか？」
　　「……としたら何が起きるでしょうか？」
　　「もしも＿＿＿が正しいとしたら，＿＿＿については何が言えますか？」
　　「もしも＿＿＿が正しいとしたら，何を意味しますか？」

論拠，理由，証拠を探る

　信念を抱いていても，裏づける証拠がほとんどないか，間違っていることさえ珍しくありません。以下の質問をすると，その人がなぜその信念を抱くのかの理由を調べるのに役立ちます。

　　「なぜそれが起きるのですか？」
　　「なぜそうだとわかるのですか？」
　　「……の原因はなんだと思いますか？」
　　「それは間違いだと言えそうな論拠は思いつきますか？」
　　「なぜそう言えるのですか？」（なぜかを問い続ける）
　　「あなたの言うことを裏付ける証拠としては何がありますか？」

別な視点や立場を探る

　参加者の主張は，大概たった1つの視点からしか論じられていません。次の質問をすると，同じくらい妥当な視点がほかにもあることを示せるでしょう。

　　「ほかに……とも考えられますが，筋が通っていそうですか？」
　　「別な角度から眺める方法はありますか？」
　　「……と……を比べるといかがですか？」
　　「……と……は，何が違いますか？　似ているのはどこですか？」
　　「……と……の強みと弱みはそれぞれなんですか？」
　　「……よりも好ましいのはなぜですか？」

信念の影響や結果を探る

　思考が正確でも，目標を達成していくときに役立つとは限りません。思

第3章　CBSSTを始めるにあたって　85

考が役に立つものかどうかを参加者に尋ねましょう。以下の質問をすると，ある信念を抱いているとそれが感情や目標に向かう行動にどんな影響を及ぼして，どんな結果が考えられるかを探るのに役立ちます。

「そう信じていると，今までよりもいくらかでも目標に向かって行動できそうですか？」
「そう考えると，どんな気持ちになりますか？」
「……と考えるのは何を意味しそうですか？」
「……は……にどんな影響を与えますか？」
「……はこれまでに学んだ内容にどのように当てはまりますか？」
「……はなぜ重要ですか？」

信念同士をつなげる
「思考の連鎖」を使って信念同士のつながりをはっきりさせましょう。

「そして，それが正しい／正しくないとすると，＿＿＿＿は正しい／正しくないことになり……。また，もしそれが正しい／正しくないのでしたら，＿＿＿＿が正しい／正しくないことになり……。そしてそれが正しい／正しくないのでしたら……」

思考のつながりをはっきり理解したら，次に連鎖の中で「もっとも弱い」つながりを見直しに取り組みましょう。弱いのは大概比較的辺縁的な信念にかかわるもので，自己に関連して強い感情を引き出す中核的信念や妄想の中心にある信念に近いものではありません。

例
次に紹介する対話には，ソクラテス式問答法，思考の連鎖，替わりの思

86　第Ⅰ部　CBSST の背景，エビデンス，実施準備

考を生み出すトレーニングがわかりやすい形で含まれています。替わりの考えを生み出すトレーニングは，参加者がブレーンストーミング*14 するのを助ける時に使う技法で，出来事や状況についてそれまでの考え方に替わる思考または説明を思いつきやすくします。対話に登場する参加者は，治療・支援のグループへ来るためにバスに乗りましたが，乗客の別な男性が尾行していて自分を傷つけると考えて途中で降りました。

リーダー：男性があなたを尾行していると，なぜわかったのですか？
参加者：FBIの一員だったからかな。
リーダー：なぜ，彼がFBIの一員だと思ったのですか？（リーダーは，なぜFBIが参加者を尾行するのかという答えに困りそうな質問は避けます。妄想の中核的信念に近すぎて感情的な話になるためです）
参加者：コートの下に銃を隠していました。
リーダー：つまり，銃をもっているならFBIの一員に違いない，と思ったのですね？
参加者：はい。FBI捜査官は銃をもっていますから。（リーダーは銃をもっているかもしれないほかの人たちを考えてみてもよかったのですが，それでもそうした人は限られていて警察官かFBI捜査官に似た別な職務の人々でしょう。そこで話を先に進めることにして，質問をします）
リーダー：銃が見えましたか？　なぜ銃をもっていると思ったのですか？
参加者：コートの下に膨らみがあって，それが銃のように見えました。
リーダー：銃のほかにもコートに膨らみを作りそうなものは思いつきますか？（この前提は見直しやすいので，リーダーは，前提を取り上げて替わりの考えを生み出すトレーニングを始めます）

───────────────

＊14　訳注：第1章の訳注12（p.22）を参照。

第3章 CBSSTを始めるにあたって　87

参加者：わかりません。財布か携帯電話？

リーダー：つまり，膨らみが銃かどうかがはっきりしないのでしたら，男
　　　　性はもしかしたらFBIの一員ではなかったかもしれません。そして
　　　　男性がFBIの一員ではないのなら，その日，あなたはバスの中で尾
　　　　行されていなかったかもしれません。もしかしたら，尾行されずに
　　　　バスに乗れる日もあるかもしれませんね。（思考の連鎖：つながり
　　　　の一カ所を壊すと，本人の論理全体が壊れます）

　この例では，リーダーは「……は，なぜわかったのですか？」「……と，
なぜ思ったのですか？」と質問して，参加者が自分の思考を調べて自分の
信念にはしっかりした証拠の基盤がないと気づくのを助けています。対話
する中で次の思考の連鎖が明らかになりました——もし「膨らみ＝銃」，
ならば「銃＝FBI」，ならば「FBI＝尾行されている」，そして最終的に妄
想の中核的信念は，連邦機関が私を監視下において私が知っている政府機
密を口外させないようにしている，となります。この思考の連鎖の中には，
リーダーが見直しに取り組める思考（この場合は替わりの思考を生み出す
トレーニングを使用）が，選択肢としていくつか含まれています。ただ，リー
ダーは，妄想の中心にあって感情を強く帯びた，妄想の中核的信念には触
れていません（例えば「政府があなたを尾行しようと思うのはなぜです
か？」とは聞いていません）。むしろ，中核的信念から離れた辺縁部に取
り組んで，目標に向かう行動（ここではグループまでバスに乗る）を妨げ
ている思考の連鎖の中でも一番弱いつながりを選んでいます。替わりの思
考を生み出すトレーニングを使って「膨らみ＝銃」の前提の確信度を弱め
たら，そこから理屈全体が崩れたのがわかります——銃をもっていないな
らFBIではないかもしれない，FBIではないならバスに乗っても大丈夫
なときもあるかもしれない。トレーニングの目標はバスに乗りやすくする
ことで，妄想的信念の確信度を完全に崩し去ることではありません。もし

88　第 I 部　CBSST の背景，エビデンス，実施準備

FBI が**いつでも**監視して回っているわけではないのでしたら，**時々なら**生産的な活動をしに外出しても安全といえるでしょう。今までしてきたこととはまた違う新しい生産的な活動をする機会が多いほど，本人の独特な信念が正確ではないと示す情報や証拠に触れる機会も多くなって，目標達成に近づきやすくなるでしょう。

行動実験

　行動実験は信念が正確かどうかをテストする活動で，あらかじめ立てた計画に沿って参加者がセッション中または実地練習として行います。生活場面で役に立たない認知を見直すときにも，生活の中で生産的な行動を増やそうとする場合にも，とても力強い方法になります。認知（「うまくいくはずがない」など）が妨げになって新しい活動を試したがらない人がいたら，「その思考が正しいかどうかを確かめるために何かをしてみたいと思いませんか？」と尋ねましょう。

　行動実験の計画は慎重に立てなければならないので，「試してみよう」と言うだけではだめです。体系立ったステップ（**表 3.2** 参照）を踏みますし，実験のための活動では，いつ，どこで，どんなものを用意する必要があるかをはっきりさせなければいけません。最初のステップでは，テストする信念を具体的にします。信念をカギ括弧に入れた形で紙に書き出しましょう。このときに，直接観察できる形の結果に結びつく表現にします。つまり，信念が正確または正確ではないとわかるためにははっきり観察できる結果（手紙が届く，声が聞こえる，誘った時に「はい」の返事をもらう，同室者が食器を洗う，など）が起きる内容でなければいけません。また，テストされる信念は，その人自身のリカバリー目標に関連しているものでなければいけません。その人が目標に向かって活動するのを妨げている信念や苦しさの原因になっている信念を選びましょう。**表 3.2** に挙げた例では，郵便物が盗まれているという信念をテストします。この信念はもっ

第 3 章　CBSST を始めるにあたって　89

表3.2　行動実験のステップ

1. テストする信念を具体的にする。
   「誰かが私の郵便物を盗んでいる」

2. 信念をテストする実験計画を立てる。
   自分に手紙を出す。

3. 実験結果とそこから導かれる結論をあらかじめ話し合って合意しておく。
   手紙が届けば，郵便物を盗んでいる人はいない。

4. 実験結果を記録する。
   手紙が届いた。

5. 実験結果が信念の正確さについて何を意味するかを話し合う。
   郵便物は盗まれなかったので，信念は正確ではない。

と大きな被害妄想体系の一部で，参加者は，郵便物に限らず，さまざまな物が自分から盗まれると信じていました。そこから同室者に対して攻撃的に振る舞うようになり，それが自立した居住生活をする目標を妨げていました。また，同室者が物を盗むという信念は巨額の財産を盗まれているというさらに大きな妄想と結びついていましたが，リーダーは中核的妄想に触れるのは避けました。替わりに，参加者とリーダーは，関連してはいるけれどもそれほど感情を帯びていないものとして「同室者が自分の物を盗んでいる」という信念に取り組みました。また，そちらの方が自立生活をする目標にはより直結するともいえました。

ステップ２では実験計画を立てます。これは参加者と協力しながら設計しなければいけません。初めに「信念が正確かどうかをどうしたらテストできると思いますか」と尋ねましょう。何度も修正しながら，参加者がセッション中か次のセッションまでに実際に試せるくらい簡単な実験にします。

ステップ３では，実験結果がどうなると思うかと，それが何を意味するかを，リーダーと参加者とであらかじめ合意しておきます。実験は，テス

90　第Ⅰ部　CBSST の背景，エビデンス，実施準備

トされる信念に対して，裏付けとなる証拠か，それとも否定する証拠かが
はっきりとわかる結果になるように設計しなければいけません。**表 3.2** の
例では，参加者がセッション中に自宅に宛てた手紙を書いてクリニックか
ら投函しました。リーダーと参加者は，手紙が届けばそれは郵便物が盗ま
れていない証拠になるとあらかじめ合意しました。

　実験結果を記録し（ステップ 4），さらにその新しく得られた証拠が信
念の正確さについて何を意味しているかを考えます（ステップ 5）。「この
新しい証拠は，テストしたあなたの信念を裏付けるものですか？　それと
も信念が正確ではないと示していますか？」と尋ねましょう。大概参加者
は証拠が意味することを受け入れます。ただ，リーダーは，「はい，でも
……」の反応がありえる点は予想しておいた方がよいでしょう。参加者が
「はい，でも……」と反応する場合は，実験をしてみた結果として信念が
正確ではないと示す証拠が得られてもなお信念が間違っていることを完全
には納得していないのを示唆します。でも，それは構いません。長い間しっ
かり抱き続けてきた信念は変えようと思っても簡単に変えられないことも
あります。そうしたときは，また別なグループに参加した機会に別な実験
を設計して，さらに証拠を集めればよいでしょう。**表 3.2** の例では，手紙
が参加者の自宅に届いた（郵便物が盗まれていない証拠が得られた）けれ
ども，参加者は，「はい，でも盗まれるのは小切手か現金が同封されてい
る郵便物だけなのです」と言いました。

　そこで別な実験をして，今度は社会保障局からの封筒を使っていかにも
小切手が同封されていそうに見える状態にして郵便物を送りました。それ
も無事に届き，被害妄想的な信念が正確ではないことを示す証拠がさらに
増えました。

　信念の確信度を（正確だと確信している度合いを 0 ～ 100% の範囲で）
評価しておくと，参加者にとってもリーダーにとっても参考になります。
というのは，正確ではないと示す証拠が得られてもなお信念が間違ってい

たとは完全に合意されない場合にも，確信度がいくらかは減ったのが数値として目に見えるためです。リーダーは参加者が抱く信念に心をひらいて関心をもちましょう。リーダーがそうした姿勢で接し続けると，参加者自身も，ひょっとしたら自分の信念が間違っているかもしれないと興味をもちやすくなります。行動実験技能のねらいは参加者に関心をもって実験的視点から信念をテストしてみようと思ってもらうことで，思考のミスのある信念を完全になくすことではありません。

　また，実験は実践を通して学ぶ経験的学習の機会にもなります。行動実験をすると，目標に結び付く新しい活動をしている状態を増やせます。例えば，友人がもっとほしいと思っているけれども，自分には力がない，拒絶されるかもしれないと感じて初対面の人に会うのを恐れている参加者には，「その考えをテストするために何かをしてみたいと思いませんか？」と尋ねましょう。それからその場で実地練習を出して，その週のうちに初対面の人を見つけて一人でいいので話しかけるように決めましょう。そして，どうなったかを次の週にフォローアップします。フォローアップの時に注意深く観察して，活動中に非機能的思考が浮かばなかったか，また結果が（うまくいった度合いとうまくいかなかった度合いを比べて）実験対象の思考を支持するものかそれとも思考の反論となるものかを調べます。一般に，活動してみると，期待よりもうまくいって，役に立たない思考や正確ではない思考に反駁する根拠となる事実が得られるものです。例えば，誰も自分を好きと感じてくれないと考えている参加者がいたら，先週会った初対面の人が参加者に好印象をもってくれたようだったことを伝えられるでしょう。参加者に行動パターンを変えて目標に向けて新しい活動をしてもらってから，新しい行動をとった時の認知に取り組みましょう。

92　第Ⅰ部　CBSST の背景，エビデンス，実施準備

精神病症状に取り組む

　CBSST では，主要な支援目標としては精神病症状自体の減弱化を目指すわけではありませんが，妄想的信念や幻聴に関連した思い込みがリカバリー目標を達成するのを妨げたり著しい苦痛の原因になったりしている場合には取り組みます。研究から，統合失調症のある人たちでは，陽性症状（妄想や幻覚）の程度と生活機能の低下とは弱い関連しかないことが示されています。むしろ神経認知機能障害，陰性症状，自分の技能への敗北主義的信念などがある方が，社会生活の機能が低下しがちです。また，参加者の注意の焦点を目標に向けて行動することに変えると幻覚の強度や妄想の確信度を減らせる場合も珍しくありません。ですから，生活に役に立つ行動を増やすのを助けて参加者が孤立しないようにすると，日頃の活動の中で注意が精神病症状にそれほど向かなくなり，症状も大概和らぎます。逆に孤立して注意が幻聴の内容や妄想的信念にしか向かなくなると，苦痛も症状も増悪しがちです。

　精神病症状が目標達成を妨げていそうなときには，認知技能モジュールからの介入（「3C」，思考のミス，行動実験など）を使って取り組めます。生い立ちと精神疾患を発症した時の症状を振り返るところから始めて，発症の引き金になったかもしれない当初のストレス要因の影響も考えあわせながら調べていくと大概役立ちます。参加者との話し合いでは，自分で証拠を集めて信念を作り上げている様子を明確化できるように反射技法[*15]が使えるでしょう（例えば「そうですね，これほどたくさんストレス要因があって，お父さんが亡くなったこともありますし，その中で突然声が聴こえ始めて，なんとかきちんと理解しようとしたのですね。声がどこから

[*15]　訳注：相手に傾聴し共感しながら，相手の言葉をなるべく用いて応答を返していくことを中心とした心理療法の技法。

来るのかをほかに説明しようもなさそうだったのですから，亡くなったお父さんが話しかけてきているのだと判断したのはよくわかります」）。このような話し方は，経験について結論を出すにあたってデータを集めた中から信念を導く作業を実は自分でしている（経験的なアプローチをとっている）点と，今経験していることにはそれまでの人生の出来事が影響を及ぼしている点とを強調しています。こうすることは，長く抱え続けてきた自分の結論についても反論できる証拠を集める準備や，再発防止計画における再発の引き金の把握に役立つでしょう。

幻聴に対する行動実験

　幻聴に対する行動実験では，声をコントロールできるかどうかについてのよくある信念（「何をしても声を止められない」など），声の全能性と力についての信念（「言うとおりにしないと声が私を傷つける」など），声の主が外側にいるか少なくとも自分自身ではないという信念（「声は悪魔が私に話しかけているのだ」など）に取り組めます。例えば，音楽を聴いたり，テレビを観たり，そのほかの方法で注意を反らしたりした時に声が聴こえにくくなるかどうかをテストできます。そうした行動実験から証拠が得られると，力とコントロールにかかわる信念を弱められるでしょう。また，ある行動をするようにと命令してくる幻覚にあえて従わない方法でも実験できます。命令に従わなかったときに結果として好ましくないことが何も起きなければ，声には罰する力がない証拠が得られます。

　独特な信念が正確かどうかを評価するための証拠を集めるには，セッション中およびセッションの外（実地練習）で行動実験をします。例えば，よくあるのは声が身体の外側の全能な存在から来る（神または悪魔の声など）という信念でしょう。参加者がハミングのような方法で注意をそらした結果いくらかでも声をコントロールできるのでしたら，外側の存在や声の万能性についての信念が正確ではないことを示す証拠だと考えて話し合

います（「ハミングするかテレビをつけるくらいで神や悪魔をコントロールできるはずがないのではないでしょうか？」）。薬を飲むと声が**いくらかでも**コントロールできるか鎮まるとしたら，それも声をコントロールできる証拠で，声が身体の外側で多少とも力をもつ存在から来るとは考えにくい証拠になります（「体内に取り込まれてあなたの脳内の化学物質を変えるものが，どうやって身体の外側の何かをコントロールできるでしょう？」）。参加者がセッション中に声を聴いているのでしたら，グループに参加しているほかの参加者やリーダーに尋ねるように促して，ほかの人にも声が聴こえるかどうかを確かめてもらうとよいでしょう。IC レコーダーなどで試しに録音するのもよいかもしれません。誰も声を聴いていないか声が録音されていないのでしたら，テストした結果，外側の存在が話しかけてくるという信念は正確ではないと示す証拠が得られます。

妄想へのとらわれに対するパイチャート技法

　妄想にとらわれると目標に向かって課題を実行する妨げになります。目標を設定する際に使う道具として第5章で説明するパイチャート技法は，妄想にとらわれがちな時期の支援技法として効果的で，妄想に思いを巡らす時間や，妄想的信念に関連する行動（陰謀家について心配する，ほかの誰かを助けたり守ったりする準備をするなど）をとる時間を減らしやすくしてくれます。パイチャート技法のねらいは，妄想的信念を直接見直したりそれが正確ではないと示したりすることではなく，妄想にかかわって行動している時間よりも目標に向かうために使っている時間を増やすことです。

　初めに，メモ帳かホワイトボードに円を描いてから，参加者に平均的な一日にどれほどの時間を妄想や幻覚に関連して考えたり行動したりしているかを尋ねましょう。そうした使われ方をしている時間の割合を示すパイ切れを描き込みます（パイのほとんど全部になることも珍しくありませ

ん）。次に，人生の目標に向けて活動している時間と，日々の雑用をこなしている時間も聞いて，それぞれの割合を示すパイ切れも描き込みます。それから，描かれたパイチャートに関連した質問をいくつかします——「あなたの目標を達成するためにこれだけの時間で足りそうですか？　こうした信念に基づいて考えたり行動したりしている時間がもっと少なかったらどうなると思いますか？　ほかに何をする時間が増えますか？　信念に基づいて考えたり行動したりしている時間を毎日１時間ずつ減らしたら，最悪なこととしては何が起きそうですか？　それはこれまでに実際に起きましたか？　目標に向かうために過ごす時間を増やしたときにベストなこととしては何が起きますか？」

　このエクササイズをすると，妄想や幻覚や役に立たない信念について考えるのに時間をどれほど費やしていて，人生で本来したいほかのことのために使えるはずの時間をどれほどあきらめているかがよくわかります。パイチャート技法を使うと，妄想的に心配している時間の割合がわかります。それを知って時間をうまく配分しながらできるだけ少なくしていけば，心に妄想的信念に関連する妨げがあるのを感じたままでも目標に向かう行動を増やせます。

正の強化と行動形成

　「正の強化」は，ある行動の頻度を増加させるようなそれに後続する行動の結果，と定義されます。例えば，参加者が技能を使った時にその行動を褒めたり，行動に対して報酬を出したりすると参加者が技能を使う行動を増やしやすくなります。「行動形成」は，比較的複雑な技能を教えるときに使います。複雑な技能を小さなステップに分解し，あるステップが完全に学習されるまで強化し続けます。完全に学習されたら次のステップを教えてふたたび強化します。強化が一番効果的なのは，好ましい行動の直

後に行われて，熱心で，頻繁な場合です。例としては，ロールプレイの直後に褒めて「見事です。技能を本当に上手に使えるようになっていますね」と声をかける（ロールプレイを終えたら，必ず褒めましょう），実地練習を実行してきた時にシールかスタンプか金星で印をつけるなどがあるでしょう。技能を上手に使った時や好ましい行動をとった時にごほうびとしてくじ引き券を配り，グループへのセッションの終わりや1つのモジュールの終わりに抽選をして，1枚か複数枚の当たり券に対して賞品を出すなどしてもよいでしょう。参加者がグループに積極的に参加した，実地練習を実行してきた，セッション中の技能練習で「一番」に手をあげて実践してくれた，セッションへの出席率がよかった，質問に適切に答えた，そのほかの好ましい行動がみられたなど，さまざまな機会を見つけてどんどん強化しましょう。強化をすると，グループの集まりが楽しくて喜びを感じる場になるので，学習が進み，自己効力感が高まり，治療に参加しようと思う気持ちが高まります。

身につけた技能を実生活へ般化させる

　グループで教わった技能がすっかり身についても，日常生活で実際に技能を使って問題を解決しようと自然に行動できる参加者はそれほど多くありません。生活の場へ技能を般化させやすくするために提案できる方法としては，技能を思い出しやすくするラミネート加工された手がかりカードを持ち歩く，メモを書いた付箋紙をあちらこちらに貼ってその週のうちにもっと頻繁に技能を使わなければいけなかったことを思い出す，ほかにもユニークな方法を工夫して日常生活で技能を使う機会を増やす，などが考えられます。身近な支援者（家族，居住施設のスタッフ，ケースマネジャーなど）の協力を得て声をかけてもらいながら技能の使用を促したり実地練習に取り組んだりすることも，般化させやすくなります。理想をいえば，

リーダーが身近な支援者と会って CBSST を説明したうえで，参加者に使用を促すことが望まれる技能を簡単に紹介できれば一番よいでしょう。そこまでは無理でも，参加者に「実地練習をするように」と声をかけてもらうのを身近な支援者に頼むだけでも効果があります。

トレーニングのコツ

生活の中での技能使用を助ける小物

　「参加者向けワークブック」はもちろんですが，ほかにも生活の中で技能を使うのを思い出しやすくする小物を提供しましょう。名刺サイズのインデックスカードを配って担当支援者の名前と電話番号を書いておいてもらうと，社会的支援の輪をなす人々とのまめな連絡を促せます。ラミネート加工できる設備があるなら，インデックスカードやほかの小型カードに支援者たちの連絡先を書いたら加工するのでもってくるようにと伝えましょう。そうした名刺サイズのカードは簡単に作れますので，4つの基礎的なコミュニケーション技能の各ステップ，「3C」，思考のミス，SCALE，リカバリー目標などを見やすく書いたものを作るとよいでしょう。

リーダーの養成

　精神保健に関連する分野の学士号をもっていて重篤な精神疾患の事例にいくつか取り組んだ経験がある臨床家なら，CBSST を学んで高いフィデリティ[*16] で治療・支援できるようになります。より専門的な修士や博士レベルの教育を受けた臨床家ならもちろんです。アメリカの精神保健サービス提供システムのほとんどで，学士または修士レベルまでの教育を受けた臨床家の方が博士レベル（PhD, MD）を受けた臨床家よりも大勢います。そうした中で，CBSST を学ぶのは心理社会的治療を行うためのコースを取るのに似て，質のよい研修とスーパービジョンをいくらか受ければ，学

---

*16　訳注：「はじめに」の訳注6（p.x）を参照。

98　第Ⅰ部　CBSST の背景，エビデンス，実施準備

歴や経験などの背景にかかわらず，リーダーは実践を通じて指導技能を身につけられます。経験が浅いのなら，研修と実技練習を少し余計にするだけで大丈夫です。CBSST の治療・支援を提供するために必要な資格は特にありませんが，実際にどの専門職種が CBSST を提供することになるかは，さまざまな治療について，それぞれどこまでの実践を含めるのかといった範囲の問題や，法律，報酬請求[*17]，臨床サービスの契約要件などの要因によって決まるでしょう（例：CBSST について，心理療法としての報酬請求か，ケースマネジメントまたはリハビリテーションカウンセリングの一環での CBT または SST をベースにした疾病管理や心理教育としての報酬請求か）。実践の範囲にかかわるこうした決定と報酬体系に沿った請求は，個々の機関ごとにそれぞれの状況に合せて判断されるので，本書ではそうした選択について法制度やその他の面について助言はしていません。

　CBSST に含まれる CBT の技法は，信念修正の簡単な技能（例：思考を見直す技能の「3C」──キャッチ［気づく］・チェック［確かめる］・チェンジ［変える］）の練習に注目して，CBT を土台にした技能トレーニングまたは心理教育のアプローチを採用します。これまでの CBT のような，複雑でケースフォーミュレーション主導のアプローチはとりません。そのため CBSST は，従来のアプローチと比べて CBT に関する研修等が少なくて済み，経験も浅くてかまいません。例えば，著者らは，学士レベルの教育を受けて ACT チームで活動しているケースマネジャーがいくらかの研修を受けるだけで，CBSST での CBT による支援をマニュアルに照ら

───────────────

[*17]　訳注：米国での医療は民間保険会社への請求によりなされ，契約に応じて支払い対象となるか，どの範囲で支払われるかが決められる。日本の場合，公的保険診療に基づく医療では「入院生活技能訓練療法」が請求できるが，外来においては統合失調症を対象とした認知行動療法の請求は現時点でできず，精神科デイケアで行うことも考えられるが認知行動療法に関する加算等はない。障害福祉サービス等報酬では，相談支援などさまざまな現場での活用が考えられるが，認知行動療法的な支援に関する加算はない。

して十分なフィデリティで提供できることを示しました（Granholm et. al., 2010）。ほかの研究者たちも，地域で活動するリーダーやケースマネジャーたちが統合失調症をもつ対象者に十分忠実に CBT の治療・支援を提供できることを示しています（Turkington et al., 2014；Lincoln et al., 2012；Morrison et al., 2004；Pinninti et al., 2010）。少し以前の研究でも，さまざまな専門領域のスタッフメンバーにいくらか研修をするだけでマニュアル化された SST の治療・支援が行えるようになることが明らかにされており（Liberman, 1994），第7章で詳しく説明する CBSST のコミュニケーション技能トレーニング（SST）の治療・支援もその類いです。

　統合失調症をもつ人に CBSST のようなエビデンスに基づいた実践を提供していくときにリーダーにどれほどの経験と教育が必要かについて，専門家の意見はまだ固まっていません。それでも，CBT をイギリスで広めるにあたって論文で推奨されている方法は，著者らの CBSST リーダー研修モデルと一致します（Williams, 2008；Fowler et al., 2009；Rollison et al., 2007）。著者らが提供する CBSST リーダーのための研修モデルに含まれるのは，

1. 初めに1日またはできれば2日の講習会（ワークショップ）をする（1日当たり7～8時間）。講義，デモンストレーション，ロールプレイを用いた技能実技練習を含む。
2. 本書。CBSST 治療の詳細が書かれている。
3. 週に1度から月に1度程度の頻度で技能に着目した指導ミーティング（1回30～60分間，実際に集合するか電話会議もしくはテレビ会議の形）を，CBSST を提供し始めてから3～12カ月の間に実施する。その際コーチングやロールプレイによるモデリングを使用する。
4. 養成中のリーダーが行うセッションを録音し，指導ミーティングの

100 第Ⅰ部　CBSST の背景，エビデンス，実施準備

時に全員で振り返る。

5. 録音されたセッションについて，参加者へのトレーニングが適切に実践されているかどうかのフィデリティを評価してフィードバックし，引き続きフィデリティを観察する。（必要に応じて）

　先に紹介した著者らの CBSST 臨床試験で効果が示されたのはこのリーダー養成研修のモデルです。CBT と SST でマニュアルに十分忠実に治療・支援できるようになるには，講習会だけではおそらく足りません。また，CBT の治療者養成でフィデリティを高めるにはスーパービジョンが不可欠な要素だと報告されていますが（Williams, 2008；Fowler et al., 2009；Rollinson et al., 2007），十分なフィデリティに達するまでに最低何週間必要かははっきりとはいえず，リーダーのそれまでの技術習得と経験によってさまざまです。最初のアプローチとしてよいのは，リーダーのトレーニング実施のフィデリティが一定基準に達するまでは，スーパービジョンを提供しながらフィデリティ評価をフィードバックし続ける方法でしょう。http://cbsst.org のウェブページに，リーダー養成に関するそのほかの情報や参考となる資源が掲載されています。

第4章

アセスメント——CBSSTの効果を測る

　この章では，CBSSTプログラムの効果を測るアセスメント法を説明します。アセスメント法を使ってトレーニングの効果を測ると，施設の管理者にとっても実際にトレーニングをするリーダーたちにとっても役立つでしょう。結果を測るアセスメント法を目的に合わせて選び，CBSSTを始めるベースライン時に評価をし，その後もトレーニングを続ける間は定期的に（3カ月から6カ月おきなどに）評価を行います。そうすると，注目している結果について参加者がどんな経過をたどっているかがわかりやすくなります。また治療・支援のフィデリティ尺度によって，リーダーに対する研修の効果と所属施設における実践の仕方の効果も評価できます。

　アセスメントは治療計画を立てるうえである程度参考になりますが，CBSSTプログラムでアセスメント法を使う場合は，計画の指針にするのが主な目的ではありません。CBSSTの場合，治療を導くのは，個別のリカバリー目標です。本書の第Ⅱ部では，参加者にとって意味のある長期目標をどのようにして短期目標や，さらに目標へのステップへと分解するかを詳しく解説します。また，リカバリー目標へ向けてステップを踏むのを助ける技能トレーニングを，参加者それぞれで違う一つひとつのステップに合わせて調整する方法も解説します。CBSSTプログラムでは治療計画

102　第I部　CBSST の背景，エビデンス，実施準備

を立てるための情報を得るのがアセスメントの主な目的ではありません
が，アセスメント法から得られた情報が治療計画を立てるうえで参考にな
る場合はあります。例えば，ある参加者が，利用者態度尺度では対人交流
について重篤な非機能的態度であると評価される一方で，社会的有能性の
尺度ではコミュニケーション技能に問題はないと評価されたなら，その参
加者の場合は SST よりも認知行動療法（CBT）に力を入れて非機能的な
非社交性信念を見直す方がメリットが大きいことを考慮して，計画を立て
られるでしょう。

　アセスメント法は，CBSST の参加者を選ぶためには使いません。第2
章で説明したように，研究からは，CBSST を受けるメリットがより大き
いといえる人を高い信頼性で予測できるような参加者の特定の特徴ははっ
きりと見つかっていません。例えば，精神症状の重さも神経認知機能障害
も，ほぼ必ずそうだといえるほどアウトカムに影響を及ぼすようにはみえ
ません。同じように，自分に精神疾患があることをあまりよく認識してい
ない病識の乏しい参加者はメリットを受けにくいと示すエビデンスがいく
らかあるものの，そうした参加者を治療対象から外してしまえるほど十分
なエビデンスがあるわけではありません。どんな参加者なら CBSST を受
けるメリットが大きそうかを見分けられるだけのはっきりとしたエビデン
スがない以上，CBSST プログラムでは，治療を受ける人を判断するため
のスクリーニングセッションはしません。

　この章では，生活機能，リカバリー，症状，CBSST 技能の知識，参加
者の態度，リーダーの態度，フィデリティをそれぞれ評価するアセスメン
ト法を説明します。対象領域ごとに尺度としての妥当性が確かめられてい
るアセスメント法をいくつも解説しますが，多忙な臨床現場で効果的に使
えて費用もそれほどかからない妥当性のある方法も紹介します。

第 4 章　アセスメント ― CBSST の効果を測る　103

生活機能

　CBSST プログラムは，何よりも生活機能を改善することがねらいです。ただ，統合失調症のある人たちの生活機能を測るにはどの方法が一番よいかとなると，専門家の間でも多少の議論があります。測定法はたくさんあって，遂行状況に基づく技能評価，面接者の評価も加えた自記式用紙，客観的指標やマイルストーン（人生における重要な到達目標）などがあります。どのアセスメント法にもそれぞれの強みと弱みがありますが，忙しい臨床現場でスタッフの時間も資源も限られた中で使うには，自記式尺度と客観的指標あたりが一番よいでしょう。

　自記式尺度の中でも自記式質問紙は，実施するのに便利で，一般にスタッフの時間もそれほど取りません。参加者の負担がごく軽い短い評価用紙も手に入ります。この種の尺度は，ほとんどの参加者が読めるアンケート形式になっていて，「はい」または「いいえ」で答えるか，リッカート型の尺度を使って（例：どれほど上手に行動できたか，どれほど頻繁に行動できたかを，1 から 5 までの尺度上で）答えます。ただ，参加者が自分で読んで理解できない場合はスタッフが読むのを助けなければいけないでしょう。一般に自記式の評価尺度は，能率的で，費用もほとんどかからないか無料で，特別な機材やトレーニングもいりません。ただ，使うときに注意しなければいけない点がいくつかあります。自記式評価尺度による場合，信頼性と妥当性に影響を及ぼす要因がいくつかあります。例えば，対象者に認知機能障害があると，質問紙の項目を読んで理解するのが難しいかもしれませんし，行動（一般には過去 1 カ月間の行動）を正確に覚えていないかもしれません。反応バイアス[*1]（例：行動の社会的望ましさ），症状

---

*1　訳注：同一回答や，黙従傾向や中間選択といった，項目内容と無関係に系統的な回答がなされること。

の重さ（例：混乱や幻聴），病識や内省力などが乏しい，といったことも影響します。そうした点から，統合失調症のある参加者の場合は自記式の生活機能評価は妥当とはいえないかもしれないと指摘する声もあります。自記式の評価用紙が最も問題になるのは，どれほど機能的に行動できているかの「程度」や「質」を評価させるような尺度の場合です。機能的に行動できた程度ではなく，具体的な機能的行動を「した」か「しなかった」かを簡潔に尋ねる種類の尺度なら，神経認知機能の程度や病識，反応バイアスにそれほど大きく左右されません。また自記式でも，面接形式にしたり，複数の情報源からの情報を併せて取り入れたりすることで，さらに正確に評価できるでしょう。そうしたことから，一番よいのは，面接によるアセスメントを実施し，最終的に全体として（観察，参加者の自己報告，ほかにも情報提供者や診療記録からの情報などのすべてに基づいて）一番妥当と思われる評価を見積もる方法でしょう。

　CBSST の臨床試験（第 2 章参照）で生活機能を測るための主要なアセスメント法として著者らが選んだのは，自記式の「自立生活技能評価尺度」（ILSS；Wallace et al., 2000）とよばれる方法でした。ILSS は，70 項目ある評価尺度で，複数の領域（整容着衣，衛生管理，所持品と居住空間の管理，食事の用意，健康維持，交通利用，金銭管理，余暇活動，就職活動，仕事の維持）の生活機能を調べます。実施時間は 15 〜 20 分程度です。項目は，0（「（技能を）使わなかった」），1（「使った」），または「使える状況がなかった」（例：介護付き住居のスタッフが食事を用意する場合など）のいずれかで点数づけられ，「使える状況がなかった」以外の項目の得点の平均が領域ごとに計算されます（半分以上の項目が答えられていないか「使える状況がなかった」になっている場合はその領域の平均は計算されません）。合計点数は，点数が得られたすべての領域の平均点です。ILSSには情報提供者用もあるので，もし参加者と頻繁に会うスタッフまたは家族に依頼できるのなら，そちらを使ってもよいでしょう。ILSS は，元の

論文（Wallace et al., 2000）の付録としてオンラインでも無料で手に入ります（http://schizophreniabulletin.oxfordjournals.org/content/26/3/631.full.pdf）。

　生活機能を，遂行状況に基づく技能レベルで評価するためには，技能を使いこなしているかどうかを観察する必要があります。現実生活の場面（例：請求書を支払うための小切手を書く，食品の買い出しをする，会話を始める）を人工的に再現またはシミュレーションした場（小道具を使ったロールプレイかパソコンの仮想現実シミュレーションなど）をトレーニング実施機関内につくって，その中で参加者に技能を使ってもらわなければなりません。遂行状況に基づいた評価は報告するのではなく参加者が実際に技能を使って見せるので，実演者または観察者のバイアス，病識の欠如，活動を思い出せない状態などの要因にそれほど影響されません。また，参加者が技能を使って見せられるかどうかを知ると，治療計画を考える参考にもなります（SSTがどれほど必要かなど）。ただ，参加者が技能を**使える**ことをトレーニング実施機関内で確認しても，地域社会で**実際に使っている**と保証されたわけではありません。現実生活の場面でどの程度技能を遂行するかという実際の生活機能をしっかり判断するには，生活機能を測るほかの方法も必要になるでしょう。

　一般によく使われる遂行状況に基づく尺度には，「メリーランド社会的有能性評価尺度」（Maryland Assessment of Social Competence：MASC；Bellack & Meuser, 1993；Bellack et al., 1994）と「UCSD 遂行状況技能評価尺度」（UCSD Performance-Based Skills Assesment：UPSA[*2]；Patterson, Moscona, McKibbin, Davidson, & Jeste, 2001）があります。MASCは，構造化されたロールプレイ行動で評価するアセスメント法で，対話を始め

[*2] 訳注：原著には略語のもとになる正式名称や文献はないが，簡略版であるUPSA-Briefの文献から，Pattersonらが開発したUCSD Performance-based Skills Assessmentと判断した。なお，USCDはUniversity of California, San Diegoの頭文字をとったものである。

106　第Ⅰ部　CBSST の背景，エビデンス，実施準備

てから続ける力と，対人関係の問題を言語的に解決する力とを測ります。
15 ～ 20 分程度で実施できますが，コーディング*3 して評点づけするのに
少なくともさらに 20 分はかかります。MASC では，コミュニケーション
にかかわる 3 つの場面のシナリオ（1 つは会話を始める，あとの 2 つは自
己主張をする）について 1 回ずつそれぞれ 3 分間のロールプレイをします。
ロールプレイの中で，別な立場の人（上司や同僚）の役をその場で（live）
ロールプレイするコリーダーを相手に対話をしながら，何かの問題を解決
しなければいけない状況（仕事の勤務時間帯を変えてもらえないかと頼む，
会話を始める，など）を再現します。ロールプレイはビデオに録画され，
言語的内容，非言語的コミュニケーション行動，全体的効果評点の 3 つの
軸に沿ってコーディングされて評点がつけられます。MASC には 3 つの
場面のシナリオが 3 セット用意されており，複数回アセスメントを実施で
きます。また，MASC の簡易版の「社会生活技能遂行評価」（Social Skills
Performance Assessment：SSPA；Patterson et al., 2001）は，音声だけ
を録音して，点数づけもより簡単になっていますので，実施から点数計算
まで含めて 12 分程度で評価できます。MASC と SSPA の生活技能評価は
どちらも CBSST の SST モジュールでトレーニングするコミュニケーショ
ン技能に似た技能を測定するので，CBSST プログラムでアウトカムを測
る尺度として役立つでしょうし，治療計画を立てる参考にもなるでしょう。
参加者が MASC か SSPA で評価が高ければ，SST のスピードを上げるか，
その部分にかける時間を減らしてもよいでしょう（技能あたりのロールプ
レイの回数を減らすなど）。ただ，そうした参加者でも SST モジュールを
完全になくすことはお勧めしません。ロールプレイは行動実験としても役
立っていて，社会生活の中で技能を使う力を実は妨げているかもしれない
敗北主義的態度がロールプレイをする中ではっきりして，参加者がそれを

---

*3　訳注：ここでは，ロールプレイでの会話の形式や内容に関して基準を基に分析すること。

見出して見直すよい機会になるためです。その点は第7章で解説します。

　UPSA（「UCSD 版遂行状況技能評価尺度［UCSD Performance-based Skills Assessment］」）は，日常的に機能できるかどうかをいくつかの領域（家の雑用，コミュニケーション，金銭，交通利用，余暇活動の計画）について，小道具や標準化された技能活用場面を使って測定します。例えば，金銭の課題なら，参加者は現金の金額を数え，お釣りを渡し，公共料金を請求書に基づき支払う小切手を書きます。コミュニケーションの課題なら，電話で緊急連絡をし，番号案内に電話をして電話番号を調べてからその番号へ電話をかけ，診察予約の時間を変更します。UPSA には簡易版「UPSA-Brief」（Mausbach, Harvey, Goldman, Jeste, & Patterson：2007）もあります。オリジナルの UPSA と比べると金銭とコミュニケーションの2領域しか含みませんが，UPSA-Brief の総合得点は完全版 UPSA の総合得点と強く相関します（r = .91）。UPSA-Brief は12分ほどで実施できます（完全版 UPSA は30分は必要です）。また，iPad で使えるモバイルアプリ版（UPSA-M，M はモバイルを意味する）も開発されていて，こちらも生活機能障害を見分ける感度は標準版と変わりません（Moore et al., 2015）。

　生活機能の客観的指標には，就職する，結婚する，教育課程に入学する，自立生活をするなどのマイルストーン（人生における重要な目標）を達成することなどがあります。客観的指標に基づく尺度は，対象者が報告する内容が正しいかどうかを周りの情報提供者や記録（証明書や給与など）から確かめられるので，自記式尺度のところで説明した問題のいくつかは避けられます。ただ，情報確認に必要な時間はスタッフにとってはかなりの負担になるかもしれません。また，マイルストーンを達成するにはとても長い時間がかかる場合もありますので，客観的指標に基づく尺度上の変化が CBSST をしている通常の期間中には起きないことも考えられます。「心理社会的リハビリテーションツールキット」（Psychosocial Rehabilitation

108　第Ⅰ部　CBSST の背景，エビデンス，実施準備

Toolkit：PSR Toolkit；Arns, Rogers, Cook, & Mowbray, 2001）は，客観的指標を評価する尺度で，就労，教育，金銭，住居の独立性，医療機関の利用（病院など）をマイルストーンとします。対象者の生活機能がどれほど改善しているかを領域ごとに，まったく機能していない段階から独りで完全に機能している段階までで評価します（例えば，「雇用」：1 ＝「非雇用」，2 ＝「無報酬の仕事」，3 ＝「授産施設*4」，……，11 ＝「自立して一般就労」）。

　面接者が評価をする尺度は，半構造化面接をしながら標準化された質問とアンカー・ポイント*5 を使って生活機能の様子から評点をつけるもので，普通，面接者は手に入る情報（参加者の反応，直接観察，臨床記録，情報提供者など）をすべて考慮して判断してかまいません。面接者によるアセスメントは，自己報告による尺度よりも信頼性が高いかもしれませんが，面接に時間がかかり，信頼性の高い正確なデータを集めるには面接者がきちんとした研修を受けていなければいけません。「社会機能的転帰評価尺度 SLOF*6」（Specific Levels of Functioning Scale：SLOF；Schneider & Streuening, 1983）は，面接者による 43 項目からなる評価尺度で（面接される人の種類に合わせて本人版と情報提供者版があります），以下の領域について生活機能を測定します――身体機能（例：視覚，聴覚），セルフケア（例：排泄，食事，整容着衣），対人関係（例：社会的接触を自分から始め，受け入れ，維持する；効果的にコミュニケーションする），社会的許容性（例：言語的や身体的な攻撃，常同行動*7），地域での活動（例：買い物，電話をかける，請求書を支払う，余暇活動の時間を使う，公共の

＊4　訳注：障害者が援助を受けながら，健常者とは別の場で就労する作業の機会を提供する施設。わが国では，かつて精神保健福祉法に精神障害者授産施設という類型があったが，現在は，障害者総合支援法では就労継続支援（A型，B型）事業所が相当する。
＊5　訳注：評価の基準となる事項。
＊6　訳注：本書の訳のほか，臨床試験登録サイトでの訳では「特定機能レベル評価尺度」も同時に使用されている。

交通手段を利用する），就労の技能（例：雇用可能な技能，指導・監督が必要な程度，時間厳守）。面接は 15 〜 20 分で完了できます。米国国立精神保健研究所が資金を出す「日常生活アウトカムの妥当性（Validation of Everyday Real-World Outcomes）」と呼ばれる研究では，SLOF が統合失調症のある人の生活機能を測るには最善の尺度だと示されました（Harvey et al., 2011）。

「短縮版 QOL 評価尺度」（Abbreviated Quality of Life Scale：A-QLS；Bilker et al., 2003）もまた半構造化された面接法で，7 項目あり，過去数カ月の生活機能（例：意欲，快感喪失，共感，つきあいのある知人，社交的イニシアティブ，仕事の役割の達成度）について主観的また客観的な側面を評価します。A-QLS が注目して評価するのは，統合失調症のある参加者の陰性症状と社会的機能です。21 項目ある完全版 QLS（Heinrichs, Hanlon, & Carpenter, 1984）は，統合失調症への治療のアウトカム研究の中で社会的また職業的役割上の機能を測るために一番よく使われる尺度の 1 つですが，実施するには全体で 30 〜 45 分かかります。短縮版の A-QLS は，妥当性が高く完全版の評価とも強く相関（r = .98）しますが，実施するのも 15 分ほどで済みます。

バーチウッドの「社会生活機能評価尺度」（Birchwood Social Functioning Scale：SFS；Birchwood, Smith, Cochrane, Wetton, & Copestake, 1990）は，統合失調症のある人の社会生活機能を評価するために設計されています。SFS は，ここで紹介したほかの生活機能評価尺度と比べると，対人行動をより広く網羅しますが日常生活技能（例：衛生や住居環境の管理）にはそれほど細かく注目しません。生活機能アセスメントの専門家パネルは，実用性，信頼性，感度，わかりやすさなどを含めた複数の要因に基づいて，

＊7　訳注：反復的・儀式的な行動，姿勢，発声で，統合失調症や自閉スペクトラム症，認知症で時にみられる。自傷を伴ったり，周囲に奇異な印象を与える場合がある。

SFS を生活機能の社会的側面を測るには一番よい尺度だと評価しています（Harvey et al., 2011）。SFS は社会的機能を次の 6 つの領域について評価します。(1) 社会参加／ひきこもり，(2) 対人的コミュニケーション，(3) 自立：実行しているか，(4) 自立：実行できるか，(5) 余暇活動，(6) 社会性のある活動およびいくつかの職業／雇用に関連する情報。項目はそれぞれ 0 から 3 までで点数がつけられて，総合得点は 0 ～ 213 の範囲に入ります。20 ～ 30 分ほどで完了できます。

リカバリー

　リカバリーを推進する運動が高まる中で，アウトカムのアセスメントは，リカバリー志向の側面として日常生活，教育，就労，対人交流などの領域の目標達成だけでなく，さらに広げて主観的な QOL（生活の質）も評価に組み入れるようになっています。リカバリー志向の精神障害リハビリテーションの基本理念には，責任，自己決定，エンパワメント，また患者一人ひとりに合わせて治療を提供していく人間中心のアプローチを採用していることが含まれます。こうした基本理念から伝わってくるのは，重篤な精神疾患のある利用者でも，目標設定とリハビリテーションの計画を立てるプロセスに積極的に参加できるし，ぜひ参加するべきで，リハビリテーション目標に向けてどれほど進んでいるかを測定する部分も含めてかかわるべきだ，と考える基本的な哲学を反映しています。リカバリーを推進する運動がリハビリテーション分野に影響したことで，リカバリー志向のアウトカム尺度が新しくいくつも開発されました。例えば「クライエントのストレングス，関心，および目標のアセスメント（CASIG）」(Client's Assessment of Strengths, Interests, and Goals：CASIG；Wallace, Lecomte, Wilde, & Liberman, 2001) は，一人ひとりに合わせた治療を計画して効果を評価していくプロセスに生活機能アウトカムを測る尺度も含んだ評価尺度として

開発されました。CASIG を使うと，治療プランとリハビリテーション・ゴールの設定に関連する領域で役立つ情報が得られます。評価対象に含まれる領域には，地域生活機能，日常生活技能，服薬コンプライアンス，生活の質，治療の質，症状，社会的に受け容れられない行動の頻度，などがあります。論文の著者らが指摘する CASIG の短所としては，実施するのに時間がかかる場合があるので臨床現場の状況によっては適当な選択とはならないかもしれない点です。

　「精神病への CBT におけるアウトカムの選択」（Choice of Outcome in CBT for Psychoses：CHOICE；Greenwood et al., 2010）は，信頼性のある心理測定法としては初めて「精神病に CBT を行った場合に特化する尺度」として開発され，利用者自身が決める「リカバリーの定義」とそれを目指す CBT の目標とを使って測定します。リカバリーで大切な心の要素も評価対象にしていて，方向を自分で決める力，希望，エンパワメントと対処なども含まれます。また，特に CBT にかかわる領域として，普通に振る舞える力，心理的柔軟性，行動の柔軟性などをそれぞれ評価する機会にもなります。CBT を柱とするプログラムなら，リカバリー志向の尺度として CHOICE が最適でしょう。

　その人にとって価値の高いアウトカムを決めてそれに向けてどれほど進んだかを体系的に測るにあたり，数ある尺度の中でもおそらく一番柔軟で，参加者自身の選択をよく考慮して作られているのは，「目標到達度評価尺度」（Goal Attainment Scaling：GAS）でしょう。GAS は，一人ひとりで違うリカバリー目標をどの程度達成できているかを評価しようとするもので，参加者個人に合わせられる尺度として開発されました。問題や課題を具体的な目標に言い換えて，それに向けてどの程度まで達成できているかが直接観察できる指標を段階的に並べて決めた尺度を使います。私たち（Tabak, Holden, & Granholm, 2015）は，よくあるリカバリー目標について標準化した GAS 評価表を開発しました。目標達成レベルを示す具体的

112　第Ⅰ部　CBSST の背景，エビデンス，実施準備

0	新たな知り合いをつくること／過去の人間関係を築き直すこと，について考える。
1	**医師，ケースマネージャー，CBSSTリーダー，そのほかの支援者に以下について話す：** 1. 新たな知り合いをつくること――新たな知り合いをつくれる場所を見つけるために支援を求める。 または 2. 疎遠になっている関係（家族，友人など）を築き直すこと。
2	**独りで下記を行う：** 1. 新たな知り合いをつくれる場所を探す――地域の組織など。 または 2. 疎遠になっている家族や友人などにもういちど連絡をとる方法を探す。 3. 新しい場所へ行く方法を見つける（バス，電話番号）。
3	**以下のいずれか：** **1. 新たな知り合いをつくるために地域にある場所（喫茶店，クラブハウス*8など）へ行く。** **または** **2. 疎遠になっていた家族や友人と再会する。** 　　しかし → 話しかけられても会話をしない。 　　そして → 自分から会話を始めない。
4	**以下のいずれか：** **1. 新たな知り合いをつくるために地域にある場所（喫茶店，クラブハウスなど）へ行く。** **または** **2. 疎遠になっていた家族や友人と再会する，またはその人たちに電話をかける。** 　　そして → 話しかけられたら会話をする。 　　しかし → 自分から会話を始めない。
5	**以下のいずれか：** **1. 新たな知り合いをつくるために地域にある場所（喫茶店，クラブハウスなど）へ行く。** **または** **2. 疎遠になっていた家族や友人と再会する，またはその人たちに電話をかける。** 　　そして → 話しかけられたら会話をする。 　　そして → 自分から会話を始める。

図4.1　目標到達度評価尺度（Goal Attainment

　指標を段階的に並べて決めた評価表（どれも 0 ～ 10 までの点数で評価します）には，雇用，住居，対人関係，学校，セルフケア，余暇活動，嗜癖からのリカバリー，金銭管理，単独での交通利用，の目標が載っています。例として，**図 4.1** に「対人関係の目標」の達成レベルを測るための GAS

---

*8　訳注：第2章の訳注10（p.48）を参照。

6	以下のいずれか： 1. 新たな知り合いをつくるために地域にある場所（喫茶店，クラブハウスなど）へ行く。 または 2. 疎遠になっていた家族や友人と再会する，またはその人たちに電話をかける。 　そして → 一緒にする活動の計画を自分から率先して立てる（何かをしようと誘う）。 　しかし → 相手の人が，断るか約束の場所に来ない。
7	1. 新たな知り合いをつくるために地域にある場所（喫茶店，クラブハウスなど）へ行く。 または 2. 疎遠になっていた家族や友人と再会する，またはその人たちに電話をかける。 　そして → 一緒にする活動の計画を自分から率先して立てる（何かをしようと誘う）。 　そして → 相手の人が，誘いに応じて実際に約束の場所へ来る。
8	以下のいずれか： 1. 新たな友人と出会う。 または 2. 疎遠になっていた家族や友人との関係を築き直す。 　そして → 一緒にする活動の計画を月に少なくとも一度は立てる。
9	以下のいずれか： 1. 新たな友人と出会う。 または 2. 疎遠になっていた家族や友人との関係を築き直す。 　そして → 一緒にする活動の計画を月に少なくとも二度は立てる。
10	以下のいずれか： 1. さらに別な新たな友人と出会う。 または 2. 疎遠になっていたさらに別な家族や友人との関係を築き直す。

Scaling）の例──対人関係の目標

評価表を示します（Tabak et al., 2015 参照，また GAS 評価表のほかの項目のテンプレート［ひな型］は http://CBSST.org を参照［英文］）。

　GAS の得点を評価するには，トレーニングを始める時にリーダーが参加者と個別に面接して参加者の個人的なリカバリー目標を設定します。また，それがもちろん CBSST プログラムの取り組みの焦点になります（第5章参照）。リーダーは，次に（実行可能なら）治療の中ほどでもう一度

114 第Ⅰ部 CBSST の背景，エビデンス，実施準備

参加者と個人的に面接し，トレーニング終了時にも面接して，目標にどの程度近づいたかを観察するために GAS を使ってそれぞれ評価します。例えば，トレーニング開始時に，参加者が新しい人と知り合いになりたいとリーダーに話すけれどもまだ目標に向けて実際に行動していないのなら，その時点での評価は1となります（**図 4.1** 参照）。トレーニング終了時に参加者が地域にある場所で家族や友人と会い，さらに自分から会話を始めて活動計画も立てているのでしたら，GAS の評価は6に上がります。こうして，GAS を使うと，第5章で解説する「7-7-7（スリーセブン）でゴールイン！」ワークシートに書かれた一人ひとり異なる回復目標に向けて参加者たちがそれぞれどれほど進んだかを数値にして，標準化した尺度で示せます。こうした標準化された GAS 尺度を使って，著者ら（Tabak et al., 2015）は，CBSST を通じて平均目標達成レベルが統計学的に有意に改善され，トレーニング開始時に 2.38（標準偏差 = 1.69；「人と知り合える場所や，連絡する方法を独りで探す」に対応）だった得点が終了時には 5.64（標準偏差 = 2.31；「新しい人と知り合える場所へ行ったり，家族や友人に連絡したりして，会話を自分から始める」に対応）に上がっていたことを明らかにしました。

　リカバリー志向のこうした評価用紙には，治療を受ける参加者ではなく，治療を提供するプログラムの方に注目して評価するものもあります。例えば，「リカバリー評価尺度」（Recovery Assessment Scale：RAS；O'Connell, Tondora, Croog, Evans, & Davidson, 2005）は，治療プログラムがリカバリー志向のサービスをどの程度提供できているかを測って，プログラムの強みと，改善が必要な分野とを見つけます。RAS が測定する 36 項目は，5つの領域——人生の目標，参加者の関与，治療の選択肢の多様性，参加者の自己選択，参加者個人に合わせた治療——に分類できます。

症状

　症状の重症度と苦痛を測るアセスメント法には，これまでも広く使われてきたものがたくさんあります。よく知られる「ベック抑うつ質問票－Ⅱ」（Beck Depression Inventory－Ⅱ：BDI－Ⅱ；Beck, Steer, & Brown, 1996）と「ベック不安質問票」（Beck Anxiety Inventory：BAI；Beck & Steer, 1990）は，忙しい診療所などでも簡単に素早く実施できる自記式の評価用紙ですが，統合失調症の陽性症状と陰性症状は測れません。「陽性・陰性症状評価尺度」（Positive and Negative Syndrome Scale：PANSS；Kay, Fiszbein, & Opler, 1987）は，広く使われる面接形式の測定法で，30項目を調べ，陽性症状と陰性症状の表れ方全般と精神病理の全体像とを評価します。「簡易精神症状評価尺度」（Brief Psychiatric Rating Scale：BPRS；Lukoff, Nuechterlein, & Ventura, 1986）も広く使われる面接形式の全体的精神病理の測定法で，24項目ある尺度が測るのは，陽性症状，陰性症状，不安，抑うつ，躁，誇大妄想，精神病理のそのほかの側面です。面接者が，過去7日間について，それぞれの項目を「なし」から「最重度」までの範囲の7点の尺度上で評価します。PANSSとBPRSが精神症状の強さしか測らないのとは対照的に，やはり面接者が実施する「精神病症状評価尺度」（Psychotic Symptom Rating Scales：PSYRATS；Haddock, McGarron, Tarrier, & Faragher, 1999）は，症状の強さだけでなく，幻覚や妄想をそのほかの軸に沿っても評価し，妄想の確信度や声に関連した信念（例：外部の機関，支配）なども含めて測定します。面接者が評価を行うこうした尺度は，いずれも，時間がかかるか，高い信頼性で正確なデータを集めて評価できるようになるまでに評価者がきちんとした研修を受けなければいけない場合が多いといえます。

　陰性症状の重症度は「陰性症状評価尺度」（Scale for the Assessment of Negative Symptoms：SANS；Andreasen, 1982）または「陰性症状に

116 第Ⅰ部　CBSST の背景，エビデンス，実施準備

対する臨床評価面接」（Clinical Assessment Interview for Negative Symptoms：CAINS；Forbes et al., 2010）を使って測定でき，どちらも面接者が実施する評価尺度です。CAINS は比較的新しい尺度で，5 種類の陰性症状——非社交性，意欲の欠如，快感喪失（完了の喜びおよび期待の喜びの欠損），感情の平板化，思考の貧困——を測ります。項目は 7 点の尺度上で評価され，点数が高いほど病状が強いことを示します。CAINS はどちらかといえば参加者の感じる体験的な欠損（例：動機, 関心, 社会的つながりへの願望，快感喪失）をうまく捉えるようで，そうした体験的な陰性症状こそ，CBSST でターゲットにする敗北主義的態度と最も結びつきのみられる要素です。

　精神病に CBT を行う場合，病識が確実で信念が柔軟なほど陽性症状が改善しやすいと考えられています（Naeem et al., 2008；Perivoliotis et al., 2010）。病識と認知的洞察を測る尺度は，自己報告形式のものが利用できます。「病識」は治療が必要な精神疾患があると自分で気づいていることで，「認知的洞察」は歪んだ信念や間違った解釈を再評価して修正できるメタ認知プロセス（つまり信念の柔軟性と症状の客観的再評価）です。精神病のための「バーチウッド病識尺度」（Birchwood Insight Scales：BIS；Birchwood et al., 1994）はとても簡潔な自己報告型病識尺度で，対象者に病識があるか，治療の必要性，対象者がさまざまな症状を精神疾患と結びつけて考えているかの点を測ります。「ベック認知的洞察尺度」（Beck Cognitive Insight Scale：BCIS；Beck et al., 2004）は簡潔な質問紙の自記式尺度で，メタ認知プロセス（内省する度合いと自己確信度，または信念への過剰な確信）を測定します。病識や信念の柔軟性が改善すると，精神病に CBT を行ったときに特に陽性症状の面で変化が期待できるでしょう。

CBSST で教える技能の理解

　トレーニング途中の支援計画の検討では，セッションで教えた CBSST 技能が学習されているかどうかがわかると役立ちます。参加者が技能をうまく学べていないようでしたら，モジュールを繰り返すかトレーニングのスピードを緩めるかして，学習を助ける実体験を伴う学習活動ゲームをもっと取り入れてもよいでしょう。私たち著者は，CBSST で教えるそれぞれの技能の知識がどれほど理解されたかを測る尺度として CBSST 用「総合モジュールテスト」（Comprehensive Module Test：CMT）を開発しました。CMT は，もとは SST の技能がどれほど身についたかを測るために開発されました（Liberman, 1991）。私たちは，CMT を修正して CBSST の 3 つのモジュールの技能獲得レベルを評価できるようにしました。CBSST 用の CMT では，面接により CBSST でトレーニングされる内容の理解（「3C は何を指しますか？」など）だけでなく，問題場面での技能の適用についても評価します。場面への技能の適用について面接者からする質問には工夫がしてあり，思考を見直す，コミュニケーション，問題解決のそれぞれの技能を参加者がどれほど身につけたかを測定できるようになっています。得点の数え方は，リーダー用記入用紙の項目ごとに一つひとつ指示してあります（それぞれのモジュールで合計 11 点，全体で 33 点満点となります）。CMT は，これまでに研究で使われて，統合失調症のある参加者が CBSST で学ぶ認知技能と行動技能を身につけられることを示してきました（Granholm et al., 2005, 2007, 2013, 2014）。10 ～ 15 分で全体を実施できるもので，下巻付録 A に掲載しました。

参加者の態度

　第 1 章と第 2 章で説明したように，自分の技能を悲観的に眺める敗北主

義的態度と対人的無関心の態度が変化することは，CBSST における陰性症状と生活機能の改善につながる重要な仕組みとみられます。「遂行に関する敗北主義的態度尺度」（Defeatist Performance Attitude Scale：DPAS；Grant & Beck, 2010；下巻付録 A 参照）は，もともと 40 項目からなる「非機能的態度尺度」（Dysfunctional Attitude Scale：DAS；Weissman, 1978）からその一部分を抜き出した 15 項目の下位尺度です。5 分間で実施でき，目標に向けて課題を実行する自分の力をどれほど悲観的に眺めているかという敗北主義的態度を評価します（「上手にできないことなら，する意味はほとんどない」「仕事で失敗をしたら，人間として失格だ」「間違ったら周りの人たちから軽く見られるだろう」など）。私たち著者が行った臨床試験の 1 つでは，CBSST を受けた群の方が支持的接触を受けた対照群よりも，DPAS 上で評価したときに自分の技能への敗北主義的信念が有意に減ったことが示されました（Granholm et al., 2014）。また別な臨床試験では，CBSST を通じて DPAS の合計点が減った度合いは，トレーニング終了 9 カ月後に ILSS で測定した生活機能アウトカムの高さと有意に相関していました（Granholm et. al., 2013）。さらに，DPAS で自分の技能に対する敗北主義的態度がより強かった対象者（合計点＞ 55）において，CBSST がより大きな効果を発揮しました（Granholm et. al., 2013）。この結果はまだ再現されていませんが，ゆくゆく DPAS は，CBSST の効果が一番期待される参加者をスクリーニングするための有用な道具として使えるようになるかもしれません。

　対人的無関心の態度または周りの人々と接したがらない非社交的信念は，「非社交性尺度（Asocial Beliefs Scale：ABS；Grant & Beck, 2009；下巻付録 A 参照）を使って測れます。ABS は 15 項目について「当てはまる」か「当てはまらない」かを答えるもので，「対人的快感喪失尺度の改訂版」（Revised Social Anhedonia Scale：RSAS；Eckblad, Chapman, Chapman, & Mishlove, 1982；Mishlove & Chapman, 1985）の下位尺度で

第 4 章　アセスメント ― CBSST の効果を測る　119

す。グラントとベック（Grant and Beck, 2009）は，感情的体験より対人的無関心の態度を特異的に測定できるように，他者との交流における対人的関心の欠如の程度を測定するうえで表面的妥当性[＊9]の高い 15 項目をRSAS から選びました。ABS 用に選んだ 15 項目には「親しい友人がいることはたいして重要だとは思わない」「森や山の小屋で一人で暮らしていても幸せだろう」などが含まれます。社会的な満足や喜びなどの感情の側面や全般的な感情調節不全を示す項目は含まれていません。また，態度ではなく実際にどれほど社交しているかの頻度を示すかもしれない項目も除外されました。私たち著者は，CBSST を通じて，ABS で測定した対人的無関心の信念の減少がトレーニング終了時の生活機能アウトカムの改善と関連していることを示しました（Granholm et al., 2009）。

リーダーの態度

エビデンスに基づく実践や治療・支援の提供についてのリーダーの態度やそうした治療・支援の提供へのリーダーの自信の程度は，精神保健支援機関や臨床指導者の関心事といえます。「エビデンスに基づいた実践の態度尺度」（Evidence-Based Practice Attitudes Scale：EBPAS；Aarons, 2004；Aarons, Fettes, Flores, & Sommerfeld, 2009）は 15 項目の質問紙で，新しい手法を取り入れることへのリーダーの態度，特にエビデンスに基づく実践を取り入れていくことに対する態度を測ります。4 つの下位尺度──魅力を感じているか，心を開いているか，必要性を感じているか，現在の実践との相違を感じているか──から構成されます。また，「自己効力感質問票（Self-Efficacy Questionnaire）はオザーら（Ozer et al., 2004）と

＊9　訳注：テストが実際に何を測定しているかということではなく，何を測定しているように見えるかでみた妥当性。

120 第Ⅰ部 CBSST の背景，エビデンス，実施準備

ワインガードら（Weingardt, Cucciare, Bellotti, and Lai, 2009）の研究に
基づくもので，例えば CBSST のようなエビデンスに基づく実践を適切に
提供できるとリーダーが自信をもっているかを測るために開発されまし
た。この質問紙を使うと，そうした実践を提供する用意が治療機関でどれ
ほどできているかがわかります。エビデンスに基づく実践を実際に提供し
ていくためには何が妨げになっていてどうしたらもっと提供できるように
なるか，といったことをスタッフと話し合うきっかけにもなるでしょう。
現場のリーダーの態度を測るこうした尺度を繰り返し使っていくと，態度
の変化がわかりますし，スーパービジョンなどのトレーニングを受けて妨
げを取り除くステップを踏んだ後に自信がついたかどうかもわかるでしょ
う。

治療・支援のフィデリティ＊10

　「フィデリティ評価」は，CBSST の主な要素（アジェンダを設定する，
非機能的思考を見直す，宿題を決めるなど）が本来のねらいどおり提供さ
れているかを測定するチェックリストや評価尺度のことです。フィデリ
ティを評価する役割に適任なのは，実践経験が豊富で，その人自身が既に
高いフィデリティでトレーニングを提供できるようになっているリーダー
でしょう。評価では，複数のセッション（例えば 10 回）について，
CBSST を提供している場面を直接見たり録音やビデオの記録で振り返っ
たりしながらセッション構造，リーダーの行動，CBSST が正しく効果的
に行なわれているかのそれぞれの側面を，チェックリストに記入しながら
観察します。CBSST のフィデリティが高いほど，参加者のアウトカムが
よりよいことと関連しています。第 3 章で解説したように，フィデリティ

＊10　訳注：「はじめに」の訳注6（p.x）を参照。

第 4 章　アセスメント — CBSST の効果を測る　　121

評価はリーダーの訓練のための道具にもなって，CBSST の要素のそれぞ
れについてフィデリティを評価することで，そのリーダーの強みと改善が
必要な領域とについてフィードバックできます。また，医療機関がエビデ
ンスに基づく実践を高いフィデリティで提供していることを，フィデリ
ティ評価を使って実績として示すこともできるでしょう。

　著者らは，統合失調症のある参加者に対する CBSST で提供されている
CBT の要素のフィデリティを評価するために，「精神病に対する認知療法
評価尺度」（Cognitive Therapy Rating Scale for Psychosis：CTS-Psy；
Haddock et al., 2001）を使いました。リーダーの広い意味での非特異的な
技能（理解を示す，対人的効果など）と具体的な CBT の支援技能（アジェ
ンダ，フィードバック，クライエントとの協働，質問による発見，要とな
る認知に注目，CBT 支援の選択，治療・支援の質，宿題のそれぞれの項
目の合計）を CTS-Psy で評価しました。CTS-Psy はハドックらの論文
（Haddock et al., 2001）にあります。臨床試験では，精神病に対して CBT
の要素を十分なフィデリティで提供していると言うための基準は CTS-
Psy で総合得点が 30 以上（≧ 30）としました（Granholm et al., 2005,
2014；Turkington et al., 2002）。

　SST セッションを評価するには，「SST グループ観察チェックリスト」
（Social Skills Group Observation Checklist［Bellack et al.（2004）にあり
ます］）を使うとよいでしょう。このチェックリストは 17 項目から構成さ
れる尺度で，セッション構造，リーダーの特徴，ロールプレイを適切に教
示できるかの点を評価します。またベラックらの論文（Bellack et al.,
2004）には「SST グループリーダー自己評価チェックリスト」（Social
Skill Group Leader Self-Rating Checklist）も掲載されていて，観察者が
評価するチェックリストと同じ項目が使われています。CTS-Psy と「SST
グループ観察チェックリスト」の両方を使うと，CBSST セッションのリー
ダーの非特異的な要因，CBT の要素，SST の要素をどれも網羅し，

CBSST のフィデリティを総合的に評価できるでしょう。

まとめ

　推奨されているエビデンスに基づく実践を取り入れることや，利用者のアウトカムを評価しサービスのメリットをはっきりと示して見せるべきとの圧力は，支援サービス提供プログラムに対してますます高まっています。認証組織体（リハビリテーション施設認定機関の CARF［Commission on Accreditation of Rehabilitation Facilities］など）や精神保健システムの多くが個々のプログラムに求めるのは，アウトカムを調べてアセスメント結果から得られたデータを有効に活用し，治療計画に取り入れてプログラムをさらに開発することです。質問紙や面接法や技能に基づく評価法がたくさんあって，生活機能，リカバリー，症状のアウトカムだけでなく，治療・支援のフィデリティから参加者やリーダーの態度まで測定できます。そうした要素はどれも治療がうまくいくかどうかに影響を及ぼします。尺度の中にはプログラムにとっても参加者にとっても負担がかなり大きいものもありますが，それなりに簡易で費用もあまりかからないだけでなく信頼性と妥当性も比較的高いものもあるので，上手に選べば忙しい臨床現場で使うのにも便利でしょう。アセスメントをするのはスタッフにも参加者にも多少の負担になりますが，資源をいくらか投資して丁寧にアセスメントをすると，サービス提供に活気を与え，ケアの質も参加者のアウトカムも改善するでしょう。

第Ⅱ部

実践ガイド

第5章

導入と目標設定のためのセッション

リカバリー目標を設定しよう

　CBSST のモジュールは，どれも「導入と目標設定」セッションから始まります。それぞれのモジュールのセッション1で，リカバリー目標を最初に設定すると，トレーニングをしていく間に目標に向けて進んでいることに目が向きやすくなります。また行動に優先順位をつけると，目標達成の具体的な練習課題を途中で投げ出さず，最後まで実行しやすくなります。リカバリー計画で何よりも注目するのは，日常生活，教育，就労，対人交流の領域で目標を設定して，それを目指しながら生活の質を高めていくことです。この方法は，診断に基づいて立てる治療計画が，症状を減らして問題を完全に解消することに注目しがちな点とは大きく違います。診断に基づく治療計画は，一般にあまり融通がきかない治療アプローチですが，リカバリー計画では，参加者のニーズとその人自身が選んだ社会生活機能の目標にしなやかに対応しながら，その参加者に合わせてあつらえた技能トレーニングを設計していきます。例えば，参加者の目標が就職または仕事を続けることであれば，その目標に合わせて，CBSST のモジュールでロールプレイをするときには，仕事に関連した受け答えをするシナリオ（就

126　第Ⅱ部　実践ガイド

職面接，勤務時間を変えてもらう場面，同僚たちとの会話など）にできます。また，思考*1 を見直す技能を練習するときは，仕事に関連した敗北主義的思考（「ずっと就職できないに決まっている」「解雇される」「同僚たちに邪魔されている」など）に注目して取り組めます。また，ほかの参加者が，上手に人付き合いできるようになりたいという目標設定をしたのであれば，その人の場合は，ロールプレイで対人交流場面を設定して練習できます（誰かをデートに誘う，誰かと新しく知り合いになる，同室者やパートナーと何かについて約束事を決める，など）。認知技能面では，対人交流場面で役に立たない信念として「自分には魅力がない」「交流しても楽しくない」「絶対に笑われる」などに注目して取り組むとよいでしょう。また，CBSST で特にどの技能に力を入れて取り組むかは，参加者一人ひとりのニーズと目標だけでなく，個人的な強みと弱みにも合わせられます。例えば，就職を目標にする参加者が，コミュニケーション技能は十分高いのに，仕事をとても見つけられそうもないと絶望しているのであれば，社会生活技能よりも敗北主義的な予想を減らすために，認知再構成法*2 に注目して取り組んだ方が良さそうです。逆にコミュニケーション技能はあまり身についていないのに，仕事は見つかるのではないかという楽観的な参加者なら，社会生活技能の方に注目してトレーニングするとよいでしょう。そのようにして参加者が自分で設定した目標を達成するために，一番必要な技能に力を集中してリハビリテーションをしていくことで，CBSST のモジュールを参加者のリカバリー目標に合わせていけます。個々の参加者のリカバリーに向けた目標に沿ってトレーニングが行われるわけ

---

*1　訳注：原文ではthought。本訳書では原則として「思考」と訳すが，リーダーから参加者への発言では文脈に応じて「思い」や「考え」と訳す場合もある。

*2　訳注：認知行動療法において，問題に直面した際に自然に現れる自動思考に着目し，その極端な認知の歪みを修正し，適応的な行動や問題への対処，より現実的で適切な考え方を可能にする方法。

です。

　「導入と目標設定」セッションは，技能モジュールごとに最初に行われ，繰り返し取り組まれます。このセッションで，CBSST プログラムについてざっと説明をして，参加者たちがリカバリー目標を決めるのを手伝うことからリハビリテーションの過程が始まります。モジュール単位の参加登録方式を採用しているのであれば，新しい参加者がいる場合もいない場合もあるはずです。新しい参加者がいるのであれば，CBSST プログラムを紹介してオリエンテーションをするための時間をこのセッション中に作ります。オリエンテーションでは，以前から参加していて経験を積んだメンバーに頼んで，CBSST を説明するのを手伝ってもらったり，彼ら自身の状況とリカバリー目標達成の経験を紹介してもらったりするとよいでしょう。以下に，導入と目標設定のためのセッションの「セッション計画」を解説していきます。ガイドで説明する活動のほかにも，目標設定の過程を楽しくできるゲーム等の活動をいくつか下巻付録 B に紹介したのでぜひ利用してください。

　「導入と目標設定」セッションに参加した新しいメンバーが，2 回目以降のセッションにも参加しようと思ってくれて，参加者たちをトレーニングに心から巻き込むことができたらねらいどおりです。わくわくして希望をもってもらうのが何といっても一番です。達成したら自分の人生が良くなると感じるリカバリー目標を最初のセッションで一緒に決めて，CBSST で技能を学ぶと，そうした目標を達成しやすくなりそうだと感じてもらえればうまくいっています。以下を読み進めていくとわかる大切なメッセージを参加者たちに伝えていきましょう――「考え方を変えると人生を変えられます」。

128　第II部　実践ガイド

セッション1の計画：導入と目標設定

- ・参加者と協力してアジェンダ[*3]を設定する
- ・新しい参加者を紹介する
- ・オリエンテーション
  - ─ グループの約束事
  - ─ グループの契約書
- ・CBSSTと役に立たない思考を変えることについて紹介する
- ・実地練習を振り返る（以前からのメンバーのみ）
- ・目標を設定する
  - ─ 長期目標を決める
  - ─ 短期目標と目標へのステップを決める
- ・実地練習を決める：目標を設定する
- ・セッションをまとめる
- ・参加者たちの意見を聞く

セッションを行う

参加者と協力してアジェンダ（テーマ）を設定する

　どのセッションでも，まずホワイトボードにその日のアジェンダの簡略版を書き出します。ホワイトボードがない場所で個人セッションをしているのであればメモ用紙に書き出してもかまいません。簡略版アジェンダは「参加者のためのワークブック」の各セッションの初めにもあります。「導入と目標設定」セッションのアジェンダは次のとおりです。

---

*3　訳注：セッション当日に取り上げる事項やスケジュールを指す。本訳書では，地の文ではアジェンダとするが，日本のSST等の実践現場を考慮して，参加者向けのワークブックや配付資料，リーダーの発言では「テーマ」とする。

第 5 章　導入と目標設定のためのセッション　129

・はじめに（解説とオリエンテーション）
・CBSSTの紹介と役に立たない思考を変えることについて
・実地練習を振り返る（以前からの参加者のみ）
・目標を設定する
・実地練習を決める：目標を設定する
・テーマにつけ加えたい項目は？
（下巻p.2参照）

　このセッションから CBSST を受け始める新しい参加者がいるのであれば，「全員で参加者と協力してアジェンダを設定していく」という考え方を紹介しましょう。

　　「グループでは，いつも初めにテーマを設定します。テーマは，その日のグループの時間中に全員で達成したいことを書き出したリストです。あなたが話し合いたいと思うことが何かあれば，何でもテーマに追加できます。学んでいる技能についての質問，あなたが経験している問題，人生で助けを求めたいことなどをつけ加えていただくのは大歓迎です。グループはあなたの人生をより良くするために開かれているのですから，テーマを設定する時にはあなたもぜひ参加してください」

新しい参加者を紹介する

　アジェンダの最初の項目は「導入」です。新しいメンバーがいるのであれば，次の 2 項目をホワイトボードに書き出しながら進めるとよいでしょう。

1.「お名前と，あなたの長所や得意なこと，どんなことをするのが好きかなどを教えてください」

130　第Ⅱ部　実践ガイド

2.「グループに参加して，どうなりたいですか？　あなたの目標を1つ
　　教えてください」

　こうすると目標設定を始めやすくなります。得意なことや好きな活動を
話しながら自己紹介をしてもらうと，参加者をセッションに引き込みやす
くなるようです。それまでの症状や抱えている問題よりも，楽しい活動の
方が話しやすいと感じる人が多いからでしょう。ただ，必ずそうだとも限
りません。中には症状について話すのが好きな参加者もいます。またそう
した内容がグループで話されるのを聞いて，自分以外の人も幻聴を聞いて
いるのだ，傷つけられることを心配しているのだと初めて発見する参加者
もいます。後者の場合に「自分と同じ！」と感じる経験をすると，みんな
も同じなのだと症状を全員の問題として眺められるようになって，偏見が
和らぎ，仲間とのつながりを感じながらトレーニングに感情*4が引き込
まれやすくなります。そのため，症状はCBSSTの取り組みの中心ではあ
りませんが，症状について話し合うのをあえて抑えない方がよいでしょう。
　グループで取り組んでいる時は，時間配分に注意しなければいけません。
参加者全員が自己紹介できるように，一人あたりの割り当て時間を伝えて
話し合いを導きましょう。中には自分のことをたくさん話したがって，新
しいアジェンダや次の項目へ移ろうとしない人がいるかもしれません。新
しく参加するメンバーにとっては特にそうですので，セッション1のこの
導入部分での経験が，その後に続くセッションへの期待を決めるとも言え
て，参加者たちが自分の視点を話しつつ，お互いの時間も意識して尊重で
きるように導きましょう。これは大切な技能で，自分の視点や経験を話す

---

*4　訳注：原文ではfeeling。本文中では，情動や気分など自覚的感情体験について幅広く使用され
　　ていること，「気持ち」と訳すと「思考内容」と混同されがちなことを考え，本訳書では原
　　則として感情と訳し，リーダーから参加者への発言や「うれしい気持ち」等の用語では文脈
　　に応じて「気持ち」と訳す場合もある。

第 5 章　導入と目標設定のためのセッション　131

と気分が良くなって効果的ですが，それはトレーニングの要素の１つにすぎません。時間をたくさん割いて取り組まなければいけないのは，むしろ技能トレーニングの部分だという点を伝えましょう。

オリエンテーション――グループの約束事と契約書

　最初のセッションの導入部分で，グループの約束事を決めましょう。約束事には，トレーニングをする期間，セッションを欠席または遅刻する際にすべきこと（事前に電話をする），守秘義務，危機が起きた場合の対応，攻撃性についての約束事などをはっきりと含めるとよいでしょう。ぜひ「グループの契約書」を作って，約束事を正式な形にしておくのがお勧めです。正式な契約書にすると，どう振る舞ったらよいか，セッションで何が起きるのかなどがはっきりして，参加者たちも活動したり発言したりしやすくなります。特に，グループでの守秘義務（「この場で話されたことについて，グループの外では一切話してはいけません」）と，例外として守秘義務が適用されない状況（自分または他の人にとって危険がある場面では，状況と法律に基づいて守秘義務が破られる場合がある，など）については，曖昧な点を残さないで話し合っておきましょう。守秘義務の範囲をはっきりさせると，メンバーがお互いに様々なことを打ち明けやすくなります。誰の目にも見えるはっきりとした約束事があると，セッションで活動に積極的に参加すること，実地練習を実行することなども含めて，グループに参加するときの好ましい姿勢の土台にもなります。「グループの契約書」の考え方を説明するには，「どんな約束事があると，全員にとって安心できて，心地よく感じられて，グループの活動で一番多くのことができるでしょうか？」と尋ねるとよいでしょう。そこから話し合いが始まって，トレーニンググループの契約に関連するとも言える項目があがってくるでしょう。「グループ契約書」の例を**図 5.1** に示します。

CBSSTを紹介する

　CBSST を紹介する時は，「新しい技能を学んでリカバリー目標を達成していくためのクラス[*5]（個別指導セッション）です」と伝えることもできます。そう言い表すと，「ただ単にグループ[*5]形式のセラピーをまた１つ」という見方を避けられます。後者の印象を与えてしまうと，長年病気に苦しみ続けてきてグループ形式のセラピーをいくらでも経験しているという人は，CBSST に参加しようとは思わなくなるでしょう。参加者が若くて（最近発症した人，前駆症状のある人，ハイリスク状態の人など）高校生や大学生の場合であれば，「クラス」と呼ぶと参加したくなくなるかもしれません。学校にいる時間が辛いなら特にそうでしょう。そのような場合は，むしろ「グループ」や「クラブ」などの呼び方の方がよいかもしれませんし，集まりを何と呼ぶかを参加者たちに決めてもらうのもよいかもしれません。呼び方次第でCBSST に参加しやすくもしにくくもなるといえます。

　CBSST の考え方の柱を紹介して，思考が感情と行動に影響を及ぼす仕組みに特に注目しながら，技能をトレーニングしていくグループだと説明しましょう。3つのモジュールを簡単に説明しながら，参加者一人ひとりのリカバリー目標を達成するために，認知技能，コミュニケーション技能，問題解決技能を教える点を強調します。また，技能を学んで目標を達成できるようになるためには，家などでも技能を練習しなければいけない点もしっかり伝えます。以下のように説明するとよいでしょう。参加者ワークブックの目標設定セッションにもこの説明を載せてあります。

　　「CBSST では，あなたの目標を達成する方法を身につけるため，思

[*5]　訳注：原著ではCBSSTを実施する場の呼称を「クラス」も可としているが，「グループ」を推奨している箇所もあり，本文全般的にはグループとの記述が多い。訳書では日本でのSSTセッションに関する参加者向けの呼称でしばしば使用されている「グループ」を原則とする。

郵便はがき

168-8790

料金受取人払郵便

杉並南局承認

767

差出有効期間
2020年11月
30日まで

（切手をお貼りになる
必要はございません）

（受取人）
東京都杉並区
上高井戸1—2—5

星和書店
愛読者カード係行

ll|l|·|ll|l|ll|l·ll|··|·|·|l·|l·|l·|l·|l·|l·|l·|l·|l|l·|lll|

ご住所（ a.ご勤務先　b.ご自宅 ）
〒

（フリガナ）

お名前　　　　　　　　　　　　（　　　　）歳

電話　　　　　　（　　　　　）

★お買い上げいただいた本のタイトル

★本書についてのご意見・ご感想（質問はお控えください）

★今後どのような出版物を期待されますか

ご専門

所属学会

〈e-mail 〉

星和書店メールマガジンを
(http://www.seiwa-pb.co.jp/magazine/)
配信してもよろしいでしょうか　　　　　（ a. 良い　　b. 良くない ）

図書目録をお送りしても
よろしいでしょうか　　　　　　　　　　（ a. 良い　　b. 良くない ）

私は，このグループに参加したいと思います。以下のグループのルールを守ることに同意します。

1. これから＿＿＿＿カ月の間は，私はこのグループに出席し，ルールを守ります。同時に，グループへの参加は完全に私の自発的なものであると理解しており，いつでも退会を選ぶことができます。

2. 私はグループにはできるだけ毎回出席し，なるべく積極的に参加します。グループのセッションにどうしても出席できない時は，私は事前にリーダーに電話で連絡をします。

3. 私は遅刻をしません。

4. 私は他の人たちを尊重します。誰かが発言している間は，別な人と話をしません。大声を出しません。誰に対しても，危害を加えたり，誰かを脅したり，怒鳴ったりはしません。

5. お互いに心を開いて何でも話せるように，私は，ほかの参加者の名前やここで話した内容をグループの外では一切話しません。リーダーは，法律に基づいて求められる情報提供の場合（例：自分または他人を傷つける恐れがあるなど）を除いて，私から書面による同意を得ない限り，グループの外で私に関する情報を話しません。

6. 私は，練習を通じてCBSSTの技能を学ぶことにより，私の目標を達成することができます。練習には家など実地で行う活動も含まれます。私は，グループで技能を一生懸命練習し，実地練習を実行することに同意します。

7. 約束事が守られなかった場合，リーダーらはどうすべきかを決定します。私は，この決定に従うことに同意します。

私は以上のルールを読んだうえで理解し，これを守ります。

＿＿＿＿＿＿＿＿＿＿　＿＿＿＿＿＿＿＿＿＿＿＿＿＿　＿＿＿＿＿＿＿＿＿＿＿＿＿＿
（日付）　　　　　　　（参加者の氏名）　　　　　　　（署名または捺印）

＿＿＿＿＿＿＿＿＿＿　＿＿＿＿＿＿＿＿＿＿＿＿＿＿　＿＿＿＿＿＿＿＿＿＿＿＿＿＿
（日付）　　　　　　　（リーダーの氏名）　　　　　　（署名または捺印）

図5.1　「CBSSTグループ契約書」の例

134　第Ⅱ部　実践ガイド

考について考え，新しい技能を学んでいきます。ちっとも役に立たない思考を変えたり，周りの人たちともっと上手にコミュニケーションしたり，問題を解決する方法を学びます。積極的に参加するようにしてください。参加すればするほど CBSST から多くのことが得られます。話し合いの時には気軽に質問したり発言したりしてください，そしてほかの人たちともこのプログラムについて話しましょう。学んだことをほかの人とたくさん話題にすると，学んでいる技能をさらに上達できるでしょう。また，目標を達成するには，学んでいる技能を家など実地で練習することもとても大切です」

（下巻 p.2 参照）

役に立たない思考を変えることについて

　私たちが何かを学んで覚えやすいのは，講義で教わる場合よりも，会話の中で質問して教わりながら，自分で答えを発見する場合です。思考が感情と行動に影響を与えることを話し合い始めるきっかけとして，次のシナリオを説明して，1 から 4 までの質問をするとよいでしょう。このシナリオと質問は参加者向けワークブックの目標設定セッションにもあります。

　シナリオ：道を歩いていたら男性があなたにぶつかりました。あなたは，すぐに，「その男性があなたを傷つけるためにわざとそうしたのだ」と考えます。

1. この状況でどんな気持ちになりますか？
2. 男性に向かって怒鳴りますか？　または男性を突き飛ばしますか？
3. このことがあると，あなたは人々との関わりを増やしたくなるでしょうか，減らしたくなるでしょうか？

第5章　導入と目標設定のためのセッション　135

4. あなたの考えが，どのようにあなたの気持ちや行動に影響したか
   がわかりますか？
   （下巻 p.3 参照）

　全員で話し合う時に，例えば「彼はわざとやった」などの役に立たない
思考をできるだけ見つけて指摘し，そうした思考がちっとも役に立たない
理由を説明しましょう。例えば，その思考があると，

・目標に向かって取り組むのが妨げられて（例えば脅威を感じて孤立す
　るなどしたら）感情が落ち込みやすくなります。
・現実の経験とそうではない経験とが区別しにくくなります。
・人間関係，仕事，学校へ通うことなどが難しくなります。

参加者たちに強調して伝えましょう。

・このグループでは，あなたの目標を達成するのを妨げる正確でない思
　考を変える方法を教えます。

　この最初のセッションでは，参加者たちが認知モデルをまだ完全に理解
していなくてもかまいません。認知モデルは，認知技能モジュールの中で
注目して学びます。今ここで大切なのは，「私たちは自分の思考や信念を
コントロールできて，変えようと思えば変えられる。思考や信念を変えら
れるのだから人生も変えられる！」という考え方に気づいて共鳴し，希望
をもってもらうことです。リーダーのあなたが今から教え始めるこの新し
い考え方と，そう考えるとリカバリー目標を達成しやすくなることについ
て，参加者の心に希望ときっと大丈夫だろうという感情を吹き込みましょ
う。

実地練習を振り返る

　CBSST の紹介が済んだら，実地練習を振り返る項目に進みます。それまでも CBSST に参加していてモジュールを終えたばかりのメンバーたちは，直前のモジュールの最後のセッションで決めた実地練習を振り返ります。この段階は，以前からの参加者たちに，先のモジュールの技能を引き続き教える機会になります。またこのモジュールから参加し始めた新しいメンバーにとっては，以前からのメンバーが実地練習をリーダーと一緒に振り返る様子や，CBSST でいずれ学ぶことになる技能の例を見て，実地練習する利点を知る機会になります。もしグループの全員が，このセッションから新しく CBSST を始めるのであれば，実地練習はないので，この項目はアジェンダから外しましょう。モジュールの最初のセッションで実地練習を振り返る時の指針は，第 6 章から第 8 章で，それぞれのモジュールを解説する部分のセッション 1 にも，さらに詳しい説明を含めています。

目標を設定する

　CBSST では，リーダーと参加者が協力しながら目標を設定します。この方法は，重篤な精神疾患のある人たちを励まして，彼らが変わっていくのを助けるにはとても効果的です。目標設定では，まずリカバリーについて，どんな状態に参加者が一番大きな価値を感じているのかをはっきりさせ，その人にとっての生活の質を一番高める長期的転帰を慎重に選びます。精神疾患では，自分で目標を表現し，それに取り組むというその基本的能力が妨げられている場合が多いので，この目標設定プロセスは少し難しいかもしれません。それでもリカバリーを目指すには，目標設定を避けて通れないので，目標を言葉で表現する部分も含めてリハビリテーションに取り組むことになります。その人にとって本当に意味のあるリカバリー目標を設定し，目標に向けた取り組みの進捗状況を観察し続けることそのものが，既に力強い治療になるといえます。

第5章　導入と目標設定のためのセッション　137

　CBSST では，リカバリー目標がトレーニングを導いていくものになるので，個別の価値と意義のあることが何よりも重要です。そうした目標の多くは，私たちにとって大切な日常生活，教育，就労，対人交流の領域で機能する力にかかわる内容になるでしょう。例えば，友人を作る，ボーイフレンドまたはガールフレンドを作る，ケア付きホームから出て一人暮らしを始める，習い事をする，有償または無償の仕事を見つけるなどがあるかもしれません。CBSST のどのモジュールでも，最初のセッションで目標設定の練習をします。そこで決めた目標に，それ以降も注目しながらプログラムの中で思考を見直してみたり，コミュニケーション技能のトレーニングをしたり，問題解決のために介入したりしていきます。これからプログラムで教えていく技能をここで決めた参加者の大切なリカバリー目標に結びつけて説明できると，技能をたくさん練習しようと思ってもらえます。例えば，「『3C（キャッチ：気づく，チェック：確かめる，チェンジ：変える）』技能を家でも練習すると，役に立たない思考に妨げられず，それを上手に変えられるので，ガールフレンドが出来やすくなりますね」と伝えられるでしょう。これは「技能と目標を橋渡しする」と呼ばれます。参加者が技能を学ぶのは，それを学習すると自分のリカバリー目標を達成しやすくなると信じるからです。そのため技能が目標と結びついている点をどの技能についてもはっきりとわかりやすく説明できると，一生懸命練習に取り組んでもらえます。

　目標設定をグループセッションの中で行うか，グループを補う個別セッションで行うかは，その時々で利用できる資源や時間に合わせて決めてかまいません。できればグループ形式のセッションをした後に，個別で目標設定セッションを補う方法がお勧めですが，それが難しい状況であれば，グループの場でも目標を十分効果的に設定できます。個別セッションであれば，よりたくさん時間を取って，その参加者の個別のリカバリー目標を設定して，目標達成のために必要な細かいステップを丁寧に計画できます。

138　第Ⅱ部　実践ガイド

陰性症状が強くて，参加者が，例えば無気力，動機づけが低い，変わることに対して絶望しているなどであれば，目標設定は時間をかけて個別にする方がよいでしょう。また参加者によっては，グループ形式よりも個別のセッションの方が心を開いて，願いや夢を話しやすいと感じるかもしれません。日頃はグループセッションを行っていても，定期的（6～12週ごとなど）に個別セッションをして目標に向けて進んでいる具合を確かめるようにすると，目標を修正したり，より大きな長期目標に向けて短期目標や目標へのステップを追加したりできます。

目標設定の説明

　以下のように伝えて目標設定を説明するとよいでしょう。この文面は参加者ワークブックの目標設定セッションにもありますので，伝えながら参加者たちに同時に目で追ってもらえますし，参加者の中から希望者の誰かに読んでもらうのもよいでしょう。

　「人生をもっと良くするためには，目標を設定するとよいでしょう。今日このグループでは，あなた自身の目標を少なくとも1つは設定します。CBSSTプログラムの目的は，あなたの目標を達成するのに役立つ技能を学ぶのをお手伝いすることです。設定する目標としてベストなのは，あなた自身が心からそうなって欲しいと感じることで，あなたの生活の質を高めるようなことです。例えば，ガールフレンドまたはボーイフレンドを見つける，新しい友人を作る，友だちと過ごす時間をもっと楽しめるようになる，家族との関係を築き直す，自立して生活する，講習を受ける，就職する，ボランティアをする，などがあるかもしれません。その目標をそれぞれ1週間でできる小さなステップに分けて，小さなステップを一つひとつ踏むことで，今から6カ月～1年の間に長期目標を達成することができます。どんなに長い旅も一歩目から始まります。

第 5 章　導入と目標設定のためのセッション　139

小さなステップがより大きな目標に繋がります。例えば，今日はお皿を
洗い，明日は請求書を自分で支払えば，それから間もなくアパート生活
を自己管理できる人になれます」
　（下巻 p.3 参照）

長期目標を決める

　目標設定のための話し合いを始める時は，参加者に尋ねて，長所や得意
なこと，時間の過ごし方，日頃楽しんでいるか以前に楽しんでいた活動，
取り組みたいと感じる課題がないか，などを話してもらいましょう。そこ
から話し合いをして，人生をもっと楽しむためにどの領域で参加者が変え
たいと思っているかを知ることができます。参加者が変えたいと思う事柄
があれば，そこから長期目標を設定できます。例えば，「家にずっといる
のが退屈で，友達か誰かと一緒に出かけて楽しみたいと感じているようで
すね」と言えます。強みや楽しい活動も長期目標に言い換えられます。例
えば，「パソコンを使うのが得意で，インターネットにつながっているの
が好きなようですね。パソコンを使って楽しめる何かがあるかもしれませ
ん。例えば習い事，ボランティア，どこかでパソコンを使った仕事をする
などはどうでしょう」。モジュールごとに，新しく参加したメンバーがい
るのであれば，最初のセッション中に一人ひとり一定時間を割り当てて，
参加者にとって価値ある長期目標を定めましょう。長期目標を設定する作
業を盛り上げて取り組みやすくする目標設定用ゲームや活動を下巻付録 B
で紹介しています。

短期目標と目標へのステップを決める

　次に，長期目標はもっと細かく分けて，短期目標と目標へのステップに
します。長期目標を分けて一つひとつを達成できるステップにするのは，
なかなか難しいかもしれませんがとても重要な作業で，ここをしっかり決

140 第Ⅱ部 実践ガイド

められると，参加者が大きな目標を前にして，とても達成できないと感じてしまうことを避けられます。大きな目標をその日またはその週のうちに簡単にできる課題に分けると，すぐにできる小さな課題でも積み重ねていけば，道の先にあるもっと大きな目標を達成できる点が理解しやすくなります。「千里の道も一歩から」（Laozi, 1963）です。大きなリカバリー目標を分解して，一つひとつを具体的で達成できるステップにすると，参加者の心に希望が芽生え，大きな目標も一歩ずつ達成していけると信じられるようになって勇気が湧きます。その方法を参加者たちに教えるには「7-7-7（スリーセブン）でゴールイン！」の段取りを使いましょう。長期目標は達成するためにおそらく7カ月かそれ以上かかりそうで，短期目標は7週間ほどで達成でき，目標へのステップは7日以下で達成できます——それが「7-7-7でゴールイン！」です。この考え方を教えると，大きな長期目標を細かく分けて，毎週達成していける小さな課題にしやすくなります。

　目標と目標へのステップを決めたら，参加者ワークブックにモジュールごとに用意された「7-7-7でゴールイン！」ワークシート（セッション1の「実地練習：目標を設定しましょう」部分）に記入します。このワークシートは，「疾病管理とリカバリープログラム（Illness Management and Recovery Program）」（Gingerich & Mueser, 2011；Meyer et al., 2010）の中で使われる目標達成状況を追跡するワークシートに似ています。図5.2は参加者向けワークブックにあるワークシートの一部を記入した例で，セッションの時に教材として使えるでしょう。例では，寂しさを感じると話すジェーンが，「ボーイフレンドを見つける」願い（長期目標）を書いています。この長期目標を達成するには，ジェーンは「もっと上手に会話できるようになる」（短期目標）必要がありそうです。その短期目標へのステップとしては，話題にできそうな項目のリストをつくる，会話を始めてから終える練習をする，誰かをデートに誘う練習をするなどが考えられるかもしれません。短期目標には「もっと清潔にする」ことで未来のパー

第5章　導入と目標設定のためのセッション　141

名前：ジェーン＿＿＿＿＿＿＿＿　　長期目標を設定した日：10月1日＿

長期（意味のある）目標（7カ月）：ボーイフレンドを見つける＿＿＿

長期目標にかかわる短期目標（7週）：
（ステップを達成したらチェックをつけましょう）

1. もっと清潔にする＿＿＿＿＿＿＿　　2. もっと上手に会話できるようになる＿

ステップ（7日）

1. 洗濯物を，清潔なものと汚れたもの
　とに分ける　✓

2. 週に2回洗濯をする　　　　✓

3. 歯を磨く　午前／午後　✓

4. 毎日シャワーを浴びる　✓

ステップ（7日）

1. 話せそうな話題のリストをつくる
　✓

2. 会話を始める練習をする　✓

3. 会話を終える練習をする

4. 誰かをデートに誘う練習をする

図5.2　「7-7-7でゴールイン!」ワークシートの例（下巻p.4参照）

トナーになるかもしれない人に，魅力的に思われることも考えられそうです。その目標へのステップには，シャワーを毎日浴びる，午前と午後に歯磨きをする，清潔な服を着るなどがあるかもしれません。参加者たちが記入したワークシートは，全部コピーを取っておきましょう。また目標設定ワークシートの「ステップ」欄に記入する項目を，7日間でできる課題になるように工夫しておくと，次回（普通は1週間以内）のグループまでに実地練習を決める時にこのワークシートがとても役立ちます。

　セッションをグループ形式で進めているのであれば，新しい参加者には，ほかのメンバーの経験から学ぶように促しましょう。ほかの利用者とのブレーンストーミングで目標と目標へのステップを思いつくだけでなく，うまくいかないことが起こったときに，問題解決し乗り越えていく方法も参考になります。このように，以前からのメンバーの経験を参考にすることで，新しいメンバーも目標設定がしやすくなるでしょう。またこれまでの

142 第II部 実践ガイド

CBSST のモジュールで，既に目標を設定して目標へのステップに取り組んできたメンバーたちは，目標設定ワークシートを振り返り，達成したステップにはチェックマークをつけ，新しいステップをワークシートに追加できます。メンバーの誰かがステップを達成してチェックマークをつける時には，一つひとつを必ず褒めて強化しましょう。また，どのステップも達成するたびに，その人自身の長期目標に一歩近づくことを改めて伝えましょう。そのようにしてリーダーが折に触れ褒めてメッセージを伝え続けると，目標設定のモデルがはっきりして，目標を達成した時のイメージも具体的になり，新しい参加者が希望をもちやすくなります。

トレーニングのコツ

ねらおう──7-7-7でゴールイン！

　目標を設定する時には，この段取りを使って大きな長期目標を分解して，毎週できる「目標へのステップ」にする方法を教えましょう。
・長期目標は達成するのに7カ月以上かかるかもしれません。
・短期目標は7週間で達成できます。
・目標へのステップは7日以内に達成できる課題で，実地練習として家で行うことになります。

目標設定の例──ジュアン

　ジュアンは，ケア付きホームの今の同室者に対して苛立っていました──「あいつはいつもひどいんだ。もう我慢できない」。また住居の管理人に対しても「うっとうしい」と話し，理由は管理人がジュアンのすることや対人関係について，無遠慮にいろいろと聞いてくるからだと言います。そうした問題を同室者や管理人と話し合ったかどうかをリーダーが尋ねると，ジュアンは「話してない。だって，あいつらは絶対に僕の話なんか聞いてくれないから」と答えました。リーダーは，同室者や管理人の行動を

変えられるはずがないと考える敗北主義的予測が，ジュアンの中にあることをひとまず覚えておいて，この後の目標へのステップを設定する考え方とCBSSTで学ぶ技能を説明する段階で，改めて触れようと計画しました。ジュアンが今の住居環境に満足していないのが明らかだったので，リーダーは，ジュアンの一番大きな長期目標は「自分のアパートに引っ越す」ことかと聞きました。ジュアンはそのとおりだと言います。ジュアンは以前に自立生活をしていた時期もあったので，リーダーは，ジュアンと協力して，その時は何がうまくいったか，ジュアンが既に身につけているのはどの技能か，うまくいかなかったのは何か，アパートで自立して生活するにはどの技能を改善しなければいけないかなどを話し合いました。その時の対話の一部を以下に紹介します。ジュアンがリーダーと一緒に「7-7-7でゴールイン！」ワークシートを完成して（**図 5.3**），長期目標を2つの短期目標とそれぞれの目標へのステップに分解した様子がわかります。目標を形にしていく時に，リーダーが答えを全部示すのではなく質問をする様子（質問による発見）に注目しましょう。

リーダー：以前にアパートに住んでいたと話してくれましたね。なぜケア付きホームへ引っ越したのですか？

ジュアン：お金を自分で管理できないから。請求書の支払いや食品を買う分のお金を貯めておくのをつい忘れて。家賃を払うのが遅れるので，大家は時々かんかんに怒るようになり，とうとう追い出されました。

リーダー：お金を自分でもっと管理できるようになると，もう一度アパートに住むという長期目標を達成しやすくなりそうですね？

ジュアン：はい。そう思います。

リーダー：そうですね。では「お金を管理する方法を学ぶ」を短期目標の1つに記入しましょう。それなら7週間ほどでできそうです。今ここ

144　第Ⅱ部　実践ガイド

名前：ジュアン　　　　　　　　　　　　　長期目標を設定した日：11月19日

長期（意味のある）目標（7カ月）：アパートに引っ越して自立する

長期目標にかかわる短期目標（7週）：
（ステップを達成したらチェックをつけましょう）

1. お金を管理する方法を学ぶ　　　　　　2. 同室者と管理人とのコミュニケーション
　　　　　　　　　　　　　　　　　　　　　をもっと良くする

ステップ（7日）　　　　　　　　　　　**ステップ（7日）**

1. 普通預金口座を開く　✓　　　　　　　　1. 同室者と相談して静かにする時間を決
　　　　　　　　　　　　　　　　　　　　　める　✓

2. 予算表を作る　✓　　　　　　　　　　　2. 同室者に対して苛立った時にそれを
　　　　　　　　　　　　　　　　　　　　　伝えられるようになる

3. 金銭管理について，心にどんな思考が　　3. 同室者に対して心にどんな思考がある
　　あるかを確かめる　　　　　　　　　　　　かを確かめる　✓

4. 郵便為替の作り方を学ぶ　　　　　　　　4. ケア付きホームで日常生活動作を練習
　　　　　　　　　　　　　　　　　　　　　できる方法を見つける

開始日：11月19日　　　　　　　　　　　　開始日：11月19日

振返り日：1月2日　　　　　　　　　　　　振返り日：1月2日

修正した／新しいステップ：　　　　　　**修正した／新しいステップ：**

1. 定期券を買うため12ドルを引き出す　　1. _____

2. 代理受取人制度の対象から外れるには　2. _____
　　どうしたら良いかを調べる

3. _____　　　　　　　　　　　3. _____

4. _____　　　　　　　　　　　4. _____

図5.3　ジュアンが仕上げた「7-7-7でゴールイン！」ワークシートの例

でしているやり方がわかりますか？　アパートに引っ越して自立す
るという長期目標は，達成するのに7カ月ほどかかるかもしれない
大きな目標ですね。それを7週間ほどで達成できそうな，もう少し
簡単な目標に分解していますよ。例えば，たった今記入した「お金

第 5 章　導入と目標設定のためのセッション　145

を管理する方法を学ぶ」とかにね。次はその短期目標をもっと細か
く分解して，7日以内にできそうなステップにしていきますよ。そ
の小さなステップを一つひとつ踏んでいけば，お金をもっと上手に
管理できるようになりますね。この考え方を「7-7-7でゴールイ
ン！」と呼びます。なにしろ大きな目標を達成するのですから，そ
のために目標に向かって小さなステップを毎週達成します。お金を
もっと上手に管理するために，1週間以内では何ができますか？
あなたがお金をうまく管理できる人だったら何をしているでしょ
う？

ジュアン：家賃を期限までに払って，食品を買うお金もある。

リーダー：そうしたものを支払えるだけのお金が必ずある状態にしておく
　　　　　には何が必要ですか？

ジュアン：たぶんお金を貯めることと予算を立てること。

リーダー：そうですね。ではワークシートの目標へのステップの欄に「普
　　　　　通預金口座を開く」と「予算表を作る」を記入しましょう。両方と
　　　　　も1週間以内にできそうですか？

ジュアン：でも普通預金口座の開き方も，どの銀行へ行けばいいかも，予
　　　　　算表の用紙がどこで手に入るかもわかりません。

リーダー：CBSSTプログラムでは，そんな場合にどうしたらいいかを問
　　　　　題解決する技能も学びます。技能を学んでそうした課題を1週間以
　　　　　内に解決できるようになった人たちを大勢見てきました。だから，
　　　　　あなたも必ずできるようになります。

　リーダーは，お金を自分で管理できないというジュアンの発言（思考）
にも注目して，お金を自分で管理するのに妨げになる思考が自身の心にな
いか確かめるステップを記入するように促しています（**図 5.3**）。役に立
たない思考を見直す技能を教える段階が，いずれ認知技能モジュールの中

にあるとわかっていますので，思考を見直すことに関連した項目をできる
だけ含めておくと，実地練習に決めて達成した時にチェックマークをつけ
られるステップとして生きてきます。目標へのステップに「……について
心にどんな思考があるかを確かめる」ことを含めましょうと提案をする時
は，思考が行動にも感情にも結びついている様子（認知モデル）と，
CBSST プログラムではその点に注目して取り組んでいくようになること
とを簡単に紹介する機会になります。例えば，

リーダー：例えば「どうせ滅茶苦茶になる」とか「お金の管理は苦手だ」
　　　　と考えていると，自分でお金を管理してみようと思う気持ちに影響
　　　　すると思いますか？

ジュアン：管理してみようと思う気持ちが減ると思う。

リーダー：そのとおり！　どうせすぐに滅茶苦茶になると考えていたら，
　　　　試そうと思うはずがありませんよね。

ジュアン：でも本当です。お金は今まで何度も滅茶苦茶にしてきました。

リーダー：そうかもしれません。でも，先のことは誰もわかりません。未
　　　　来は予測出来ませんから。金銭を管理する技能を身につけたら，将
　　　　来は上手に管理できるようになるかもしれませんよ。誰でも引っか
　　　　かるよくある思考のミスは，例えば何が起こるかなんて本当はわか
　　　　るはずがないのに，滅茶苦茶になると決まっていると未来を予想す
　　　　ることです。CBSSTプログラムでは，ミスかもしれない思考を見
　　　　つけて修正していく方法を学びますので，上手に振る舞いやすくな
　　　　ります。心にある思考を変えて「お金を管理する方法を身につけら
　　　　れるかもしれない」と考えるようにすると，お金を上手に管理でき
　　　　る可能性が高くなって，アパートに引っ越せると思いますか？

ジュアン：可能性が高くなりそうです，たぶん。

第5章　導入と目標設定のためのセッション　147

　ジュアンとリーダーが一緒に決めた2つ目の短期目標は，同室者と管理人とのコミュニケーションを改善することでした。リーダーは，ジュアンがまだケア付きホームにいるうちなら，住まいの状況を改善するための効果的なコミュニケーション技能を身につける機会がたくさんある点を指摘しました。またケア付きホームでそうした技能を身につけておけば，アパートに引っ越した時に新しい同室者や管理人ともうまくコミュニケーションできて，目標を達成しやすくなるだろうとも伝えました。それからジュアンとリーダーは協力して短期目標を分解し，同室者に「不愉快な気持ちを伝える」，共同生活の約束事（静かにする時間など）を決める，アパートに引っ越す前に，ジュアンが自分の責任でできる日常生活での社会生活技能を増やす練習をする方法がないかをケア付きホームの管理人に相談する，などに関連したステップを決めました。そうしたステップは，いずれSSTモジュール（「不愉快な気持ちを伝える」「頼み事をする」などの技能を学びます）の中で，実地練習として練習してからチェックマークをつけられるでしょう。目標へのステップを決める時は例えば，

リーダー：2つ目の短期目標として「同室者と管理人とのコミュニケーションをもっと良くする」を追加しました。次はこの短期目標に毎週取り組むためのステップを考えます。同室者がひどいと話していましたね。例えばどんなひどいことをされましたか？

ジュアン：眠らせてくれません。いつも夜遅くまで部屋でいろいろなことをガタガタやっていて，目が覚めちゃいます。

リーダー：同室者の行動にとてもいらいらしているのですね。静かな時間を決めるために，同室者と話し合ってみるのはどうですか？

ジュアン：とんでもない。怒るに決まってる。

リーダー：このグループでは，あなたがして欲しいと思うことを効果的に頼む方法と，あなたが感じている「不愉快な気持ちを伝える」方法

148　第Ⅱ部　実践ガイド

も学びます。その人の行動の何に怒りを感じていて，替わりにどうして欲しいのかを上手に伝えられるようになります。そうした技能を同室者に対して使うとうまく行くかどうか，試す価値があるかもしれません。同室者がどう反応するかがわからなくても，試すだけ試してみたいと思いませんか？

ジュアン：うまくいくとは思えないけど，試すのはいいです。

リーダー：試してみようと思う気持ちは素晴らしいです。「同室者と相談して静かにする時間を決める」を短期目標の下のステップ欄に追加しましょう。

　セッションの終わりに，リーダーがまとめをして，CBSST で学ぶ技能が長期目標を達成していくうえで役立つ点を伝えます。ジュアンのワークシートに記入された目標へのステップが，CBSST の３つのモジュールでトレーニングしていく技能と関連している点に注目しましょう。このことにより，実地練習を決める時にもワークシートを使うのでアイデアを出しやすくなります。リーダーは，金銭管理することと同室者や管理人の行動を変えることについて，敗北主義的予測をしているかについてチェックするという目標へのステップについて話し，さらに CBSST で学ぶ「思考を見直す」技能を使うと思考が正確かどうかを確かめられると説明しています。また問題解決技能を使うことで金銭管理に関連する問題を解決できる点と，効果的にコミュニケーションする技能を身につけることで今だけでなく将来の同室者と管理人との間に起きる問題もうまく対処できるようになる点も伝えています。リーダーが強調して伝えているのは，目標へのステップを毎週１つずつ達成するために必要な技能を CBSST プログラムの中で学んでいくと，今日一緒に設定した短期目標を達成できるだけでなく，プログラムが進むうちに，また追加で設定する他の短期目標（「支払える範囲内の家賃のアパート見つける」など）も達成できて，いずれは自立し

第 5 章　導入と目標設定のためのセッション　149

てアパートに住むという長期目標も達成できるようになる点です。リーダーは，ジュアンが実地練習として，上手に金銭管理できるようになるために，1 週間以内にできる課題をもう 1 つ考えて，ワークシートに記入してくるように決めました。ジュアンは，次のセッションに来た時に「郵便為替の作り方を覚える」のステップを加えていました。また 6 週間後に新しいモジュールを始める時に，ワークシートを振り返って，お金を管理できるようになる短期目標のためのステップをあと 2 つ追加しました。

目標設定の例——キャロル

　キャロルは，最初の目標設定セッションで，ケア付きホームの外でほとんど活動していないので「退屈」で「楽しい時間がちっともない」と愚痴をこぼしました。ところがどのように 1 日を過ごしたいかと聞かれると，替わりにどんな活動をしたいかを挙げるのに少し手こずって，ケア付きホームから外出するのが心配だと話しました。外にいる時に症状（幻聴）を経験すること（「声に返事をするから周りの人に笑われる」など），交通機関を利用できない（「道に迷う」など），家から出かけると“カルテル”が危害を加えるという信念などを心配していました。そこでリーダーは，もし声をうまく管理できて，ケア付きホームから外出しても安全だと今よりも思えたとしたらどうするかを尋ねました。しかしキャロルは説明を続けて，「声を消し去る」方法が何故ないかということや，“カルテル”が彼女の後をつけて危害を加える方法ならいくらでもあることを話し続けました。そこでリーダーは，「魔法の杖」の質問を出してきて，キャロルが魔法の杖を一振りして，声も“カルテル”の脅威も消し去れたとしたら何をするかを尋ねました。

リーダー：一緒に練習をしませんか？　身動きが取れなくなった，目の前
　　　　　に越えられない壁があって楽しい活動ができない，と思った時に

150　第Ⅱ部　実践ガイド

　　　ぴったりの練習です。

キャロル：もちろん。やってみます。

リーダー：あなたに魔法の杖をお渡ししたとしましょう。とても強力な杖
　　　　　で，一振りするだけで心配事を全部消し去れます——声が消えて，
　　　　　"カルテル"から傷つけられる脅威ももうありません。

キャロル：そんなこと起きっこありません。"カルテル"は強すぎます。

リーダー：そうかもしれません。でも今はひとまず脅威を消せるものとし
　　　　　てみるのです。杖を一振りしたら，あなたの将来はどうなります
　　　　　か？　誰と話をしますか？　何をして1日を過ごしますか？

キャロル：そうね，もっと外出するでしょうね。ケア付きホームにいるの
　　　　　は本当に退屈だから。

リーダー：どんな活動をしますか？　どこへ行きますか？

キャロル：家の近くにある喫茶店か，クラブハウス*6に行くかもしれませ
　　　　　ん。

　キャロルとリーダーは一緒にブレーンストーミングを続けて，壁になり
そうなことには注目せずに，キャロルができそうな活動に目を向けて，ど
んどん挙げていきました。やがてキャロルは，動物の世話をするのが好き
で，動物シェルターで動物たちとかかわりながら仕事をするのが長年の願
いだったと気がつきました。キャロルは，発症する前に，期間は短かった
ものの一般就労していた時期がありました。ただ，今はもう一度一般就労
したいとは思わず，その用意ができているようにも思えませんでした。キャ
ロルは，動物シェルターでボランティアの仕事をするのなら，融通が利く
のでうれしいと話しました。それまでの会話から，これならキャロルにとっ
て意味のある長期目標になるだろうとリーダーにも感じられました。そこ

────────────────────

＊6　訳注：第2章の訳注10（p.48）を参照。

第5章　導入と目標設定のためのセッション　151

名前：キャロル　　　　　　　　　　　　　長期目標を設定した日：3月3日

長期（意味のある）目標（7カ月）：動物シェルターでボランティアをする

長期目標にかかわる短期目標（7週）：
（ステップを達成したらチェックをつけましょう）

1. 公共交通機関を利用する　　　　　　　2. 仕事に就く準備をする

ステップ（7日）

1. リーダーのオフィスまでのバス路線を調べる ✓
2. オフィスまでのバス路線を利用する練習をする ✓
3. 定期券を買う ✓
4. 道を迷うことについての思考が心にあるかをチェックする ✓

ステップ（7日）

1. シェルターの候補を見つける ✓
2. 職の空きがないかを尋ねる練習をする ✓
3. 申し込み用紙を記入する ✓
4. 「どうせ雇われない」の思考が正確かどうかを確かめる ✓

開始日：3月3日

振返り日：4月27日

修正した／新しいステップ：

1. 「"カルテル"が危害を加える」という思考が正確かどうかチェックする
2. 幻聴についての思考が正確かどうかをチェックする
3. 海岸までのバス路線を使う練習をする
4.

振返り日：4月27日

開始日：3月3日

振返り日：4月27日

修正した／新しいステップ：

1. 服を洗濯する

2. 面接の練習をする

3. 面接の前にシャワーを浴びる

4.

図5.4　キャロルが仕上げた「7-7-7でゴールイン！」ワークシートの例

で，次に協力して短期目標を2つ決め，目標へのステップを考えながら「7-7-7でゴールイン！」ワークシートに取り組み始めました（**図5.4**）。

152　第II部　実践ガイド

リーダー：動物シェルターでボランティアの仕事に就くのは，あなたが本
　　　　当に取り組みたいことのようですね。それは大きな目標ですので，
　　　　7週間ほどでできる短期目標に分けると達成しやすくなります。そ
　　　　の短期目標もさらに分けて7日でできるステップにすると，動物
　　　　シェルターで働くという大きな目標に向けて，毎週取り組めるよう
　　　　になります。これを「7-7-7でゴールイン！」と呼びます。目標が
　　　　大きい時に，7日ずつできるステップに分解できる方法です。以前
　　　　に働いていた時の経験を思い出すと，まずしなければいけない課題
　　　　はなんでしょう？　ボランティアで仕事をする準備には何が必要で
　　　　すか？

キャロル：ボランティアができるシェルターを探して，応募の方法も調べ
　　　　なければいけないと思う。でも私を雇ってくれる場所を見つけるの
　　　　は難しそう。前に就職していた時は，病気ではありませんでした。
　　　　シェルターが統合失調症の人を雇うはずがありません。

リーダー：シェルターがあなたを雇わないことについての思考は重要です
　　　　ので，一緒にもっとよく考えたいテーマです。シェルターをいくつ
　　　　か見つけなければいけないと言いましたね。「仕事に就く準備をす
　　　　る」というのを短期目標にするのはどうでしょう。準備をするため
　　　　には，シェルターをいくつか見つけることも含まれるでしょうし，
　　　　ボランティア枠があるかどうかを聞いて，申し込む方法を教えても
　　　　らうこともあるかもしれません。ちょうどよさそうです。

キャロル：よいかもしれません。でも，どうしたらシェルターにたどり着
　　　　けるか自信がありません。

リーダー：どうやってたどり着くか，よい点に気がつきましたね。この地
　　　　域の交通機関に慣れていないのであれば，短期目標として交通機関
　　　　を利用できるようになることを記入できます。

キャロル：前にも利用してみました。でも，迷って。あんな思いは二度と

第 5 章　導入と目標設定のためのセッション　153

したくありません。家に帰るまでにすごく時間がかかりました。
リーダー：また道に迷うと考えているみたいですね。CBSSTプログラム
　ではそういう思考を見つけて，まずそれが正確かどうかを確かめま
　す。道に迷うことを予想して，あなたは恐らくバスを利用しないで
　おこうとする，その思考がシェルターで仕事をすることの妨げにな
　りますよね？　思考が役に立つかどうかを確かめる技能を一緒に練
　習していきましょう。それからこのグループで学ぶ問題解決技能ト
　レーニングも便利で，交通機関を利用できるようになる時にとても
　役立ちます。それも短期目標に記入しませんか？
キャロル：そうね。交通機関も利用できるようにならないと。何とかして
　動物シェルターにたどり着かないといけませんものね。

　CBSST でこれから学ぶ技能をリーダーが目標設定プロセスでいくらか
説明していることに注目しましょう。またキャロルのトレーニングでは，
キャッチ（気づく），チェック（確かめる），チェンジ（変える）が重要な
焦点になりそうだと予想して，目標へのステップに，バスに乗ると道に迷
うという思考とシェルターで採用されないという思考（どちらも敗北主義
的予測）を確かめる作業を含めるようにと伝えます。「公共交通機関を利
用する」短期目標を達成するための他のステップ（バス路線を調べる，バ
スに乗る練習をする，交通機関の乗車券を購入するなど）も，キャロルが
バスに乗るには何が必要かを簡単に話し合う中から見つけて追加しまし
た。またキャロルは当初いくらか抵抗していましたが，リーダーは目標へ
のステップの欄に，バスに乗ったら「"カルテル"が危害を加える」とい
う思考と，「声はコントロールできない」という思考とを確かめる取り組
みも記入するように促しました。ワークシートからわかるように，キャロ
ルがやっとそれに同意したのは，次のモジュールの初めにワークシートを
振り返ってステップを修正または追加する時でした。もっともリーダーは，

キャロルがバスに乗ろうと実際に取り組み始めれば，すぐにそうした思考が現れるだろうと予想していました。

　もう１つの「仕事に就く準備をする」短期目標については，リーダーとキャロルは協力して案を出し，ボランティアの仕事を見つけて就職するための実際的な側面をいくつか挙げました（就職先シェルターの候補をいくつか見つけ，申込用紙を取り寄せ，記入するなど）。また面接を受けなければいけない可能性も話し合って，リーダーはその機会をとらえて簡単にSSTモジュールを紹介し，モジュールの中でコミュニケーション技能を習うことが，どのように役立つかの例を挙げて（面接での受け答えをロールプレイで練習する，申込用紙をくれるように頼む，など）見せました。またキャロルが，採用されるとは思えないという疑念（「採用されない」）をちらつかせたことも指摘して，そうした思考が心にあるかどうかを確かめる項目も記入しておくと，後で認知技能モジュールの時に取り組める大切なステップになるだろうと提案しました。

SMARTな目標

　目標を設定する時に，頭字語のSMARTに沿って考える方法もあります。SMARTはそれぞれの頭文字の語が好ましい目標の特徴を表していて，それらを指針とする，具体的な（Specific），意味のある（Meaningful），合意された（Agreed upon），現実的な（Realistic），適度な時間でできる（Timely）目標を目指します。

具体的な目標

　最初の頭文字Sの意味は「具体的な（Specific）」です。７日間で達成したい「目標へのステップ」は，行動に注目して「具体的な」表現にできると観察しやすくなります。目標または「目標へのステップ」は，達成された時にはっきりわかるようでなければいけません。例えば，目標が「部屋

第 5 章　導入と目標設定のためのセッション　155

をもっときれいにしておく」では曖昧です。「もっときれいな部屋」がど
んな状態なのかも，目標を達成したと言うには何がどうなっていなければ
いけないかも，はっきりしていません。それに対して行動に注目した「汚
れた服は床に放置しないでカゴに入れる」という目標であれば，「具体的」
で達成したかどうかを判断しやすくなります。一般に長期目標（「自立生
活を始める」など）は「目標へのステップ」と比べると，それほど具体的
ではない表現になる場合が多く，短期目標（「家の管理を改善する」など）
もある程度まではそうだといえます。「目標へのステップ」が，観察でき
る具体的なものになっているのは，ステップを一つひとつ観察して達成し
た時に，チェックマークをつけていくことで，より大きな目標も達成され
つつあるとわかるためです。

トレーニングのコツ

SMARTな目標を設定するステップ

S——Specific　具体的な
　　「目標へのステップ」は（また「目標へのステップ」だけが），観察できる行
　動の形で言い表され，測定出来なければいけません。目標が達成されたとわか
　るのはどうなった時でしょう？　目標が達成されたと言えるのは参加者が具体
　的に**何をした時**でしょう？

M——Meaningful　意味のある
　　長期目標は（また長期目標だけが），参加者が自分で選んで心から意味のある
　ものと感じるリカバリー目標でなければいけません。参加者がセッションでも
　家でも技能の練習をする可能性が高いのは，練習が価値のある個別目標と結び
　ついていると感じる時です。長期目標が参加者の動機づけとなります。

A——Agreed upon　合意された
　　目標設定はリーダーと参加者が協力して取り組むプロセスです。達成に向け
　て一緒に取り組んでいくには，両者が合意した目標でなければいけません。

R——Realistic　現実的な

うまくできたと感じる成功経験を重ねるには，「目標へのステップ」が，実地練習として簡単にできて実際に達成できる現実的な課題でなければいけません。一方，長期目標は現実的かどうかを判断するのが少し難しくなります。限界は誰にもあって，精神疾患が妨げになる場合もあるかもしれませんが，長期目標を実際に目指してみないとわかりません。

T——Timely　適度な時間でできる

長期目標，短期目標，目標へのステップをそれぞれいつまでに達成するかのターゲットを，「7-7-7 でゴールイン！」ワークシートを使いながら決めましょう。

本人にとって意味のある個別の目標

「本人にとって意味のある（動機づけを高める）」目標は，参加者が価値を感じてそうなって欲しいと願い，達成したら人生がずっと良くなると信じているものです。目標が意味のあるもので，CBSST を学ぶとその目標を達成しやすくなると信じているのであれば，CBSST グループに参加しようと動機づけられて，実地練習も達成しようと思うはずです。参加者にとって意味のある目標は，多くは社会生活機能にかかわる領域にあって，もっと人と交流すること，対人関係，余暇活動，自立した住居，教育，仕事またはボランティアなどに関連しています。セッションで参加者が提案した目標が，本当に心から願っていて価値のあるものになっているかどうかを評価するには，「なぜ『その目標を』達成したいのですか？　達成するとあなたの人生はどのように良くなりますか？」と質問しましょう。最初のうちは時々，参加者たちはリーダーが聞きたがっていると思われる目標を出してくる場合があります（「薬を指示どおりにもっとしっかり飲みたい」など）。これはどの年齢層にも見られますが，高齢で長年精神保健システムにいる参加者たちは，特にその傾向が強いかもしれません。他にも，社会的に好ましい**望むべき**目標を提案する場合もあります。例えば，

第 5 章　導入と目標設定のためのセッション　157

参加者が「仕事に就きたい」という社会的に褒められやすい目標を言っても，よく質問をしていくと，働きたいと心から思っているわけではないと認めて，友人たちとの余暇活動やもっとよい住環境に移るためのお金が欲しいと話すかもしれません。医療とその周辺分野で専門職として活動する私たちは，自分の価値体系に基づいて，参加者たちも仕事や教育に関連した目標に大きな価値を感じるだろうと推測するかもしれません。しかし，その基準が誰にでも当てはまるとは限りません。提案されたのがもっともらしい目標でも，質問を繰り返して，その人にとって本当に価値を感じる意味のあるものになっていると，リーダーのあなたが確かな手応えを感じるまで探らなければいけません。また意味のある目標を心で温めていても，敗北主義的信念（「仕事に就くには精神疾患が重すぎる」など）が妨げになって，口にしないことも考えられます。敗北主義的信念であれば，認知技能モジュールの中で認知再構成法を使って取り組めます。トレーニングが進むうちに敗北主義的信念が変わりますので，妨げられずに目標をどんどん掲げられるようになるのに合わせて長期目標も改訂していくとよいでしょう。

　長期目標は参加者にとって意味のあることが重要ですが，短期目標と目標へのステップでは，その点をそれほど考えなくてかまいません。実際，短期目標や目標へのステップは，むしろ心からうれしいと思えるものではない場合の方が多いかもしれません。例えば，「薬を指示どおりに飲む」のは目標へのステップになりますが，それを覚えているのはかなり大変です。それに，ステップを踏んで薬を飲むたびに副作用が苦しかったり，精神疾患があるのを思い出して，セルフスティグマが辛かったりするかもしれません。このように，薬を指示どおりに飲むステップはさまざまな妨げも伴うわけで，それそのものに必ずしも意味が感じられるわけではありません。しかし，その時に，指示どおりに飲むことで達成しやすくなる長期目標（仕事へ出かけられる，家族の一員としての役割を果たせるなど）

158　第Ⅱ部　実践ガイド

に注目すると，妨げを乗り越えてステップを踏みやすくなります。そこが
要です。短期目標または目標へのステップ（「処方どおりに薬を飲む」など）
を，意味のある長期目標（「よい母親になる」「ボランティアの仕事に就く」
など）を達成することと結びつけると，一つひとつの課題に取り組もうと
思う感情を高められます。

　参加者によっては，本当に価値を感じる目標が別にあるけれども，それ
を達成するための手段を長期目標に挙げるかもしれません。例えば，参加
者が「体重を 10kg 減らしたい」と話したとしましょう。これは短期目標
として効果的かもしれませんが，長期目標として動機づけてくれるような
ものではありませんので，もっと意味のある目標を引き出せるまで質問を
繰り返しましょう。「体重を 10kg 減らしたいのはなぜですか？」「体重が
減ると何が変わりますか？」「人生はどのように良くなりますか？」など
と聞けるでしょう。質問をするうちに，体重が減るともっと魅力的になっ
て**ガールフレンドまたはボーイフレンドができる**，もっと健康になって疲
れが減るので**友人たちと楽しく活動できる**，または**もっとよい親になれる**，
などの願いが見えてくるかもしれません。そうした長期目標があると，体
重を 10kg 減らそうと動機づけられやすくなります。CBSST のグループ
に参加して，家でも実地練習をするのは大変です。それでもそうするのは，
意味のある目標を達成すると人生がもっと良くなると考えるからです。達
成したら人生が良くなると，心から願い信じられる長期目標が設定できる
と，トレーニングに積極的に参加しようと動機づけられます。参加者たち
に何度も伝えましょう。「課題を家で達成してくると，あなたの長期目標
にまた一歩近づきます」。

■ トレーニングのコツ

意味のある長期目標があると，取り組む動機づけができる

第 5 章　導入と目標設定のためのセッション　159

　　参加者にとって本当に意味のある目標になっているとあなた自身が確かな手応えを
　感じるまで，質問を繰り返しましょう。

　・「なぜ＿＿＿＿＿＿＿をしたいのですか？」
　・「＿＿＿＿＿＿＿を達成したら，何が変わりますか？」
　・「あなたの人生はどのように良くなりますか？」

合意された目標

　CBSST では協力しながら技能を学んでいくので，目標が達成可能で取り組むだけの価値があると，リーダーと参加者がお互いに合意していなければいけません。合意されていない目標は，普通は達成されません。リーダーが決めた目標でも参加者が関心を示さなかったり，参加者が選んだ目標でもリーダーが価値を感じる長期的転帰に結びつかなかったりすると，技能を学ぶプロセスへの動機づけや熱心さが両者ともに落ちるでしょう。例えば「毎週自宅で本を 1 冊読む」という目標を考えてみましょう。具体的で現実的で期限も意識できるし，ある意味では人生を豊かにするとも言えるでしょう。しかし社会生活機能を改善する面に，どれほど関連するかがはっきりしません。例えば社会的孤立など，かえって好ましくない結果に繋がることも考えられます。そこでリーダーが「それだけの本を読むと，人生がどのように（または，どれほど）良くなりますか？」と尋ねると，目標がどの程度意味のあるものかについて話し合い始められるでしょう。さらに質問をしていくと，学業や余暇活動などにかかわるもっと視野の広い目標に結びつくかもしれません。妄想に関連した目標も，例えば「悪魔を追い払う」「陰謀に立ち向かう」などは，地域社会でうまくやることや生産的な活動をするというトレーニングの取り組みの方向性から外れてしまうことになりかねません。リーダーとしては，トレーニングに結びつかないそうした目標には合意しにくいかもしれません。しかし，直接反論す

160　第Ⅱ部　実践ガイド

るのは信頼関係を損ない，参加する気が失せてしまうこともあるので避けた方がよいでしょう。リカバリー志向ではない目標が出された時は，「7-7-7でゴールイン！」ワークシートを使って，長期目標ではなく短期目標または目標へのステップとして記入するとお互いに合意できます。例えば，妄想に関連する目標であれば，「悪魔を追い払えたら（または陰謀を暴けたら）日中は何をしますか？」と質問すると，意味のある長期目標（「そうですね，学校に戻れます」など）を引き出せるかもしれません。意味のある長期目標がしっかり決まれば，それを達成しやすくする短期目標は「悪魔を管理する」や「陰謀に対処する」でもよいでしょう。また目標へのステップには「悪魔をコントロールできるかどうか調べる」「奴らがいつもうかがっているかどうかを調べる」などを含めてもかまいません。悪魔をコントロールできるとわかれば目標に取り組めるし，常に見張られているわけではないとわかれば取り組める時もあるはずですから。そうしたステップは認知技能モジュールの中で行動実験や思考を見直す支援のターゲットにできます。これらのほかに含まれそうな短期目標（「習い事のグループに登録する」など）は，長期目標にもっと直接的に関連します。丁寧に話し合っていくと，リーダーと参加者が協力しながら，それぞれが取り組みたいと強く感じる事柄の中から，お互いに合意されたリカバリー計画を作れるでしょう。

現実的な目標

　CBSSTでは目標へのステップに一つひとつ取り組んで，成功する経験を重ねながら自己効力感を高めていきますので，ステップに含める課題は，達成しやすくて現実的でなければいけません。どのステップも一週間で達成できるように考えて設計し，実地練習に設定します。ステップに対して長期目標は，いつ達成できるかの目途を立てるのが難しいので，それについては柔軟でいましょう。長期目標を達成できるかどうかを判断するには，実際に目指してみるしかありません。参加者が現実味のなさそうな難しい

目標を設定しても，それが参加者にとって意味のあるものであれば，否定しないで受け止めましょう。現実的で達成できるかどうかが重要で注目しなければいけないのは，長期目標よりも，むしろ目標へのステップや短期目標です。短期目標に向けてステップを一つひとつ達成していくと，難しい目標が達成されるかどうかはそれほど関係なくて，CBSST で改善をねらっている社会生活機能の多くは改善します。

　長期目標に「ロックスターになる」を挙げた参加者がいました。その人は子どもの頃に本当にロックスターを目指して，ギターを弾いたり作詞したりを楽しんでいました。参加者はこの夢の話を頻繁にしましたが，周りの人たちは現実的な目標ではないと反応しがちでした。それでも，その人はロックスターになることに結びつく課題なら，何でも取り組みたいと強く動機づけられて意欲的でしたので，リーダーもそれを長期目標にしようと同意しました。その長期目標に関連して次に決めた短期目標は，「ギターの腕を上げる」と「バンドに参加する」でした。目標へのステップに記入した課題は，「中古ギターを探す」「ギターを買うためのお金を貯める」「セッションに通う」「演奏を練習する」「音楽家たちに会える場所を見つける」「他の人のために演奏できる場所を見つける」「聴衆の前で演奏する」「バンド仲間の話に耳を傾けられるようになる」「バンド仲間に自分の意見を伝えられるようになる」「聴衆の前でも自信を持てるようになる」などでした。その人は CBSST プログラムの中で，問題解決技能を使って，ギターを手に入れて練習することと，演奏する場所を見つけることに関連したステップのほとんどを達成しました。CBSST を使って，バンド仲間とのコミュニケーションと交渉を改善しました。また認知技能を使って，他の人たち（バンド仲間，ギターの先生，聴衆など）が自分や自分の演奏をどう思っていそうかについて，自分自身の心にある役に立たない思考を見直しました。CBSST に参加している間にその参加者は，ギターを購入して演奏を楽しみ始め，喫茶店や楽器店に通い，以前ほど孤立していない状態になり

ました。CBSST グループのメンバーの前でも，クラブハウスや喫茶店で
もギターを弾いて歌を歌いました。バンドに参加して友人を作り始め，音
楽に関連した目標を中心に社会的ネットワークを作り上げました。そして，
注意が音楽にさらに向くようになって，一人自宅で考えこんでいる時間が
減ったので，幻聴が伝えてくる邪悪な意図のある命令などを以前ほど心配
しなくなり，苦しさも和らぎました。ロックスターになる長期目標に向け
て一つひとつ取り組んだステップが，周りの人たちと交流することや余暇
活動の面で重要な変化に結びついただけでなく，症状も減って結果として
明らかに生きやすくなりました。

適度な時間でできる目標

　長期目標，短期目標，目標へのステップをそれぞれどれほどの時間で達
成していくかの見当をつけるには，先に説明した「7-7-7 でゴールイン！」
の段取りが役立つでしょう（p.142「トレーニングのコツ」参照）。

パイチャート技法を使って役割を目標に変える

　重篤な精神疾患のある人たちの多くは「精神疾患や精神障害が『わたし』
の全体を表す」と信じ込んでいます（「統合失調症だから普通の活動はで
きない」など）。この思考があっては，リカバリー目標を達成しようとす
る時に明らかに妨げになります。たった1つの役割にしか注意が向かなく
なって，自分を「病気の人」と考えれば，成長して変わっていくのは誰に
とっても難しくなるでしょう。ここで紹介するパイチャート技法を使うと，
人生で今果たしているたくさんの役割だけでなく，将来果たせる新しい役
割も含めて，全部を意識しやすくなります。参加者たちに新しい役割を考
えてもらって描き込んだら，それを新しい目標に設定できます。パイチャー
ト技法は次の手順で使います。

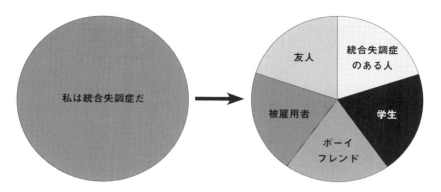

図5.5 役割を目標に変えるパイチャートの完成例

1. 紙またはホワイトボードに円を描きます。
2. 円の中に「私は統合失調症だ」または「私は患者だ」と記入します。
3. 次に円をもう1つ描き，参加者が果たしているさまざまな役割（兄弟，姉妹，父，母，息子，娘，隣人，友人，学生，被雇用者，芸術家，音楽家など）を表すパイ切れを描き込んで，その人には病気のほかにもっとたくさんの側面がある様子を示して見せます。新しい役割を考えて描き込んだら，それを目標にしてみましょう。**図5.5**に完成したパイチャートの例を示します。

症状に関連する目標

　重篤な精神疾患のある人たちに目標を設定してもらうと，初めは症状に関連するものになりがちです。ある種の感情にはならない（例：「もう抑うつ気分にはなりたくない」），有害な行動を止める（例：「飲酒と薬物使用を止めなければいけない」「たばこを止めなければいけない」），精神症状を消す（例：「幻聴を消してしまいたい」「政府の監視を止めさせなければいけない」），不健康な生活習慣につながる行動を止める（例：「体重を減らさなければいけない」）などです。そうした「症状に関連する目標」

は確かにトレーニング計画の中でもよく取り組みますが，トレーニング全体を導く長期のリカバリー目標だとは言えません。CBSST プログラムが効果を発揮するのは，長期のリカバリー目標が設定されている時で，その目標に取り組むことで人生が良くなると参加者が信じて，治療に積極的にかかわろうと動機づけられるためです。症状緩和は治療面ではいつでも重要な目標ですが，参加者や家族や患者の権利擁護団体たちが，頻繁に一番大切だと話すのはリカバリーに関連した目標です。症状が長期のリカバリー目標を妨げているのであれば，緩和を短期目標に設定して取り組みますが，CBSST では，注目の焦点はあくまでも参加者自身が意味のあるものと感じるリカバリー目標です。

　症状に関連した目標は，リカバリー目標の達成を妨げる場合があります。例えば，「症状が完全に消えるまでリカバリー目標に取り組めない」と参加者が感じる時などがそうです。参加者は，うつ病，幻聴，妄想に関連する心配事が，きれいになくなるまでは人生を先に進めないと考えて，身動きが取れなくなるかもしれません。統合失調症が治癒してからでなければ，人生の目標に向かって進めないと思い込んで，症状に注意が集中して，社会生活にほとんど目が向かなくなります。症状から解放されることはもちろん治療計画の重要な部分で，症状を改善できる行動（薬を指示どおりに飲む，行動的対処戦略など）については話し合わなければいけません。しかし CBSST ではむしろ，たとえ精神疾患があっても，ともかくリカバリー目標を目指すように励まします。私たちの観察では，意味が感じられる対人交流や活動に地域で参加して感情が満たされている参加者たちは，注意が症状にそれほど向かなくなり，苦しさをあまり感じないで症状そのものも軽くなりました。逆に，孤立して地域社会での活動を避けると，幻聴や妄想的信念に注意がさらに集中して，もっと苦しくなり症状も重くなり，ますますうまく生活が出来なくなります。目標設定の時に参加者が症状に関連する目標を挙げたら，次の質問をすると社会生活機能のリカバリー目

標として枠づけし直せるでしょう。

「どうなると，もう悲しくないとわかりますか？」
「そうなったとしたら，あなたの人生はどう変わりますか？　何をしますか？」
「幻聴がなかったら，今とは違う何をしていますか？」

参加者が「悲しむのを止めたい」と話して，症状に関連する目標を挙げたら，次のように対話できるでしょう。

参加者：悲しむのを止めたいです。
リーダー：ある朝起きて，とても幸せだったとしましょう。その日は何をしますか？
参加者：いつもよりもたくさんのことをする。
リーダー：どんなことですか？
参加者：ええと，出かけて，映画館に行くとか，友達と楽しむとか。
リーダー：よいですね。つまり，あなたの目標は，友達と一緒に出かけて楽しい活動をすることですね。

これは「魔法の杖」の質問に似ています。

「魔法の杖を一振りして問題を全部消せたら，明日は何をしますか？　ある日目を覚ますと悩みごとがきれいになくなっていたら，その日は普段とは違うどんな活動をしますか？　何にもっとたくさんの時間を使い始めますか？　周りの人に対する振る舞い方を変えますか？　その朝，あなたはどこで寝ていますか？　ベッドに潜って独りですか？　その日はまず最初に何をして，次に何をして，それから何をしますか？」

166　第Ⅱ部　実践ガイド

　この質問をすると，参加者がどんな人間関係や活動を意味深いと感じて願っているのかについての対話を始められるでしょう。

　症状に関連する目標をリカバリー目標に変えるには，「人生のドキュメンタリー映画」の質問も便利です。

　「私がビデオカメラを回しながら，一日中あなたを追いかけて撮影したとしましょう。あなたが人生ですることをすべて撮影して，一週間記録し続けます。次に，このグループでCBSSTに一生懸命取り組んで，あなたの問題がかなり改善したとします。ひょっとしたら完全に消えさえしたかもしれません。そこでもう一度あなたの人生を一週間撮影し続けます。映画の中で，あなたは何をしていますか？　または周りの人に何を話していますか？　あなたの問題が解決する前と後とで，それぞれのドキュメンタリー映画で何が違っていますか？」

　「死人のゴールテスト*7（Dead Person Goal Test）」（Harris, 2009）をすると，参加者が話した目標が，人生を良くするリカバリー目標になっているかどうかを確認できます。テストするには，リーダーが自分の心の中で，この目標は「死人のゴールテスト」を通るだろうかと問いかけます。例えば，症状をなくす，ある特定の感情や行動を止めるなどの目標は死人のゴールです。なぜなら死人たちは陰謀の対象になりませんし，幻聴も聞きません。うつ病にもならず，飲酒，薬物使用，喫煙もなくて，体重はずいぶん減ります。CBSSTの長期目標は生きた人のための目標ですので，生きた人の方が死んだ人よりも上手にできることのはずです。例えば，仕

───────────────────

*7　訳注：行動であるかどうかを考えるときに，死人ができるかどうかを試すことで，死人ができることは行動ではないとする。受け身や否定，状態は死人でもできるので，行動分析学においてこれらは行動ではないとする捉え方。よって死人ができる目標はリカバリー目標としては不適切であるということ。

事をする，学校へ行く，ボランティアをする，自立生活をする，友人を作る，家族をもつなどがあるでしょう。「死人のゴールテスト」を使うと，目標設定のための話し合いがリカバリー目標へ向かうものだということを忘れずに導けるでしょう。

とはいえ，リーダーは「死人のゴールテスト」の話を参加者にしてはいけません。参加者にとっては自分が提案した目標が，何かのテストを「通らなかった」と言われるのは気持ちがよいものではありませんし，死人が達成できる目標かどうかを調べるテストに受からなかったと言われたらよい気はしないでしょう。参加者に直接的な形で反論するのは，全体の雰囲気とトレーニングへの参加を妨げるので効果的ではなく，下手をすると参加者を怒らせかねません。ある時，参加者が話した意味のある目標（妄想に関連する内容）について，リーダーがその目標は死人ですら達成できるので，よい目標ではないと伝えたことがありました。参加者は，怒ってトレーニングを止めてしまいました。先にも説明したように，生きた人ならではのリカバリー目標に枠づけし直すには，もし症状や感情や行動をなくすという目標が達成されたら，それまでとは違った何をするか，参加者の人生がどのように改善されると考えるのかを聞きだすことがお勧めです。そのようにして長期のリカバリー目標を見つけた後であれば，そのリカバリー目標を達成しやすくする短期目標としてなら，死人のゴールを目標設定ワークシートに記入することにリーダーも同意できるでしょう。

目標設定を難しくする要素

参加者側の要因では，認知機能障害，陰性症状，役に立たない信念が目標設定を妨げるかもしれません。抽象的思考や問題解決技能が損なわれているなどの認知機能障害があると，ブレーンストーミング，別な人生を思い描くこと，目標達成に向けて具体的なステップを組むことなどが難しくなります。また，無気力，動機づけの欠如，非対人交流性などの陰性症状

168　第Ⅱ部　実践ガイド

が強いと，現状に満足してしまって人生を変えようとは思わないかもしれません。満足まではしていなくても，改善できるとも考えずに，よりよい人生をほとんど期待していないなどの非機能的な信念があって，目標を設定したがらないケースもあるでしょう。第1章で説明したように，たとえ困難でも目標に向けて活動しようと動機づけられるためには，自分には対処能力があるという信念をもつことがとても大切です。目標を達成できると期待する人の方がより進んで新しい課題を試し，より難しい課題を選び，より多く努力するのは，うまくいくと考えるからこそです。目標を掲げれば失敗するかもしれないリスクを受け容れなければいけないので，自分に対処能力があると感じられなければ目標設定は難しいでしょう。困ったことに，参加者のリカバリーの可能性が低いとリーダー自身が考えてしまうと，参加者のこうした要因を増幅させかねません。ストレスが増えて再発から入院に結びつくかもしれないと心配するリーダーが，仕事に就かない方がよい，習い事やチャレンジすることは止めた方がよいなどと参加者にアドバイスする例がたくさんあります。また，統合失調症のある人は仕事をしたり，社会でうまくやれたりできるわけがないと思い込んでいるリーダーの誤解によるアドバイスもあります。こうした理由で，絶望感が参加者側にあってもリーダー側にあっても，目標設定が妨げられます。目標を設定するプロセスでそうした困難を乗り越えるには，以下の戦略が役立つでしょう。

・認知技能モジュールの中で「3C」，思考のミス，行動実験などの認知行動療法的な介入を使って，役に立たない信念に取り組み，意味のある目標を設定したいと感じない状態や絶望感をなくす。
・下巻付録Bにある目標設定用のゲームや活動をして，エネルギーが少ない参加者の感情を高めると同時に，構造化された話し合いで焦点を具体的にすることで認知機能障害を補う。

第 5 章　導入と目標設定のためのセッション　169

・過去を振り返って人生の質がもっと高かった時期を思い出すように伝える（「その頃によく楽しんだけれども今はそれほどしなくなった活動はありますか？　活動の何が楽しかったのですか？　もう一度その活動をしてみたいですか？」など）。
・人生のさまざまな側面について，参加者自身がどれほど満足しているかの度合いを評価してもらう（「1から10までの尺度上で10が最高の満足だとしたら，次のそれぞれの領域でどれほど満足していますか？　（1）住居環境，（2）学校やその他にも人生を豊かにする活動，（3）仕事またはボランティア活動，（4）友人や家族との人間関係，（5）異性関係，（6）余暇活動」など）。満足度が低い領域について話し合うと，リカバリー目標につながるでしょう。
・グループ形式のセッションを個別形式の目標設定セッションで補う。そうすることでゆっくりと，より丁寧に探りながら参加者が本当に価値を感じる意味深い目標が設定できます。
・先ほど説明したパイチャート技法を使って役割を目標に変えます（**図5.5**参照）。パイチャートは認知機能障害を代償する意味でも役立って，参加者がブレーンストーミングしやすくなり，より充実した人生の中で「統合失調症」や「患者」だけでなく，感情をもっと満たしてくれるさまざまな役割を果たしている状況を思い描きやすくします。

　参加者が身動き取れなくなって，協力しながら目標を設定するのが難しくなってきたら，一歩下がりつつ取り組みは続けて，優しい調子で「状況が今以上に良くならないと信じているように聞こえます。人生をもっと良くしようとするのを諦めましたか？　諦めてもよいのですか？」と語りかけましょう。喜びはさまざまな活動の中で見つけられますので(実際にセッションの中で笑って，他のメンバーと一緒にいるのを楽しめている，など)，人生をもっと楽しくする方法がありそうだという点を思い出してもらいま

しょう。

　また，リーダーのあなた自身がいわゆる「動機づけが欠如した参加者」に対して，役に立たない信念を抱いているかもしれません。そうした信念は見直しましょう。参加者の動機づけの状態をリーダーがどう評価しているか（「彼はグループに参加する気も実地練習を行おうとする気もない」など）がCBSSTの経過に影響を及ぼす場合があります。私たちリーダーは考え方を変えて，レッテル（「動機づけが欠如した参加者」）を貼るのではなく，状況（「この選択肢は参加者の動機づけを高めない」）を説明しなければいけません。そうすると，私たち自身の中の欲求不満や絶望感が減って，共感する力が高まり，リーダーとしての役割をよりしっかりと効果的に果たせるでしょう。「動機づけが欠如した参加者」という役に立たない信念は，技能を上手に教える妨げになります。目標に向かって取り組もうとする関心が時間とともに揺れるのは普通で，すべてに常に関心をもっている人はいません。それでも参加者にとって本当に役立つ意味のある長期目標を決め，技能を学んで目標に向かって進み続けることに対して，いつでも楽観的でいて葛藤に関連した思考に取り組み続けていけば，参加者が動機づけを失ってつまずいた時にも，目標を目指す行動に戻るのを助けられます。うまくできると教えることで，「動機づけが欠如した参加者」を「動機づけられた参加者」に変えられます。うまくできると期待する人たちの方が，より進んで新しい課題を試し，より難しい課題を選び，より多く努力するのは，うまくできると考えるからこそです。参加者の動機づけとリカバリーについて抱いている不正確な信念を，リーダーも，自分自身で認知技能を使って見直すとよいでしょう。第1章で紹介したデータをもう一度確認して，リカバリーに関連する絶望的な信念（「この参加者は絶対に仕事に就けない，自立生活をできない，友人やパートナーができない」など）を見直しましょう。

実地練習を決める：目標を設定する

　実地練習を決めるのは，目標と目標へのステップを引き続きよく考えて，家などでも「7-7-7 でゴールイン！」ワークシートを記入するためです。次回のセッションの初めに，実地練習を振り返る段階があります。その時に，目標を設定して目標ワークシートを見返す時間が少しあります。グループに新しく参加したメンバーには，実地練習を次のように説明するとよいでしょう。

　　「目標を達成するには，グループに定期的に参加することが大切です。グループの内容をよく聴いて，一生懸命取り組み，家でも技能を練習すると目標を達成して人生がより良くなります。あなたが技能を学んで目標に向かってステップを踏んでいくのを，私はいつでも喜んで助けます。でも，あなた自身も取り組まなければいけません。グループでも，家でも練習しましょう」

セッションをまとめる

　まとめの要点：

・人生を良くするには，目標を設定すると効果的です。大きな目標は，一週間でできる小さなステップに分解できます。毎週ステップを1つずつ達成していけば，いずれ大きな目標を達成できます。

・役に立たない信念が妨げになって目標に取り組めないと感情も落ちこみます。しかし，役に立たない信念は「思考のミス」にすぎませんので，間違っているかをテストして事実を集めると修正できます。

・CBSSTでは，自分にとって意味のある目標を達成できるようになるために，思考について考え，新しい技能を学びます。

172　第Ⅱ部　実践ガイド

参加者たちの意見を聞く

　参加者からセッションについて意見を言ってもらいましょう。例えば次の質問をするとよいでしょう。

　「私の今日の教え方はいかがですか？　はっきりと説明できていますか？」

　「一番役立ったことと，役に立たなかったことは，それぞれ何ですか？」

　「全員で目標を設定した時の方法は，いかがでしたか？」

　（新しいメンバーには）「初めてグループに参加していかがでしたか？　あなたの目標を達成する助けになると思いますか？」

トレーニングのコツ

目標設定セッションのポイント

・参加者が自分にとって意味のある目標を設定するかどうかで，CBSSTの長期的転帰がねらいどおりに改善するかが決まります。参加者は，目標に動機づけられてトレーニングに取り組み，実地練習を実行し，行動を変えようと思います。

・社会生活機能に関連する目標を日常生活，教育，就労，対人交流の領域で決めましょう。症状や感情や行動を消し去ろうとする目標は「死人のゴールテスト」を通らないので避けましょう。

・参加者が，目標を達成したいと**心から願っていて**（一人ひとりにとっての価値と意味を感じて），目標達成のために必要なことをする能力が自分にはあると感じて（自己効力感があり），CBSSTに参加すると目標を達成しやすくなると信じていなければいけません（技能と目標を橋渡しする）。

・参加者と協力しながらSMARTなステップを設定しましょう。

・「7-7-7でゴールイン！」のワークシートと段取りを使って目標を設定しましょう。設定した目標に向かってCBSSTのモジュールで実際に取り組んでいく時も，ワークシートを使いながらトレーニングを導きましょう。

173

第6章

認知技能モジュール

モジュールのねらい

1. 思考[*1]・感情[*2]・行動がどのようにつながり合っているか，また役に立たない思考を変えることでリカバリー目標をどう達成できるようになるかを教えます。

2. 役に立たない思考を変えるために「3C」（キャッチ［気づく］・チェック［確かめる］・チェンジ［変える］）技能を使い，「思考のミス」を見つけ，行動実験をする方法を教えます。

3. リカバリー目標を達成するのを妨げている思考を，「3C」を使って見直す練習をします。

モジュールの紹介

このモジュールでは認知行動療法（CBT）が技法の中心となりますが，

---

*1 訳注：第5章の訳注1（p.126）を参照。
*2 訳注：第5章の訳注4（p.130）を参照。

174 第Ⅱ部 実践ガイド

CBT の技法はほかの 2 つのモジュールでも全体を通じて使います。ほかの 2 つのモジュールと同様に，認知技能モジュールでも，セッション 1 は「導入と目標設定」のためのセッションです。この回から CBSST の新しい参加者が利用を開始でき，「7-7-7（スリーセブン）でゴールイン！」ワークシートを使いながらリカバリー目標を設定したり振り返りをしたりします（第 5 章参照）。セッション 2 では思考・感情・行動の関係（包括的認知モデル）も含めて CBT の全体的な考え方を説明し，セッション 3 〜 6 でリカバリー目標達成を妨げる思考の見直しに取り組むための技能を教えます。モジュールでターゲットにする思考は，非機能的態度*3 であって，陰性症状や生活機能低下の原因になるものが主で，例えば活動に対する否定的な予想（「楽しくないに決まってる」）や低い自己効力感にかかわる信念（「できっこない」）などですが，そのほかにも精神病症状に関連する信念（「外出すれば精霊が私を傷つける」など）が生活機能を妨げているのであればそれらにも取り組みます。非機能的な思考を見直して変えることで，たとえ大変と感じても参加者は生活機能面の目標に向けて行動する可能性が高まります。モジュールのねらいと，それぞれのセッションの具体的な内容の対応関係を**表6.1** に示します。

　思考を見直す技能は，「3C」（キャッチ［Catch 気づく］・チェック［Check 確かめる］・チェンジ［Change 変える］）を中心にトレーニングしていきます。セッションでは，段階的に複雑化してゆく思考記録シートを使って，この「3C」のステップを順序立てて教えます。まずセッション 2 で，参加者は心にある思考を見つけて記録シートに書き出してから，それが「役に立つ」か「役に立たない」かを分類します。セッション 3（キャッチ）では，ある状況と，それに引き続いて感じた不快な感情や，すぐ後にした行動とを結び付けます。これは，そうした感情や行動は警報すなわち「危

---

*3　訳注：第3章の訳注6（p.62）を参照。

第 6 章　認知技能モジュール　175

表6.1　認知技能モジュールのねらいと関連セッションの内容

認知技能モジュールのねらい	関連セッションの内容
CBTの全体的な考え方を説明する。思考・感情・行動の関係と，思考がリカバリー目標と結びつく仕組みも含む。	話し合いをし，実地練習に取り組む（セッション2）。思考・感情・行動の関係，役に立たない思考を見つける，思考と感情の違い，さまざまな思考次第で，感情が快にも不快にもなり，行動が目標達成に役に立つものにも妨げにもなることについて，など。
思考が不快な感情の原因になったり，実生活の機能面や目標へ向けた行動を妨げたりして役に立っていない場合に，それを見直して変える。	思考を見直す技能の「3C」（キャッチ［気づく］・チェック［確かめる］・チェンジ［変える］）を教えて練習する（セッション3～6）。役に立たない思考をキャッチする（セッション3），信念の正しさを示す証拠をチェックする（セッション4），よくある「思考のミス」を見つける（例：結論に飛躍する，ほかの人の心を読む，全か無か思考：セッション4），役に立つ思考に枠づけし直す（セッション5），行動実験をして思考が正しいかどうかをテストする（セッション6）。
リカバリー目標を達成するために，自己効力感を高め，実生活でも自信をもって思考を見直す技能を使いこなせるようになる。	「3C」をセッションの時にも家等でも練習して，リカバリー目標を妨げる敗北主義的信念，自己効力感の低さを示す信念，妄想に関連する信念，幻聴にかかわる信念のたぐいの確信度を弱める（セッション4～6）。

険信号」なので，それが表れたら自分の思考を捕まえて（キャッチ）調べるタイミングとして思い起こす必要があると強調するためです。セッション4（チェック）では，証拠を調べて思考が正確かどうかを知る方法を教え，よくある「思考のミス」（結論に飛躍する，全か無か思考など）を見つけられるようになります。セッション5（チェンジ）では，替わりの思考を生み出すトレーニング，ソクラテス式問答法，思考の連鎖を用いて，信念が論理的かどうかを参加者が調べるのを助けます（そうした技法は第3章で概要を説明しました）。また証拠が十分ではない信念や「思考のミス」だった場合は，状況にもっとうまく対処できるようになる，替わりの信念を生み出すのも手伝います。セッション6では，思考の正確さをテストする方

176 第Ⅱ部 実践ガイド

法として行動実験を紹介します（その技法も第3章で解説しました）。そしてそれまでに学んだ内容を総動員して，参加者は「3C」ワークシートを記入しながら，目標を妨げる思考を見直すために「3C」技能を使う練習をします。**表6.2**に，セッション1の「導入と目標設定」で設定した具体的なリカバリー目標（就職と対人交流）を妨げる思考を「3C」を使って見直す例を示します。認知技能モジュールの「参加者向けワークブック」（下巻）にある「3C」ワークシートの記入法を教える時に，**表6.2**の例を題材に使ってもよいでしょう。また，参加者向けワークブックのセッション5には「3C」ワークシートの記入例を掲載しました。

「よくある思考のチェックリスト」を使う

　「よくある思考のチェックリスト」（下巻付録C参照）は項目の複数選択可能なリストで，ある状況で心に浮かぶ可能性のある，自分に対する敗北主義的思考を左側に挙げ，それに替わるもっと希望のある思考を右側にそれぞれ並べてあります。参加者が心にある思考を見つけられずに苦労している時にこのチェックリストを道具として使うと，目標達成を妨げかねない敗北主義的思考を見つけやすくなるでしょう（セッション2以降でモジュールを通じていつでも使ってください）。また，チェックリストを使って思考・感情・行動のつながりも説明できます（参加者にはセッション2でこれを説明します）。参加者に尋ねて，左側の敗北主義的思考を読んで思いつく感情や行動を話してもらい，次に右側のもっと役立ちそうな替わりの思考からはどんな違った感情や行動を思いつくかを話してもらうとよいでしょう。そうすると，考え方を変えてみると人生も変えられる点を強調して伝えられます。「よくある思考のチェックリスト」に取り組む時は，参加者がそれまでに話した思考がリストにないかをできるだけ探し，うまく見つかったら，そうした自動思考は誰の心にも湧くのだと指摘して全員

第6章　認知技能モジュール　**177**

表6.2　就職と対人交流に関連して「3C」を使う例

状況／目標	感情／行動 (「危険信号*4」)	思考をキャッチ	思考をチェック	思考をチェンジ
家で座ってお金について考えている。 **目標:** 就職する	欲求不満,悲しい,悲観的 何もしなかった,求人応募用紙を記入しなかった。	「絶対に雇われない」 「能力がない」 「厳しすぎる」	**思考のミス:** 全か無か思考,予言する。 **思考にとって有利な証拠:** 「もう長いこと仕事をしていない。仕事を長時間しなければいけない」 **思考にとって不利な証拠:** 「雇われないとなぜわかるだろうか? 私は,以前に似た仕事をしていた。私は一生懸命仕事ができる」	「求人応募用紙に記入すれば,面接が受けられるかもしれない」 「応募し続けていれば就職できるかもしれない」
きれいな女性を見かけて,話しかけたいと思う。 **目標:** 人間関係を築く,対人交流を増やす	恐怖,心配,不安 話しかけなかった,何もしなかった。	「話しかければ彼女は笑って拒絶するだろう」 「僕は欠点だらけだ」 「話すことが何もない」	**思考のミス:** 結論に飛躍する,予言する。 **思考にとって有利な証拠:** 「前回話しかけた女性には拒否された。舌足らずになってうまく話せなかった」 **思考にとって不利な証拠:** 「映画スターでも女性全員に振り向いてもらえるわけではない。僕も以前はガールフレンドがいた。誰にでも強みと弱みがある」	「みんなに好かれなくてもかまわない。ぼくを好きだと言ってくれる女性を1人見つけるだけでいい」 「僕がよく知っていることを何か話ができる」

の問題として話をしましょう。チェックリストに記載されている状況について，一度にすべてに取り組まなくてもかまいません。参加者の個別的目標に一番近い状況を選んで，そこに挙げられている思考に取り組みましょ

---

*4　訳注：原文はred flag。道路交通で車両の接近等危険を知らせ，警戒を促すものに赤い旗が使用されたことより転じて，危険信号を意味するようになった。

178　第Ⅱ部　実践ガイド

う（例：友人をつくりたい参加者なら「自己紹介」，単位を取って卒業し
たい参加者なら「学校で科目を選択する」，など）。「よくある思考のチェッ
クリスト」は，参加者が役に立たない思考を見つけるのに苦労している時
や，もっと役に立つ替わりの思考をまとめるのに苦労している時なら，セッ
ション２～６の中でいつ使ってもかまいません。

セッション１：導入と目標設定

　セッション１（第５章も参照）では新しい参加者をグループに迎える可
能性があり，参加者は長期目標と短期目標，目標を達成するためのステッ
プを決めて，「7-7-7でゴールイン！」ワークシートに記入します。
CBSSTについて説明する時は，既にこのモジュールを受講した参加者に
手伝いをお願いし，思考が感情と行動に影響を及ぼすという考え方をまず
話してもらうとよいでしょう（例：その人が以前のセッションで理解した，
生活体験の中での実例を説明してもらう，等）。そうすると，受講経験があっ
て手伝ってくれた参加者はトレーニングの内容がしっかり身についている
ことに自己効力感をもてますし，新しい参加者にとっては，自分と似た問
題を抱えたほかの人が実際に大きく改善している様子がわかります。
（下巻 p.2 参照）
　このモジュールでは認知技能をトレーニングしていきますので，セッ
ション１で目標設定に取り組む時に，「……について心の中にどんな思考
があるかを確かめる」ステップを「7-7-7でゴールイン！」ワークシート
に含めておくとよいでしょう。例えば，その人の目標が就職することだけ
れども幻覚（外出すると危害を加えると脅す声等）に苦しめられているの
なら，目標へのステップには「声について心の中にどんな思考があるかを
確かめる」「声が本当に私を傷つけられるかをテストする」「声を無視する
方法を学ぶ」などを含めるとよいでしょう。第５章で紹介したジュアンの

第 6 章　認知技能モジュール　179

ケースでは，ジュアンが短期目標に，新しいアパートに引っ越すためにお金を管理できるようになることと，同室者とコミュニケーションができるようになることを書きました。リーダーは，2つの短期目標の達成を妨げそうな思考（「お金の管理は苦手だ」「同室者は絶対に僕の話は聞いてくれない」など）がジュアンの中にたくさんあるのに気づいたので，話し合ってそうした思考を調べるステップを「7-7-7でゴールイン！」ワークシートに加えました（**図 5.3**）。

　この回に続く各セッション（セッション 2 〜 6）では，認知技能に関連した取組を中心に行いますが，毎回冒頭でリーダーがセッションのアジェンダ[*5]をホワイトボードかメモ用紙に書き出してから，ほかにもアジェンダに加えたい項目がないかを参加者に尋ねることから始まります。その簡潔なアジェンダは参加者向けワークブックにもセッションごと記載されています。ただ，リーダーは，以下のように各セッションの初めに記載するより詳細な「リーダーのセッション計画」に沿って進めましょう。

セッション 2：「思考−感情−行動」のつながり

リーダーのセッション計画

- ・参加者と協力してアジェンダを設定する
- ・実地練習を振り返る
- ・「思考−感情−行動」のつながりを説明する
　　——思考は正確だとは限らない
- ・セッション中の技能練習：思考と感情の区別
　　——思考を「役に立つ」と「役に立たない」に分類する

＊5　訳注：第3章の訳注12（p.70）を参照。

180 第Ⅱ部 実践ガイド

・実地練習を決める：思考を見つける

・セッションをまとめる

・参加者の意見を聞こう

セッションを行う

参加者と協力してアジェンダ（テーマ）を設定する

・実地練習を振り返る：目標を設定する

・「思考―感情―行動」のつながりとは何か？

・思考 vs. 感情

・実地練習を決める：思考を見つける

・テーマにつけ加えたい項目は？

（下巻p.6参照）

　アジェンダに項目を追加する参加者はそれほど多くはありませんが，も
しかしたらここで心配事や危機的問題が持ち出されるかもしれません。持
ち出されたら，機会を逃さずに，「よく話してくれました。あなたの問題は，
今日セッションで取り組む内容によく当てはまります」と伝えましょう。
参加者がどんな問題を持ち出しても，CBSSTで学ぶ技能はどれも心配事
や危機的状況を解消したり対処したりするのに使えますので，技能の学習
から脱線せずに扱えます。このセッションで学ぶのは，思考が感情や行動
に影響を及ぼす様子です。そこで，参加者の誰かが心配事などを持ち出し
たら，それを参加者の1人に直接かかわる例として題材に使いながら，そ
の人が置かれている状況の中で思考が感情や行動にどのような影響を与え
そうかを全員に説明できます。例えば，差し迫った期限までに家から追い
出されそうだという危機が持ち出されたら，リーダーはその問題をひとま
ずアジェンダに追加しておき，思考が感情と行動に影響を与えることを教

える時に改めて危機的状況について参加者に質問をして，関連する思考（予言したり破滅的に考えたりする思考のミス；「ホームレスになる」「状況に対して何もできない」など）をできるだけ引き出します。引き出された思考をホワイトボードに書き，次に，そうした思考から不快な感情（恐怖，怒り，絶望感）と役に立たない行動（大家に食ってかかる，何もしないなど）につながる様子を矢印で示しましょう。問題がケースマネジャーやそのほかの支援者に会う時まで待てないほど切羽詰まっていたら，グループで話し合う時間をいくらか割いて，問題解決技能を使って危機的状況に取り組んでもよいでしょう。このようにすれば，アジェンダを設定する時に参加者が追加した項目を，そのセッションで取り組む具体的な技能のトレーニングに組み込めます。

実地練習を振り返る：目標を設定する

　「7-7-7でゴールイン！」ワークシートを振り返ります。希望者を募って長期目標を説明してもらい，ワークシートに記入した短期目標やステップの進捗状況について何でも話してもらいましょう。リーダーの求めに自発的に応じてくれた参加者をたくさん褒めて，どんな努力も強化します。次に，グループ形式で取り組んでいるのなら室内を回って参加者に声をかけつつ，全員が何かしら発言する機会をもつようにしましょう。実地練習を実行してこなかった参加者がいたら，問題解決を一緒にして，次回のセッションではもっとうまくできるにはどうしたらよいか（第8章で説明するSCALEを使うなど）を伝えます。この時の実地練習で参加者が一番苦労しがちなのは，第5章で述べた目標設定での困難です。トレーニングの動機づけとなるような，その人にとって意味のある長期目標を，できるだけ早い時期に設定することが大切です。実地練習をおさらいする時は，目標を「7-7-7でゴールイン！」の進行予定表で一つひとつ達成していけるステップに分けてワークシートに記入するのを援助しましょう（第5章参

照）。CBSST で目標設定のためにまとまった時間をとるのは，それぞれの
モジュールのセッション 1 全体とセッション 2 で実地練習を振り返るこの
時間です。参加者にとって意味のある目標とそれに向けたステップをいく
つか引き出すのに時間が足りないようでしたら，苦労している参加者には
個別形式の目標設定セッションを追加することを考えるとよいでしょう。

「思考－感情－行動」のつながりを説明する

　目標設定セッションで決めた実地練習の振り返りが終わったら，「思考
に影響されて感情と行動が変わる」という考え方を紹介します。モデルに
ついて話し合う時には「あなた」や「あなたの」ではなく，必ず「私たち」
や「私たちの」の表現を使いましょう。思考が感情と行動に影響するのは
重篤な精神病理のある人に限らず誰にでも当てはまることなので，この話
し方は大切です。気分や行動が思考次第で変わる様子を全員の問題として
話します（p.184 の「トレーニングのコツ」参照）。心の中にある思考がど
のように望まない感情や行動につながってリカバリー目標の達成を妨げる
可能性があるかを説明して，本セッション以後続く認知に関する取り組み
の基礎をつくります。ただ，参加者にとって初めはとても理解できそうも
なく感じられるかもしれないので，**図 6.1** に示した三角形の図式を使うと
よいでしょう（同じものが参加者向けワークブックの認知技能モジュール
のセッション 2 にもあります）。三角形の図式をホワイトボードまたはメ
モ帳に書いて，それぞれの要素を指しながら説明しましょう。例えば，

　　「思考は，私たちが自分に語りかけるあらゆることです。例えば，『目
　標を達成できそうだ』『ドアの鍵を掛け忘れていなければいいけど』な
　どがあるかもしれません。行為や行動は，私たちがすることで，テレビ
　を観る，誰かと話す，散歩をするなどがあるでしょう。気持ち，つまり
　感情は，私たちが経験するあらゆる気持ちの動きや流れ，気分のことで

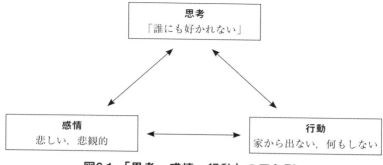

図6.1 「思考－感情－行動」の三角形

す。感情は『うれしい』『悲しい』『怖い』などと一言で言い表せるのが普通ですが、思考は大概一言では言い表せません。私たちの思考、感情、行動は、互いに影響し合います」

　できれば参加者自身が実際に生活の中で経験している思考を聞きだして、三角形の図式に具体例としてカギ括弧に入れて記入するとよいでしょう（**図 6.1** 参照）。その思考からどんな感情につながるかを参加者に尋ね、さらにそうした感情が行動にどう影響しているかを聞きましょう。参加者がはっきり答えられずにいたら、選択肢をいくつか出して選んでもらうか、グループの参加者に考えられることを提案してもらってもよいでしょう。感情や行動を具体的に聞き出したら、図式に書き込みましょう。例えば、「誰にも好かれない」の思考は「悲しい、悲観的」な感情につながるかもしれません。そうした感情は「家から出ない、何もしない」行動につながるかもしれません。**図 6.1** にあるように、矢印を引いて思考から感情と行動が発生する流れを示しましょう。

　次に、思考を変えることの威力をこの三角形の図式を使って紹介します。まず、状況が同じでも反応として参加者の心に浮かぶ可能性のある別な思考を考え出します。グループで行っているのなら、参加者に聞いて、替わ

りの思考を生み出すのを手伝ってもらいましょう。初めの思考が「誰にも好かれない」でしたら，替わりの思考は「誰かが私を好きだと思ってくれる」になるかもしれません。新しい思考がどんな感情や行動を生むかを尋ねましょう（希望があり楽観的な感情で，家から外出してほかの人たちに話しかける行動につながりそうだ，など）。初めの思考から生まれる否定的な感情や行動と，替わりの思考から生まれるもっと肯定的な感情や行動とを，比べてみせましょう。似た図式をホワイトボードに描いて，そうした例をたくさん並べるとよいでしょう。そうすることで，モデルをよく示せるだけでなく，繰り返しが認知機能障害を代償する効果もあります。CBSST セッションを通じて特によく覚えている主題はこの「三角形」（参加者は大概そう呼ぶようになります）だと話す参加者が大勢います。「よくある思考のチェックリスト」（下巻付録C）に自分に対する敗北主義的な思考とそれに替わるより楽観的な思考の例がたくさんありますので，必要でしたら参考にしましょう。

▌ トレーニングのコツ

「あなた vs. 私たち」「あなたの vs. 私たちの」──言葉を上手に選んで，参加者の思考のミスをみんなの問題として話そう

　リーダーのあなたが選ぶ表現次第で，参加者の問題が「病的なこと」にも「誰にでも当てはまること」にもなります。思考がその人の感情と行動に影響するのは誰にとっても同じです。精神疾患のある人たちに限りません。

　完璧な人間はいませんので，思考のミスは私たち全員にとっての問題です。

　「あなた」や「あなたの」よりも「私たち」や「私たちの」の表現を使うと，思考のミスが人間のごく自然な一部で，生きている状態には普通なことだという点を伝えられます。「**あなたの**思考は間違っている」「**あなた**には考え方の問題がある」などの表現は避けましょう。そのように言われると参加者は責任を押しつけられていると感じたり病気のせいだと考えたりしやすくなり，トレーニングの雰囲気や協力関係を妨げるかもしれません。参加者には，「思考のミスは**私たち**誰にでもあります」そし

第 6 章　認知技能モジュール　185

て「**私たち**が思考を修正できれば，**私たち**の目標を達成できます」と伝えましょう。

思考は正確とは限らない

　「思考は正確だとは限らないけれども，『思考のミス』を見つけたら修正すればいい」という考え方の説明をしていきましょう。思考をもっと正確なものに修正すると，おそらくもっと好ましい感情や行動につながります。思考が正確だとは限らないという考え方を全員の問題として話しながら取り組みましょう。

　　「思考のミスは私たち誰にでもあります。正確ではない思考が好ましくない行動や感情につながっていても，考え方を変えられるようになります。思考を変えると，感じ方が変わり，振る舞いも変わります。私たちの思考は，目標を達成する行動を助けもしますし，目標達成を妨げもします。思考を修正して，人生をよくしていけます」

　中には，ミスをするという考え方をなかなか受け入れられずに，いくらか余計に助けが必要になる人もいるかもしれません。完璧な人間がいないことを話し，参加者に強みと弱みを１つずつ話してもらいましょう。一人ひとりがそれぞれ違った強みと弱みをもっている点を強調して注目してもらいましょう。また，リーダー自身が経験した「思考のミス」を話して，そこからどんな不快な感情や行動につながったかを紹介してもよいでしょう。「思考のミス」は精神疾患の一部ではなくて，人間として生きている状態の一部です。思考は，自分でコントロールできます。思考を変えられて，変えることで目標が達成しやすくなってよりよい気分になれると知ると，力が湧いてくるでしょう。

セッション中の技能練習：思考と感情の区別

　思考と感情を区別するのが難しいと感じる参加者がいるかもしれません。実際に，思考と感情を区別する方法や，感情には幅広くさまざまなものがあることを教わっていない人がたくさんいます。中には，感情には「うれしい」「悲しい」「怒り」しかないと思っているか，もっと極端に「快い感情」でなければ「不快な感情」としか認識していない人もいます。感情に名前をつけるのを援助すると，思考と感情を区別しやすくなり，そこから思考を見直しやすくなります。思考と感情を区別しにくくしている要素には，言語的な表現に由来する混乱もいくらかあるかもしれません。英語では一般に「……と思う（I think）」[6]と「……と感じる（I feel）」[6]をほとんど同じ意味で使います。例えば，「あの人に嫌われていると**思う**（think）」を意味していても，大概「あの人に嫌われていると**感じる**（feel）」と話します。

　思考か感情かを分類できずに苦労している参加者には，下巻付録Cの「よくある快い感情と不快な感情」のリストから選んでもらうとよいでしょう（参加者向けワークブックの認知技能モジュールのセッション2にも同じリストがあります）。下巻付録Cの「よくある思考のチェックリスト」も役立つでしょう。感情と思考を区別しやすくする簡単な方法として，感情が一言で表現できるのに対して思考は大概一言では言えずにフレーズや文章になる点を指摘しましょう。以下に紹介するエクササイズも，どれも参加者が思考と感情を区別して分類する時の助けになるでしょう。

　・下巻付録Bにたくさん紹介した体験的に学べるゲームは，どれもこうした考え方をとてもうまく説明します（例：「ピンポン玉投げ入れ

---

[6]　訳注：日本語の日常会話でも，例えば「誰も自分のことをわかってくれないと思う」ということを「誰も自分のことをわかってくれないと感じる」とも話すように，「〜と思う」と「〜と感じる」は，指示内容を感情も思考もあまり区別せずに使われることが珍しくない。

ゲーム」，「面白いビデオ観賞活動」，「ルーレットゲーム」）。特に「ピンポン玉投げ入れゲーム」は，楽しいうえにとても効果的で，思考が目標を目指す行動とつながっている点と，思考はいつも正確だとは限らないのでテストしなければいけない点とをうまく伝えます。思考と感情の違いを教えるには，「思考 vs. 感情フラッシュカードゲーム」がお勧めです。

・参加者に尋ねましょう。「今週はどんな感情でいましたか？ この一週間に，どんな快い感情を感じましたか？ その時，どこにいましたか？ 何をしていたかを覚えていますか？ 何を考えていましたか？ この一週間に，どんな不快な感情を感じましたか？ その時，どこにいましたか？ 何をしていましたか？ 何を考えていましたか？」

・思考を感情とつなげて考える練習をするには，ホワイトボードにそれぞれ対照的な感情につながる思考を2つ書き出してから，参加者に聞いて，そうした思考が心にあったら感じそうな感情をあげてもらいましょう。それぞれの思考から矢印を引いて，指し示す先に感情を書きます。思考や感情を思いつくには，下巻付録Cにある「よくある快い感情と不快な感情」と「よくある思考のチェックリスト」を参考にしましょう。

トレーニングのコツ

おぼえよう

感情は一言

vs.

思考は（大概）一言を超える

思考を「役に立つ」と「役に立たない」に分類する

　思考を分類する時は，「役に立つ」か「役に立たない」かを基準にするとよいでしょう。思考が正確かどうかの点で参加者と意見がなかなか一致しない場合は特にそうです。思考は，目標達成を助けるようなら役に立っていて，目標達成を妨げているのなら役に立っていません。分類する方法には，よく使われる基準がほかにも「プラス vs. マイナス」と「正確vs. 不正確」がありますが，それぞれに気をつけなければいけない限界があります。まず，思考は本質としてプラスまたはマイナスではありませんし，良いものでも悪いものでもありません。プラスまたはマイナスになるのは思考そのものではなくて思考に伴う結果の方です。思考をプラスまたはマイナスに分類しようとすると，思考についての価値判断をすることにもなりかねません（正しい思考 vs. 誤まった思考，よい思考 vs. 悪い思考など）。また，「正確」か「不正確」かに分類する規準は便利な面もあって，CBSST の中で思考について教える時にもたしかに使います。でも，気がつくと，信念が正確なのか正確ではないのかをめぐって参加者と細かい部分を延々と論争していたという状況になるかもしれません。論争は大概生産的ではありませんので，正確さをめぐる話し合いがその方向へ行ったのに気がついたら，退きましょう。論争にはまり込んで動けなくなったら，ひとまずあくせくするのをやめましょう。本書で「役に立つ」か「役に立たない」かの基準で考えることを強調してお勧めするのは，たとえ思考の正確さについて参加者があなたの意見に同意していなくても，思考が役に立っていなくて目標へ向かう活動を妨げそうだという点には賛成できるものだからです。私たち著者の経験では，思考が役に立つか役に立たないかに注目すると，トレーニングが止まらず，参加者が設定した目標から焦点がずれないで済みます。

実地練習を決める：思考を見つける

　今回の「実地練習」の目的は，目標ワークシートに記入したステップの中からどれか１つを参加者が実行してみることと，実行する時に心に浮かぶ思考に気づいて（キャッチして）その中から１つを書き出すことです。どのステップを試すかは参加者自身に選んでもらい，選んだステップを達成するための計画を立てるのを手伝いましょう。また，参加者は，書き出した思考がステップを実行しやすくしたかどうかによって「役に立つ」（「私ならできる」など）か「役に立たない」（「意味がない。絶対にうまくいくわけないから」など）かも判断します。なるべく目標へのステップを踏んでいく文脈の中で思考を見つけられるように，参加者を援助しましょう。例えば，ジュアンとの以前の目標設定セッションの時に，「どうせめちゃくちゃになる」と考えていると，自分でお金をうまく管理できるかどうかに影響するかとリーダーが聞いていました。その時の対話を，リーダーはセッション２の実地練習を決める段階でまた用いてもよいでしょう。お金を管理できるようになる目標に関連するものとして書いたステップのなかから１つ（「予算用紙を書き上げる」など）を選んで，参加者向けワークブック・セッション２の「実地練習」ワークシートの「今練習してみよう」欄に記入するようにジュアンに伝えます。それから隣の欄に「どうせめちゃくちゃになる」の思考を記入して，それが「役に立つ」か「役に立たない」かを判断して丸で囲んでもらいます。次に，目標へのステップ（先ほどと同じステップでもかまいません）に関連するまた別な思考を見つけるように伝えて，それを実地練習にし，ステップを実践する時にその思考が役に立つか役に立たないかを実地練習で判断してきてもらいます。ほかの参加者も同様にして，セッション中に手助けを受けながら「今練習してみよう」の１行分を記入してから，次の１行分を実地練習として家で完了してくるようにするとよいでしょう。

セッションをまとめる

まとめの要点：

・思考は，私たちがどんな感情を抱くかやどんな行動をするかに影響を及ぼします。

・思考は，正確な時も正確でない時もあり，役に立つ場合も役に立たない場合もあります。

・正確ではなく役に立たない思考を修正すると，気分がよくなり，思いどおりに行動できるようになります。

・感情は一言で言い表せますが，思考は一言では言い表せなくて，もっと言葉が必要になります。

参加者の意見を聞こう

　セッションの内容と実地練習を参加者がしっかり理解できているかどうかを確かめましょう。例えば，「今日のセッションから何を学びましたか？一番役に立ったことと，役に立たなかったことは，それぞれ何ですか？あなたが目標に向かって取り組む時に，この技能を使って自分の思考を確かめると思いますか？　私の今日の教え方はいかがですか？　わかりやすく説明できていましたか？　それとも進め方が速すぎましたか？」などと聞くとよいでしょう。グループ形式で取り組んでいるのでしたら，できるだけ全員に声をかけます。参加者の意見からは，「思考が感情と行動に影響を及ぼす」という基本的な考え方があまりはっきりとは理解されていないようでしたら，次回のセッションでの実地練習の振り返りの時にいくらか余計に時間をとり，「思考─感情─行動」のつながりと「三角形」の図式を復習するとよいでしょう。

第 6 章　認知技能モジュール　191

セッション３：「3C」——キャッチ・チェック・チェンジ

リーダーのセッション計画

- ・参加者と協力してアジェンダを設定する
- ・実地練習を振り返る：思考を見つける
- ・「3C」（キャッチ［気づく］・チェック［確かめる］・チェンジ［変える］）を説明する
- ・セッション中の技能練習：キャッチ——役に立たない思考を認識できるようになる
  ——感情を「危険信号」に使って思考をキャッチ
- ・実地練習を決める：思考をキャッチ
- ・セッションをまとめる
- ・参加者の意見を聞こう

セッションを行う

参加者と協力してアジェンダ(テーマ)を設定する

- ・実地練習を振り返る：思考を見つける
- ・「3C」：キャッチ・チェック・チェンジ
- ・キャッチ：役に立たない思考を認識する
- ・実地練習を決める：思考をキャッチ
- ・テーマにつけ加えたい項目は？

（下巻p.11参照）

　アジェンダに項目を追加する参加者はそれほど多くありません。それでも，もしここで心配事や危機的問題を持ち出す参加者がいたら，「よく話

してくれました。あなたの問題は，今日のセッションで取り組む内容によく当てはまります」と伝えましょう。参加者が持ち出した問題をその参加者に直接かかわる題材として取り上げて「3C」を教えます。例えば，同室者との対立が問題として持ち出されたら，アジェンダには「同室者との意見の食い違い」と記入します。そうしておいて，セッションのもう少し後でキャッチを教える段階になったら，同室者との状況についてその参加者と手短かに話し合い，本人が気づいた思考をいくつか書き出し，そこから1つを選んで題材に使いながらセッション中に「3C」ワークシートを記入しましょう。そのようにすると，協力してアジェンダの項目を設定している時に参加者が追加した項目を，そのセッションで取り組む技能トレーニングに組み込むことができます。

実地練習を振り返る：思考を見つける

　参加者が実地練習を行う中で見つけた思考を振り返る時には，それが目標に向かうステップを踏みやすくしたか，それとも邪魔になったかの点に注目しましょう。大切なのは，ステップを達成したかではなくて，思考を見つけられたことです。ステップが達成されたのならもちろん褒めますが，目標へのステップをすべて達成するのはかなり難しいので，それだけでは褒める機会がなかなかありません。ステップを踏もうとしている時にどんな思考が心に浮かぶかを見つける方が簡単なので，ステップが達成されたかとはかかわりなく，参加者が思考を見つけたらどんどん褒めましょう。実地練習を振り返るこの時間は，思考・感情・行動のつながりを引き続き教える機会です。目標へのステップを妨げる思考を見直すと，ステップをふたたび試そうと思いやすくなってうまくいく可能性も高くなることを説明できます。例えばキャロルの例（第5章と**図5.4**）をもう一度引いてきてもよいでしょう。キャロルが話した「バスに乗ると道に迷う」という思考を「リーダーのオフィスまでの道がわかる自信がある」や「迷ったらバ

スの運転手に助けを求めればいい」などに変えると，キャロルが書いた短期目標の「公共交通機関を利用すること」を達成しやすくなるでしょう。実地練習を振り返るこの時間には，ステップを達成するための計画を参加者自身が修正するのを助けなければいけないかもしれません（キャロルがリーダーのオフィスまでのバス路線を調べられなかったら，ほかの方法で調べるためのブレーンストーミング[*7]をするのを助ける，など）。ステップを妨げたほかの要因（人，場所，物といった必要な資源が揃っていたか，または誰かに話しかける時に言うべき言葉がわからなかったなどの技能不足はなかったか，など）を検討しなければならないかもしれません。ステップを達成するために問題解決を本格的に始めると時間がかかるかもしれないので，実地練習を振り返るこの時間には，目標へ向かうのを妨げたほかの要因まで枠を広げて問題解決するよりも，思考が目標へ向かうための行動に影響を与える点を教えることに焦点を絞りましょう。目標へのステップに関連して技能を教えて問題を解決する機会は，CBSSTを通じてこのセッション以後にもたくさんあります。思考をなかなかうまく見つけられない参加者がいたら，そのことを当日のセッションの内容，すなわち思考を見つける（キャッチ）ことに結び付ける機会にできます。（「思考を見つけるのはとても大切な技能で，身につけるには練習しなければいけません。今日のクラスでも，思考をキャッチする方法についてもっとお話しします」など）。

「3C」(キャッチ[気づく]・チェック[確かめる]・チェンジ[変える])を説明する

　「3C」を使って思考を見直す技能の概要の説明を始めます。例えば，

＊7　訳注：第1章の訳注12（p.22）を参照。

194　第Ⅱ部　実践ガイド

　　「役に立たない思考を変える時に使う主な技能は『3C』といい，その中身はキャッチ，チェック，チェンジです。いったい何をキャッチ，チェック，チェンジするのでしょう？　思考です。思考は，正確かもしれませんし，間違っているかもしれません。思考のミスを修正するのは技能ですので，練習するとできるようになります。自転車に乗れるようになるのと似ています。第一のＣは，キャッチです。思考があるのに気づいてキャッチし，書き出せるようになります。第二のＣは，チェックです。思考が正確か不正確か，役に立つか役に立たないかを判断する方法を学びます。第三のＣはチェンジ。思考が不正確で役に立っていないのなら，それを変えることで気分がよくなって目標達成に向けて行動しやすくなります。では，さっそくキャッチできるようになりましょう」

セッション中の技能練習：キャッチ——役に立たない思考に気づく
　　下巻付録Ｂにあるゲームのどれか（例えば「思考をキャッチゲーム」）をすると，参加者は思考をキャッチして見つける方法が学びやすくなるでしょう。または，ホワイトボードまたはノートに次の役に立たない思考を書き出して，それから話し合いをしてもよいでしょう。

　　「試す意味がない。物事は絶対によくならない」
　　「誰も信用できない」
　　「私は心の病があるから好かれない」
　　「今の状態を変えられない。これは生まれつきだから」
　　「しなければいけないことをしたり楽しんだりするには，病気が重すぎる」

　　「ここに挙げた思考のすべてについていえる点として，何に気がつきますか？」と尋ねましょう。

「こうした思考があると，あなたの目標を達成しやすくなりますか？」

「こうした思考が心にあると，どんな気持ちになりますか？」

「こうした思考や気持ちがあったら，どう行動しますか？　またはどんな行動をやめますか？」

　話し合いをする時は，できるだけセッションで話された内容や実地練習の中から参加者自身の思考を見つけて題材に使うのがお勧めです。その思考が心にあると目標を達成するうえで役に立つか役に立たないかを尋ねましょう。また「なぜそう考えるのですか？」とも聞きましょう。例えばキャロルの２つの短期目標（**図5.4**）は，達成するためにはどちらもキャロルが外出してほかの人々と交流しなければいけません。リーダーは，キャロルとの対話の中で彼女が話したさまざまな思考に注目していました。「声に対処できない」「恥ずかしい思いをする」「以前にはできていたみたい」「周りの人に笑われる」などがありました。そうした思考の一つひとつに対して，リーダーは，「その思考が，バスに乗るというあなたの目標を達成するうえで役に立つと思いますか？　それとも邪魔になりますか？」と尋ねられます。「この思考が心にあるとどんな気持ちになりますか？」とも聞けます。目標を達成したり日々の暮らしで活動を楽しんだりするのを妨げかねない思考を，キャッチできるようになる大切さを話し合いの焦点にしましょう。

感情を「危険信号」として使って思考をキャッチ

　役に立たない思考は，それそのものをキャッチするのは難しいかもしれませんが，大概恐怖や悲しみや怒りなどの不快な感情を心に残します。その点を説明しましょう。不快な感情が心の中にあるのに気づいたら，たった今浮かんでいた思考を探すべきだと伝える大切な合図です。感情を危険信号として使って，思考をキャッチしなければいけない時を知りましょう。

196 第Ⅱ部 実践ガイド

「この気持ちを感じる直前に，どんな思考が浮かんだのだろう？」と自分に問いかけます。下巻付録Bに「危険信号」の感情に気づくことを教えるゲームもあるので活用しましょう。

トレーニングのコツ

危険信号キャッチ技法

　この方法を使うと，役に立たない思考をキャッチしなければいけない瞬間がいつなのかを参加者が学びやすくなります。不快な感情（悲しい，怒っている，怖いなど）または目標へ向かう行動の欠如（人を避けて自宅から出ない，約束をすっぽかすなど）は「危険信号」で，思考を調べるべき瞬間だと知らせています。中にはセッション中にそうした合図が現れた時に危険信号として実際に赤い旗を振って見せるリーダーもいて，そうしたちょっとした工夫でトレーニングが記憶に残りやすくなるでしょう。

思考を見つけるのを助ける

　役に立たない思考を見つけるのは，「3C」のプロセスで何よりも大切な第一歩です。さらに，ここで思考を上手に表現できるかどうかで，「3C」を効果的に使えるかどうかが決まります。思考をホワイトボードやメモ用紙に書き出す時は，目標を達成していくうえでその思考が及ぼす影響がはっきりとわかる形に言い換えましょう。特にトレーニングの初めのうちは，簡単に見直せる形で表現しておくのがお勧めです（例えば「絶対に……ない」「必ず」などの表現を使って全か無かの「思考のミス」をつくるとわかりやすくなります）。思考を見つけようとする時にありがちな問題としては，例えば，参加者が思考ではなく状況や感情を話すかもしれません。そうした場合は，発言した努力をまず褒めてから，思考と感情の違いの話（セッション2）に立ち戻って修正するとよいでしょう。また，参加者が思考を話してもそれが目標を達成していくうえでどのように影響するかがはっきりしない場合もあるかもしれません。トレーニングを始めた

ばかりの頃はそうした思考でも「3C」技能を教えるのに役立ちますが，リカバリー目標を達成するうえで妨げになっている思考にできるだけ早く焦点を移すべきです。この時もひとまず発言を褒めてから，質問をして（または初めからやり直して），目標達成上で影響を及ぼしている思考を見つけられるまで続けましょう。思考を質問の形で表す参加者への対応も一仕事です。例えば，「彼女のような女性が僕のような男とデートするだろうか？」と疑問文で言うかもしれません。そうしたときには，参加者自身にその疑問に答えてもらい，その応答「僕のような男とデートするはずがない」に取り組むと効果的です。

　p.198 の「トレーニングのコツ」に，参加者が思考を見つけるのを助けるその他の方法をまとめました。例えば，友人をつくる目標を設定した参加者が，ある社交場面に「参加したくない」という思考が心にあるのを見つけたとしましょう。リーダーは，「なぜ行きたくないのですか？」「行くとどうなると予想しますか？」などの質問を繰り返すと，その思考が参加者にとって何を意味するのかを判断できるかもしれません。この例では，リーダーと参加者が対話をする中でわかったのは，参加者が社交的な場に行っても無視されると予想していて，それは「私は好かれない」「誰も私を好きだと感じない」などの信念から来ている点でした。こうした信念こそ目標を達成するうえで役に立たない自動思考で，「3C」技能を使ってぜひ取り組みたいものです。「3C」技能で取り組んでいく思考を選ぶときは，参加者の目標達成を妨げるもので，しかも簡単に反論できるものにしましょう。この参加者の場合，全か無か思考になっているので，次のセッションで「チェック」技能を話し合う時に簡単に反論できます。参加者のことを好きだと言う人をたった1人（リーダーのあなたか，グループの参加者の誰かか，参加者が人生の中で出会った人なら誰でもかまいません）挙げるだけで思考が正しくないと示せます。

　「よくある思考のチェックリスト」（下巻付録C）を使って敗北主義的

信念を見つけてもかまいません。チェックリストの思考はリカバリー目標に関連したいくつかの具体的状況ごとに整理されています。参加者の目標と関連する状況を選び，その中から参加者の心にもある思考を選んでもらいましょう。カギとなる敗北主義的信念は情報カードに書き出して後のセッションでも見返せるようにし，参加者にも同じようなカードを手渡しましょう。

トレーニングのコツ

参加者が思考を見つけるのを助けましょう

- **状況が何を意味するのかを尋ねる**：例えば最近友人を失った人が悲しみの感情しか見つけられないでいるのなら，「お友達がいなくなったのはあなたにとって何を意味しますか？」と尋ねるとよいでしょう。そこから，参加者が「ほかに私と友達になりたいと思ってくれる人なんていない」というような内容を話すかもしれません。
- **逆の状況を考えてみる**：例えば孤立している参加者には，「ほかの人と一緒にいる状況は好きですか？」と聞いてみることができます。「いいえ！　周りからまぬけに見られるのが怖い」などの反応があるかもしれません。
- **イメージ誘導法を使う**：最近経験したある状況の景色，感覚，音，匂いなどをイメージしてもらってから，「さて，あの時に戻りましたので，あなたの心にはどんな思考がありますか？」「自分に向かって何を語りかけていますか？」と尋ねましょう。
- **思考のミスを示す特徴的な言い回しを見つける**：「必ず」「絶対に……ない」「みんな」「誰も……ない」「できない」などの言い回しが表れたら，全か無か思考のたぐいの思考のミスがあることを示しています。参加者に，思考をホワイトボードかメモ用紙に書き出してからそうした特徴的な言い回しを丸で囲んで目立たせるように伝えましょう。
- **「よくある思考のチェックリスト」を使う**：「よくある思考のチェックリスト」（下巻付録C）には複数の選択肢がありますので，その中から参加者が考えていた思考を選んでもらうとよいでしょう。

実地練習を決める：思考をキャッチ

次のセッションまでに思考をキャッチしてくることが実地練習になりま

す。参加者は２つの方法から選ぶことができて，「7-7-7でゴールイン！」ワークシートに記入したステップの１つを試すと決めて実行する時に思考をキャッチしてもよいし，不快な感情（「危険信号」の感情）を経験している時に思考をキャッチしてもかまいません。思考をキャッチする時に，その思考とつながっている状況，感情，行動にも同時に注意を向けて，セッション３の「実地練習」ワークシートに記入します。この実地練習から，どんな種類の状況からはどんな思考が引き出されるかと，思考が結果としてどんな感情や行動につながっていくかを学ぶ過程が始まります。参加者には，ワークシートを記入する練習を，セッション中から始めてもらいましょう。例えば，グループで取り組んでいる場そのものを「状況」として取り上げて（ワークシートの「状況」欄に「セッションを受けている」と記入します），セッションを受けている間に浮かんだ思考で「絶対にわからない」「案外わかる」などがなかったかを聞き，その思考を感情（苛立ちや自信）や行動（ぽかんとする，発言して質問するなど）に結び付けます。リーダーは，役に立たない思考をキャッチする技能を身につけると目標を達成しやすくなるという関係がしっかり理解されるように伝えなければいけません。技能と目標を橋渡ししやすいのは，目標へのステップを試す時に思考を探ろうと参加者が同意している場合です。例えばジュアンでしたら，目標へのステップの１つに銀行で普通預金口座を開くと記入しているので（**図 5.3**），「実地練習」ワークシートをセッション中に記入し始め，「状況」欄に「普通預金口座を開くために銀行へ行く」と書きます。そして帰宅してから実際にこのステップを実行してみる時に（または試す状況を考えた時に）「口座を開いても難しくて使いこなせない」「私のような人に銀行が口座を開かせてくれないだろう」などの思考がステップを達成するのを妨げているのをキャッチするかもしれません。ひとたびそうした思考を見つけられると，以下に続くセッションで取り組んでいけます。

200 第Ⅱ部 実践ガイド

セッションをまとめる

まとめの要点：

・「3C」技能は，目標達成を妨げる正確ではない思考や役に立たない思考を変える技能です。

・感情を危険信号として使って思考をキャッチするタイミングをつかみましょう。

参加者の意見を聞こう

セッションや，たった今まとめたばかりの要点について，必ず参加者の意見を聞きましょう。1つの方法として，第3章で紹介したように，ホワイトボードに横線を一本引いて，両端にそれぞれ数字の0（「この技能を絶対使わない」）と10（「この技能を必ず使う」）を記してから，参加者にボードのところまで来て技能を使いそうだと思うレベルにXの印を記入してもらってもよいでしょう。「10」に近くない位置にXをつけた参加者は援助します。例えば，誰かが「6」のあたりにXをつけたのなら，なぜ「8」ではなくて「6」なのかを聞きましょう。参加者が忘れそうだと答えたら，覚えていられる方法（メモを書く，目立つところにワークブックを置いておく，アラームを設定する，誰かに思い出させてくれるように頼むなど）をブレーンストーミングします。できるとは思えない，うまくいくとは思えないなどと疑っているのなら，「3C」を使ってその敗北主義的信念を変えるか，「試してみて，できるかどうかを実際に確かめたいと思いませんか？」と尋ねるとよいでしょう。

第6章 認知技能モジュール 201

セッション4：「3C」──チェック

リーダーのセッション計画

- 参加者と協力してアジェンダを設定する
- 実地練習を振り返る：思考をキャッチ
- 「チェック」のステップを説明する
- 思考のミス
- セッション中の技能練習：思考のミス
    - ──ゲームやその他の活動，話し合い
    - ──思考のミスは習慣化しやすい
    - ──証拠を調べる
- 実地練習を決める：思考をキャッチしてチェック
- セッションをまとめる
- 参加者の意見を聞こう

セッションを行う

参加者と協力してアジェンダ（テーマ）を設定する

- 実地練習を振り返る
- チェック：その思考が正確だと示す証拠は？
- 思考のミス
- 実地練習を決める：思考をキャッチしてチェック
- テーマにつけ加えたい項目は？

（下巻p.15参照）

　アジェンダを設定している時に参加者が状況や問題を持ち出して項目を

202　第Ⅱ部　実践ガイド

追加したら，思考をキャッチしてチェックする流れで取り上げて話し合いましょう。例えば，メアリーが「ボーイフレンドと喧嘩してストレスがたまっている」と話したら，「よく話してくれました。今日は，そのことについてあなたの心の中の思考が，あなたの感じたストレスや，それに対する行動とどう関係しているかについて話し合います」と伝えましょう。それからアジェンダに「メアリーの喧嘩」と追加で記入しておき，セッションの後の方で思考をキャッチしてチェックする練習をする時にメアリーの状況を例に使いながら説明します。

実地練習を振り返る：思考をキャッチ

　思考をキャッチする実地練習を振り返るこの時間は，目標を達成するのを妨げている可能性のある，生活に役に立たない思考を見つけるにはとてもよい機会です。参加者が目標へのステップのどれかを試してきていたら，ステップを達成できたか・できなかったかの面で思考がどんな影響を及ぼしたかを振り返りましょう。ステップを達成できた参加者なら，行動しやすくするどんな思考（「やってみる価値がある」など）が心にあったでしょうか？　達成できなかった参加者は，敗北主義的信念（「できない」など）が立ちはだかったでしょうか？　参加者が思考をキャッチできていなくても，実地練習の状況を振り返って，その時に心で何が起きていたようだったかを探る質問をしましょう。妨げになったのは思考だけとは限りませんので，参加者の試みを振り返り，問題解決をして，次回試みる時に実行できる解決策を考えておくのを手伝いましょう。もちろん，参加者が実地練習を仕上げてきたりステップを達成できたりした時は必ず褒めます。そして目標ワークシートのステップにチェックマークをつけて，金星のシールを貼るか，くじ引き券（第3章参照）を配りましょう。

「チェック」のステップを説明する

セッション4(「チェック」)では,思考にとって「有利な証拠」と「不利な証拠」をそれぞれ挙げる練習をします(このセッションの「実地練習」ワークシート参照)。以前,私たちがこれを参加者に説明する時に,「思考を**支持する**証拠または**反論する**証拠」と表現したところ,参加者にはわかりにくかったようで,参加者その人を支持しているかまたはその人に反論しているかのように誤解されることが時々ありました。参加者は,お互いに支持し合いたいと感じています。話し合いをする時に注目するのは,**参加者が**正しいかではなくて,**思考が**正確かどうかの点です。人間関係にかかわる要素が入り込む余地を最小にするために,焦点が思考からずれないようにしましょう。セッション4では,「思考のミス」も教えます。参加者は思考が「思考のミス」になっていないかを見分ける練習をします。「チェック」の技能は,次のように説明できるでしょう。

> 「今日は,『3C』の2つ目のステップを学びます。キャッチです。このステップの目的は,ある状況についての思考が正確かどうかまたは役に立つかどうかを,証拠をできるだけ集めて確かめて判断しやすくすることです。『**チェック**』するには,科学者か探偵になったつもりで振る舞う方法があります。証拠を見て,事実が思考と合っているかいないかを観察します。思考にとって有利な**証拠**はどうしたら見つけられるでしょうか? このステップはそれほど難しくないでしょう。私たちはだいたい自分の思考を裏づける事柄にはよく注意を向けているからです。では,思考にとって不利な**証拠**はどうでしょう? それを見つけるのは難しいかもしれません。次のように自分に問いかけましょう。

> 「ほかにも説明があるだろうか?」
> 「ほかの人がこう考えていたら,何と伝えるだろうか?」

204　第Ⅱ部　実践ガイド

「私の思考と矛盾する事実を何か見落としていないだろうか？」

「この思考は，目標を達成しやすくしているだろうか？　気分をよくしているだろうか？」

思考のミス

　従来からのCBTでは「認知の誤り」の用語が頻繁に使われます。「認知の誤り」はよくあることなのですが，偏見がつきまといがちです。そうした偏見の影響を避けるために，本書では「思考のミス」の用語を使います。参加者には，誰でもミスをする可能性があるし実際にしている，という点が理解されるようにしっかり伝えましょう。私たちはみんな，人生で起きることを説明するために何かしらのことを前提としています。その前提が間違っている場合もあります。前提が間違っていると，何かを試したり変わろうとしたりするのを妨げて，悪さをしかねません。「思考のミス」を次のように説明するとよいでしょう。

　　「考える時に誰でもやりがちな『思考のミス』がたくさんあります。『思考のミス』があると，役に立たない思考や正確ではない思考につながって不快な感情になったり，目標へ向かって進むのが妨げられたりします」

　続いて，以下のよくある6つの「思考のミス」の概略について説明する時には，参加者向けワークブックにある例を使いましょう。

1. 全か無か思考
2. ほかの人の心を読む
3. 予言する
4. 結論に飛躍する
5. 破滅的に考える

6. 感情的に決めつける

セッション中の技能練習：思考のミス

　参加者向けワークブックにある，「やってみよう——以下の思考では，どんな『よくある思考のミス』がありますか？」にセッションで取り組むこともできます。リーダーは，ワークブックに挙げられている，ミスのある思考の例をホワイトボードやメモ帳に縦に並べて書き出して，その右側に，対応しないように順番を変えた状態で「思考のミス」の名称を書き出します。次に，参加者一人ひとりが出てきて左側の思考から右側の対応する思考のミスまで線を引きます。思考のミスの種類をしっかり理解すると，「3C」ワークシートの「チェック」ステップに関連する欄で，自分の中に見つけた思考のミスの種類にチェックマークをつけやすくなります。下巻付録Bにも思考のミスを理解しやすくするゲームがいくつもあります。例えば，結論に飛躍ゲーム，ヘッドバンドゲーム[8]，「ジェパディ！」復習ゲーム[9]などが役立つでしょう。

思考のミスは習慣化しやすい

　思考のミスは大概習慣化して身についていますので，キャッチするのも，変えていくのも時間がかかります。その点が理解されるように伝えましょう。例えば次のように話すとよいでしょう。

　　「『思考のミス』は，すっかり習慣になっているかもしれません。あなたがいつもしてしまう『思考のミス』が思い当たりますか？　『お気

---

[8] 訳注：ヘッドバンドに自分では内容を知らないカードを挟み，相手の応答により内容を当てるゲーム。下巻付録B参照。
[9] 訳注：米国のテレビ番組ジェパディにならって，質問に対し回答を疑問文で応える方式のクイズ。下巻付録B参照。

に入り』の思考のミスはどれですか？　誰にでもお気に入りの思考のミスがあるものです」

　だいたい誰でも，特によくしがち思考のミス——「お気に入り」の思考のミス——があります。そうした傾向があるおかげで思考を見直しやすくなるともいえて，私たち著者も，参加者が「またやってしまった。お気に入りの思考のミスにはまってる」と言うのを頻繁に耳にしてきました。差し支えなければリーダー自身の『お気に入り』の思考のミスを打ち明けて，そうした思考のミスが誰にでもあるものだと伝えるとよいでしょう。例えば，「私の場合は，『予言する』のが一番好きです。将来どんな問題が起きそうかをいつも予想していて，問題を予防するか，起こった時のために備えようとしすぎます。そうしていると，とても心配になって，びくびくしていなければならなくなります」などと話せるでしょう。そのようにすると，「思考のミス」を誰にでも当てはまる問題として話ができます。グループ形式で取り組んでいるのなら，参加者同士でお気に入りのミスを当てっこして，同じミスだとわかった時に「私も同じ」という経験をしてもらうと盛り上がるでしょう。このように，「お気に入り」の思考のミスについて，よくある例に基づいて名前をつけていく中で，「それは誰でも経験するミスなのだな」と考えやすくもなります。参加者には，お気に入りの思考のミスを情報カードに書き出して，説明と具体例も記入するように伝えましょう。カードを作っておくと，「3C」技能を使って思考を崩していく時に思考のミスを見失いにくくなります。
　時々，よくある思考のミスは納得がいくように「感じられ」るのに，それに替わる思考は，たとえ証拠を見せられても，本当だとも正しいとも「感じられ」ない，という事実にこだわる参加者がいます。そうした意見は当然なものとして受け止めて，その経験は習慣を変えようとするときには珍しくないと説明しましょう。CBSST の新しい技能を身につける過程では，

第6章　認知技能モジュール　207

表6.3　よくある思考のミス

思考のミス	定義
全か無か思考（すべてでなければ何もない，または白黒思考）	状況を絶対者の視点から見る： 「私は完全に失格だ」
ほかの人の心を読む	ほかの人の考えていることがわかると考える： 「彼らは私をまぬけだと考えている」
予言する（または未来を予測する，あるいは何かが起きると予測する確率が間違っている）	好ましくない出来事が起きる見込みを過度に高く予想する： 「話しかけたら，彼女は僕を笑うに決まってる」
結論に飛躍する	十分な証拠を集める前に決める： 「彼は僕を傷つける。僕を見ているから」
破滅的に考える	結論に飛躍する場合には，大概考えられる最悪の状況を予測している；例えば，誰か1人にデートを断わられたら次のように考える： 「一生デートなんてできずに，死ぬまで孤独だ」
感情的に決めつける	状況を判断する時に，客観的証拠ではなく感情反応に基づく： 「不安を感じていた。だからまぬけに見えたに違いない」
注意の狭まり（または好ましい要素を無視する）	主に好ましくない情報に注意を向ける，または好ましい情報を無視する，あるいはその両方；例えば，兄弟と対立していることには注意を向けるけれども，支援してくれるほかの家族には目を向けない： 「家族を訪ねても意味がない。妹と口論するだけだ」
すべき思考	ルールや期待が厳しい；コントロールできない領域の現実を受け容れない： 「以前できていたことは，すべて実行可能であるべきである」
責任を感じ過ぎる	自分の力でコントロールできない状況に対して罪の意識を感じる： 「両親が悲しんでいるのは私のせいだ」

できるだけ参加者を励まし，変わるのが難しいことを認めて，いくらか大変なのは当然だと伝えましょう。**表6.3**に，よくある思考のミスをいくつかまとめました。表にあるものすべてではありませんが，参加者向けワークブックにもいくつか記載したので，参加者がお気に入りの思考のミスを

208　第Ⅱ部　実践ガイド

見つけるのを手伝うときに役立つでしょう。

証拠を調べる

　セッションの中で「チェック」のステップを練習します。題材にする思考は，参加者が選んだ（キャッチした）もの（「この一週間に目標へのステップを試す時か，『危険信号』の気持ちが湧いた時にキャッチした思考を覚えている人はいませんか？」と聞けます）でもかまいませんし，セッションの初めに「思考をキャッチ」の実地練習を振り返りながら話題になった中から選んでもかまいません。またはアジェンダの項目に関連して考え出してもかまいません。例えば，この機会を利用して，メアリーがセッションの初めにアジェンダに追加した「メアリーの喧嘩」を調べるのもよいでしょう。喧嘩が何についてだったのかと，喧嘩の最中や後にメアリーの心で何が起きていたか，を聞きましょう。参加者が思考をキャッチするのを助ける方法は，セッション3でほかにも紹介しました。このように質問をすると，「彼はいつも何一つ私を助けてくれない」という思考につながるかもしれません。思考をカギ括弧に入れてメモ用紙かホワイトボードに書き出し，その下に縦の欄を2つ描いて，それぞれに「有利な証拠」と「不利な証拠」の見出しを記入しましょう。思考にとって有利な証拠の方が普通は考えるのが簡単なのでそちらから先に始め，次に思考にとって不利な証拠を聞きましょう。グループで取り組んでいるのなら，調べている思考を提供した参加者だけでなく，全員に質問しましょう。参加者が考えつかなかった証拠がほかにあったら，リーダーが書き込みます。証拠が出尽くしたら，グループまたは参加者に尋ねて，2つの欄に挙げられた証拠のどちらが有力かに基づいて判断すると思考が正確だといえるか，それとも正確ではないといえるかを答えてもらいます。また，思考のミスが見つかるかどうかも聞きましょう（この例では「全か無か思考」があります）。

　参加者が証拠を考え出しやすくなるように，探偵か弁護士か科学者に

なったつもりで考えて事実を探り，観察することを提案するとよいでしょう。ソクラテス式問答法（第3章参照）を使って，参加者が証拠を検討するのを助けましょう。もっと詳しい説明を求めて，あいまいな部分をはっきりさせるように伝えると，思考のミスを見つけやすくなります。例えば，

　「これは正確に言うとどういう意味ですか？」
　「これについて，既にわかっているのはなんですか？」
　「例を挙げていただけませんか？」

　思考が正確かどうかをチェックする時には，関連していそうな前提をよく調べるのも役立ちます。

　「前提として……と考えているようですが，間違いありませんか？」
　「ほかにもどんな前提が考えられますか？」
　「それが本当だと，どうやって判断したのですか？」
　「その前提が正しいか間違っているかは，どうしたら示せますか？」
　「もしも＿＿＿＿が正しいとしたら，＿＿＿＿については何が言えますか？」
　「もしも＿＿＿＿が正しいとしたら，何を意味しますか？」

　論拠や理由，証拠をよく調べましょう。

　「なぜそれが起きるのですか？」
　「どのようにして，それがわかるのですか？」
　「……の原因はなんだと思いますか？」
　「それは間違いだと言える論拠は何か思い当たりますか？」
　「なぜそう言えるのですか？」（なぜかを繰り返し問い続ける）

「あなたの言うことについての証拠としては何がありますか？」

実地練習を決める：思考をキャッチしてチェック

「実地練習」ワークシートを記入しながら思考をキャッチしてチェックしてくるように伝えます。セッション中に一緒にワークシートを記入し始めて，その人の目標に何かしら関連していそうな状況を見つけるのを，一人ひとり手伝いましょう。例えば，「7-7-7でゴールイン！」ワークシートに記入したステップから次回のセッションまでに試そうと思うものを1つ選んでもらってもかまいません。ステップを選んだらそれを「状況」に言い換えて，ワークシートにある「状況」欄を記入できます。キャロルが記入したステップの1つに，リーダーのオフィスまでバスを利用する練習がありました（**図5.4**）。このステップでしたら，状況を示す表現に言い換えて，「3C」ワークシートの「状況」欄には「リーダーのオフィスまでバスに乗る」「オフィスへ行くためにバスを待つ」などと書けます。あとは，キャロルがその状況にいる時に，思考（「カルテルが危害を加えてくる」など）をキャッチしようと試みます。または，参加者が「危険信号」を探すのを助けてもかまいません。その週に参加者が怒りや悲しみや恐怖の感情を感じたか，行動できたのにしなかったような場面で，特に感情や誰かとの会話のやり取りが目標達成を妨げている状況を探しましょう。ジュアンでしたら，眠ろうとしているのに同室者が大音響で音楽をかけた時に感じる怒りの感情が危険信号かもしれません。思考にとって有利な証拠，不利な反対する証拠としてそれぞれ何がありそうかを話し合いましょう。

セッションをまとめる

まとめの要点：

- 「チェック」では，思考にとって「有利な証拠」と「不利な証拠」を調べることによって，思考が正確か不正確かを判断します。

第6章　認知技能モジュール　211

・誰にでも「思考のミス」はあって，中でも特によくやりがちな「お気に入りのミス」があるものです。
・不快な感情につながったり目標を妨げたりする「思考のミス」をチェックして修正できれば，生活をよりよくできます。

参加者の意見を聞こう

　参加者に，その日のリーダーの進め方はどうか質問するのをお忘れなく──「今日の私の教え方は，はっきりと説明できていましたか？」。このセッションは内容がたっぷりですので，参加者からは，進め方が速すぎた，覚えきれない，などの声が出るかもしれません。そうした意見はもっともなこととして扱い，その人の意見がこのセッションではよくある感想で，初めて試しただけで理解できたと感じる人はほとんどいないと話しましょう。また，以下に続く何回かのセッションで今日の内容も振り返っていくことと，こうした技能を身につけるには練習が必要な点も伝えましょう。そして，だからこそ「実地練習」がとても大切なのだと念を押します。参加者には，その週のうちに（例えばバスに乗っている時などに）ワークブックの今日のセッション内容で特にさまざまな思考のミスの説明の部分を読み返してくるように伝えましょう。また，次のセッションの初めにもう一度思考のミスに関連したゲームを下巻付録Ｂからしましょうと提案して，ゲームに勝ちたかったら思考のミスの説明をよく復習してくると役立つと伝えてもよいでしょう。

セッション5：「3C」──チェンジ

リーダーのセッション計画

・参加者と協力してアジェンダを設定する

212　第Ⅱ部　実践ガイド

・実地練習を振り返る：思考をキャッチしてチェック
・「チェンジ」のステップを説明する
・セッション中の技能練習：替わりの思考を考える
　　——替わりの思考を生み出すトレーニングのエクササイズ
・実地練習を決める：思考をキャッチ・チェック・チェンジ
・セッションをまとめる
・参加者の意見を聞こう

セッションを行う

参加者と協力してアジェンダ（テーマ）を設定する
・実地練習を振り返る：思考をキャッチしてチェック
・チェンジ
・替わりの思考を生み出す練習をする
・実地練習を決める：思考をキャッチ・チェック・チェンジ
・テーマにつけ加えたい項目は？

（下巻p.21参照）

実地練習を振り返る：思考をキャッチしてチェック

　セッション3の実地練習を振り返る時間と同じで，セッション4で決めた実地練習を振り返るこの時間も，目標達成を妨げている生活に役に立たない思考を見つける絶好の機会です。参加者が目標へのステップの1つを試してきたのなら，ステップをうまく達成できたか・できなかったかに思考がどんな影響を及ぼしたかを振り返り，目標へ向かうのを思考が妨げていた場合には思考が正確かどうかを調べるのが大切だと改めて伝えましょう。参加者が，「危険信号」の感情がある状況で思考をキャッチしてきたのなら，その瞬間に心の中にあった感情，または行動しなかったことなど

に対して，思考がどんな影響を及ぼしていたかを振り返りましょう。思考をホワイトボードなどに書き出して，そこから感情と行動へ矢印を引きます。次に思考にとって「有利な証拠」と「不利な証拠」を調べ，同時に参加者の思考がよくある思考のミスのどれかに当てはまらないかも調べます。「それはあなたのお気に入りのミスでしたか？　ほかのみなさんの中にもこのパターンがお気に入りのミスの人はいますか？」と聞くとよいでしょう。できるだけグループ全員を引きこんで，この思考にとって「有利な証拠」と「不利な証拠」をブレーンストーミングしましょう。目標へのステップをうまく踏めていたら必ず褒めて，ステップを達成したら目標ワークシートのその欄にチェックマークを記入して金星のシールをワークシートに貼りましょう。

　参加者がなかなか前に進めずに目標へのステップを達成できないでいる時期もあるかもしれません。そうした時期には，思考（敗北主義的態度）が立ちはだかっていそうです。ジュアンの例では，同室者と相談して静かにする時間を決めるステップを達成してきませんでした。ジュアンは，部屋で静かにする時間を決めようと相談すると同室者が怒るだろうと予想していました。その予想が妨げになり続けて，目標へのステップを達成できずにいました。リーダーはその点に注目して，ジュアンには，その思考を題材の一部にしてセッション中に「3C」のエクササイズで見直したり，実地練習として取り組んだりしてはどうか，と促しました。

「チェンジ」のステップを説明する

　このセッションでは，正確ではなく役に立たないと判断した思考をもっと正確で役に立つ思考に変える方法を学びます。技能を次のように紹介するとよいでしょう。

　　「3C」の最後のステップは「**チェンジ**」です。チェンジの技能を使っ

て，もっと正確で役に立ち，チェックのステップで見つけた証拠にもっとよく当てはまる思考を考え出します。**新しい思考**は，現実的で役に立ち，あなたにとって意味のあるものでなければいけません。自分に問いかけましょう。

・証拠にもっとよく当てはまる替わりの結論はなんだろうか？
・目標達成を助けてくれる替わりの思考はなんだろうか？

　心の中にどんな役に立たない不正確な思考があっても，もっと正確で役に立つ思考がほかにたくさんあります。

　このように質問すると，大概，参加者はもっと正確な新しい思考を考え出せます。参加者（またはグループ）がブレーンストーミングをするのを援助して，思考をどう変えられるかを一緒に考えましょう。用語を一言二言加えるだけでできる場合もあれば（「誰も私を好きだと思わない」を「誰かが私を好きだと思う」に変えるだけで全か無か思考をもっと正確な思考に変えられる，など），まったく新しい思考を考え出さなければいけない場合もあるかもしれません。生み出される新しい思考をホワイトボードなどに書き出しては消してまた考え出す作業を繰り返します。それを，状況から得られる証拠により適合していると参加者が感じる新しい思考ができるまで続けます。もし新しい思考が正確かを確かめられずに参加者が苦労しているようでしたら，新しい思考が古い思考と比べて**より正確か**どうかに注目してもらうのが役立つようです。新しく考え出した思考が，古い思考と比べて目標を目指す行動を妨げる見込みがより少ない点がもっとも重要で，たとえごくわずかでも少なければかまいません。

　例えば，キャロルは，「バスに乗ると道に迷う」と考えていると話しました。その思考がキャロルの短期目標を達成する助けにはならないと既に

合意していましたので，キャロルとリーダーはこの思考にとって「有利な証拠」と「不利な証拠」とを一緒に調べました。キャロルは，以前にバスに乗っていて迷子になったことが2度あると話しましたが，バスに乗る前に時間をかけてしっかり道順を確認しておかなかった点を認めました。また，バスに乗っても迷わなかったこともいくらでもあったのを思い出しました。そうした証拠を挙げてみた結果，キャロルは，その思考はありがちなミスのうちの「予言する」パターンだと気づいて，思考を「バスに乗っても必ず迷うわけではない」に変えました。さらに話し合ううちに，キャロルから，もっと役に立ちそうな思考は「外出するまえに道順を計画しておけば迷わない」である，との同意が得られました。思考をそのように変えてみると，キャロルは，次にどうしたら道順を調べて計画できるかを問題解決する段階（問題解決技能のステップ「SCALE」を使うなど）へと進めるようになり，交通機関を利用する短期目標の達成に向けて行動できるようになりました。

セッション中の技能練習：替わりの思考を生み出す

　替わりの思考を生み出すエクササイズをします。参加者には，参加者向けワークブックのこのセッションの部分にある「やってみよう——替わりの思考を生み出す」のシートを見てもらいましょう。このエクササイズでは，チェンジのステップで替わりの思考を生み出す練習をします。「替わりの思考を生み出すトレーニング」技法は，参加者がブレーンストーミングをして出来事や状況に対する替わりの思考または替わりの説明を考え出すのを助けます。当たり障りのない状況から始めると大概やさしくでき，だんだん個別の事情にかかわり，感情が強く引き出されやすい，難しい状況へと進めるとよいでしょう。このセッションでは，これまでに参加者が話した状況をいくつも取り上げていくことになります。まず，このシートにある最初の状況「モールで周りの人が私を見たとしたら，なぜだろう？」

216　第Ⅱ部　実践ガイド

を説明します。次にその状況で心に浮かびそうな思考（「私を変だと思っていて，私のことを笑うのに違いない」）を指して，それが，例えば就職面接のためのシャツを買いにモールに出かけるなどのステップを踏むのを妨げかねない自動思考だと説明し，さらに，思考は「替わりの思考を生み出す」と見直すことができることも伝えます。それから，状況に対して，替わりの説明を考えます。この時に参加者が大概面白いと感じる「私がカッコイイと思っているのかもしれない」などの説明も含めて楽しみましょう。それから参加者を導いて，ほかにも説明がないかを探します。

　　状況：「モールで周りの人が私を見たとしたら，なぜだろう？」
　　思考：「私を変だと思っていて，私のことをあざ笑うのに違いない」
　　替わりの説明：
　　1.　その人たちの知り合いに私が似ているので「こんにちは」を言いたいと思っているかもしれない。
　　2.　私ではなく，私の後ろのショーウィンドウを見ているだけかもしれない。
　　3.　私がカッコイイと思っているかもしれない。
　　4.　＿＿＿＿＿＿＿＿＿＿＿＿＿＿＿＿＿＿＿＿＿＿＿＿＿
　　5.　＿＿＿＿＿＿＿＿＿＿＿＿＿＿＿＿＿＿＿＿＿＿＿＿＿

　このエクササイズのねらいは，参加者に，最初に浮かんだ，またはもっとも思いつきやすい説明をいつまでも受け入れたり持ち続けたりするのをやめて，替わりにできるだけたくさん説明を考え出してもらうことです。「どんな出来事も必ず2つ以上の説明がある」という基本原理を繰り返し伝えましょう。理想を言えば，リーダーは一人ひとりの参加者それぞれに関連の深い例を見つけて説明できれば一番です。例えば，友人をつくることを目標としている参加者がクラブハウスで自己紹介をして，相手が肯定

的に反応しないか視線を落としただけだった，としましょう．参加者は，それを「僕のことを友人になっても楽しい相手だとは思わない」や「僕を好きになってくれない」の思考に合った証拠だと解釈するかもしれません．そうした状況と思考を，例として書き出し，相手がなぜ肯定的に反応しなかったのかについて替わりの説明を考えてみましょう．

状況：「自己紹介をしたのに相手が話をしてくれなかったとしたら，なぜだろう？」

思考：「僕のことを友人になっても楽しい相手だとは思わない」

替わりの説明：

1. 相手の人はさんざんな一日を過ごしていて，誰とも話したくないと感じていたかもしれない．
2. 周囲の雑音が大きすぎて僕の声が聞こえなかったかもしれない．
3. 初対面の人と話す時に不安なのかもしれない．
4. ＿＿＿＿＿＿＿＿＿＿＿＿＿＿＿＿＿＿＿＿＿＿＿＿＿＿
5. ＿＿＿＿＿＿＿＿＿＿＿＿＿＿＿＿＿＿＿＿＿＿＿＿＿＿

　参加者が敗北主義的信念を抱いているのに気づいたら，「よくある思考のチェックリスト」（下巻付録C）の右側の欄にあるもっと役に立つ信念の例が参考になるでしょう．次の「トレーニングのコツ」にも，「よくある思考のチェックリスト」を使って敗北主義的信念を見つけて修正する方法をまとめてあります．

トレーニングのコツ

「よくある思考のチェックリスト」を使って敗北主義的信念を見つけて修正する

・チェックリストにある思考は，回復目標に関連する特定の状況ごとに整理されて

います。すべての状況に取り組む必要はありません。参加者の長期目標に関連する状況（友人をつくる目標を掲げる人なら自己紹介をする場面など）を選んで，その状況で浮かびそうな思考からどれに取り組むかを決めてもらいましょう。

・参加者が話した役に立たない思考は，「3C」エクササイズをしていく時に題材にできますので注目しておきましょう。

・主要な敗北主義的信念は情報カードに書き出して後のセッションでまた眺められるようにし，参加者にもそれぞれの信念を書き出しておくためにそうしたカードを配りましょう。

・替わりの思考を生み出すトレーニングをする時と，「3C」の「チェンジ」ステップでもっと役に立つ思考を考え出す時は，チェックリストの右側にある役に立つ思考を参考にしましょう。

・思考を変えると感情や行動も変えられる仕組みを教えるには，チェックリストの左側の敗北主義的思考からはどんな感情や行動が生まれてきそうかを尋ねてから，次に右側のもっと役立つ思考からはどんな感情や行動が生まれてきそうかを尋ねるとよいでしょう。

・チェックリストから選んだ思考のうちその人自身の個別的目標（目標は複数あるかもしれません）を達成していく時に役に立ちそうなのはどれで役に立ちそうもないのはどれかを尋ねましょう。また，なぜ役に立ちそう，または役に立ちそうもないかも聞きましょう。

例：あなたが新しく知り合いを作ろうとしている時に，「私は統合失調症があるから，みんな私を好きになってくれない」と考えませんか？　この思考がある状態で人に会うのは大変ですか？　なぜですか？　この思考があると，人に会うために外出する可能性がいくらかでも変わりますか？　この思考からどんな気持ちが湧きますか？　誰かと会うのを避けるとどんな気持ちになりますか？

実地練習を決める：思考をキャッチ・チェック・チェンジ

　セッション4と同じように，参加者には，「実地練習」ワークシートを記入しながらその週のうちに目標を妨げた思考のうち少なくとも1つは取り組んできてもらいます。どのステップを次週までに取り組んでくるかを話し合って，ステップを踏む時にどのように「3C」を使って思考を調べるとよいかを伝えます。また「危険信号」の不快な感情があった時に何を考えていたかを調べてきてもかまいません。その時も同じワークシートを使います。セッション中にワークシートを説明して，どんな思考が浮かび

そうか，どうしたら思考に妨げられずに実地練習を実行できそうかについて，参加者が考え始めるのを助けましょう。

セッションをまとめる

まとめの要点：

・不正確な思考をもっと正確で役に立つ思考に変えると，気分がよくなって目標を達成できます。

・練習を続けると，替わりの思考を生み出しやすくなってきます。

参加者の意見を聞こう

ここまでで，リーダーは「3C」を全部説明し，参加者も「3C」を実際に使った経験がいくらかできていますので，「3C」は思考を調べるのに役に立つ技能だと実感するかどうかを聞きましょう。中には，セッションを楽しんで，生活に役に立たない思考を変えることにとても満足している参加者がいるでしょう。周りの人から，何かをずいぶん上手にできるようになったとか，自分で思っているよりも好感がもてると言われるのは気分が高まる経験です。統合失調症のある人の多くにとっては，何かで成功したり肯定的なことを言われたりして自己効力感や自分への肯定的な信念を育む機会が日頃ほとんどないので，喜びはひとしおでしょう。その一方で，「3C」にいくらか抵抗する参加者もいるかもしれません。信念を強固に抱いているときには特にそうなりがちです。そうした抵抗は誰にでもある問題として取り上げて，信念が正確かどうかに対しては中立の姿勢を忘れないでいましょう。信念には正確なものも不正確なものもあります。大切なのは，証拠を集めてどの信念が正確かを調べ，裏づけがあると言えるほど十分な証拠がない信念は変えることです。次のセッションでは信念をテストするための行動実験を学ぶ，と予告をしてから，「信念に裏付けがあるかどうかをテストする方法について，もっと学ぶために次回も参加したい

220　第Ⅱ部　実践ガイド

と思いませんか？　私たちが一緒に，理解できるよう取り組めます」と伝えましょう。

セッション6：「3C」を練習しよう

リーダーのセッション計画

- ・参加者と協力してアジェンダを設定する
- ・実地練習を振り返る：思考をキャッチ・チェック・チェンジ
- ・行動実験をして確かめる方法を説明する
- ・セッション中の技能練習：「3C」と行動実験
- ・実地練習を決める：思考をキャッチ・チェック・チェンジ
- ・セッションをまとめる
- ・参加者の意見を聞こう

セッションを行う

参加者と協力してアジェンダ（テーマ）を設定する

- ・実地練習を振り返る
- ・実験をして「チェック」
- ・目標達成に向けて「3C」を練習する
- ・実地練習を決める：思考をキャッチ・チェック・チェンジ
- ・テーマにつけ加えたい項目は？
- （下巻p.26参照）

　参加者が項目を提案したらこれに注目して，セッションで行動実験を教える時にできるだけ題材に使いましょう。例えば，誰かが幻聴の問題を挙

げたら，「よく話してくれました。今日は，声をコントロールできるかどうかを調べる実験の計画を立てる方法について話し合います」と伝えましょう。

実地練習を振り返る：思考をキャッチ・チェック・チェンジ

　「3C」ワークシートの取組状況を振り返ると，参加者のうちの誰が「3C」をよく理解してグループの外の実生活で技能を使えるようになっていて，誰がまだ理解できずに苦労しているかについて，重要な情報が得られます。セッション6でもさらに「3C」を練習していきますので，技能をよく理解している参加者には「3C」のエキスパートとして，苦労している参加者に教えるのを助ける役を担ってもらえます。例えば，技能をよく身につけた参加者とそれほどでもない参加者とを組みにして一緒に「3C」ワークシートに取り組んでもらい，その間リーダーは室内を回って教えることもできるでしょう。練習がもう少し必要そうな参加者には，セッションの少し後の方で「3C」を練習する時の中心になってもらってもよいでしょう。注意しなければいけないのは，技能を理解している参加者でも，強固な信念が現れ生活機能を妨げる時には「3C」をうまく使えていない場合が珍しくない点です。そうした参加者は，肝心な時ではなくそれほど大変ではない状況で技能を使っています。そうした参加者には，セッションの後半で実地練習を決める際に，目標へのステップを踏もうとしている時（または，行動するのを避けている時。ただしそれをキャッチするのはより難しい）は技能を忘れずに使うようにと念を押しましょう。例えば，同室者と相談して静かにする時間を決めるステップを実行するのをジュアンが避けているのがはっきりした時に，リーダーは，同室者に話すつもりだった話題を切り出そうとする直前に浮かんだ思考をキャッチするように伝えました。ジュアンは以前に，対話を切りだせば同室者が否定的に反応すると心配していました。そこで，リーダーは，「3C」を使ってそうした思考を修

222 第Ⅱ部 実践ガイド

正して目標へのステップを踏みやすくするようにと促しました。

行動実験をしてチェックする方法を説明する

第3章で説明したように，行動実験では，あらかじめ計画した行動を参加者がセッション中または実地練習をする時に実行して，信念が正確かどうかをテストします。行動実験は，地域生活において，不適応につながる認知を見直して生産的な活動を増やすには力強い方法です。認知（「うまくいくはずがない」など）に妨げられて誰かが新しい活動を試すのを尻込みしている時は，「その信念が正確かどうかをテストするために，何かをしてみたいと思いませんか？」と声をかけましょう。行動実験を次のように説明するとよいでしょう。

> 「思考が正確かどうかを調べるための証拠を集めるには，実験計画を立てるという方法もあります。科学実験と同じです。前提にしている思考すなわち仮説が正確かどうかをどうしたらテストできるかを考えます」

このセッションでも，参加者向けワークブックでも，行動実験のプロセスを説明する時には簡略化して3つのステップで教えます。ただし，実際に実験をする時は，第3章と**表3.2**で説明した行動実験を計画する時の5つのステップに沿って進めましょう。

行動実験のステップを説明しましょう。

1. テストしたい思考または信念はなんですか？　書き出してください。それがあなたの仮説です。例えば，「誰かが郵便物を盗んでいる」
2. 信念をテストする実験の計画を立てましょう。例えば，「自分に手紙を出す。手紙が届けば，郵便物を盗んでいる人はいない」

3. 結果を記録して，信念について結論を導き出します。例えば，「手紙が届いたので，郵便物は盗まれていなかった。信念は正確ではなかった」

セッション中の技能練習：「3C」と行動実験

　認知技能モジュールの最後となるこのセッションの技能練習では，セッション中に「3C」ワークシートを記入し終えて，セッションの中でキャッチした思考か，この数週間に起きた，目標へ向かうための活動をしている状況か不快な感情があった状況でキャッチした思考をテストすることも含まれています。p.224 の「トレーニングのコツ」には，「3C」を練習する際に参考にできるさまざまな提案をまとめてあります。このセッション用の「3C」ワークシートには，信念をテストする時に使える行動実験用の欄もあります。このように，このセッションでは，思考にとって「有利な証拠」と「不利な証拠」，および「思考のミス」を見つけるほかに，思考をテストするための実験を考えることが参加者に促されます。思考をテストする実験の例を参加者向けワークブックにいくつか具体的に紹介していますが，参加者に個人的に関連がある例を使うとよいでしょう。セッションの初めに，アジェンダへ参加者から提案された個人的な項目や，あるいはモジュールのこの段階までに明らかになった，生活に役に立たない信念のテーマや精神病症状にかかわり生活機能を妨げている信念などに注目して，技能を練習するとよいでしょう。

　例えば，キャロルとリーダーは，「バスに乗るとカルテルが危害を加えてくる」という思考をテストするための実験計画を立てました。キャロルは，自宅から一区間だけバスに乗り，降りて道を渡ったところからまたバスに一区間だけ乗って自宅に戻ってきて，その間に周りの乗客の様子を観察して危険がなさそうかを探る，と同意しました。キャロルは，この短い時間だけバスに乗ってみようと思いましたが，自分を傷つけたいと思って

224　第Ⅱ部　実践ガイド

いるカルテルのギャング参加者が**いつも必ず**バスに乗っていると信じていました。これは全か無か思考（バスに乗るのは**いつも必ず**危険だ）ですので，実験は，バスに乗っても**いつも必ず**傷つけられるわけではない，と示せば成功するはずでした。実際にバスに乗って無事に降りてきた後で，キャロルは，バスに乗っても**いつも必ず**危害を加えられるわけではないと結論しました。そこから，絶対にバスに乗らないのではなく，時々ならバスに乗る道が開けて，家から決して出かけないのではなく，**いつ**ならバスに乗っても安全なのかを判断する話し合いが始まりました。全か無か思考を，いくらかならバスに乗れるようになる思考に「チェンジ」したことで，キャロルは目標へ向かって活動するために，家から遠い所へも出かけられるようになりました。

トレーニングのコツ

「3C」技能をしっかり身につける

キャッチ

・思考は，それがリカバリー目標を妨げているのがなるべくはっきりとわかる形で言い表しましょう。「その思考があると，あなたの目標を達成しやすくなりますか？」と聞きましょう。
・思考は，できれば「思考のミス」の形にするか，表現を誇張して見直しやすくしましょう（「必ず」「絶対に……ない」「みんな」「誰も……ない」などの表現を組み込んで全か無か思考にすると見直しやすくなる，など）
・「危険信号」技法を使いましょう：望まない感情や行動は「危険信号」で，思考を調べなければいけない瞬間だと伝えています。
・参加者がキャッチしたのが間違いなく思考で，感情や行動ではない点を確かめましょう。思考ではなかった場合は，ひとまず努力を褒めてから修正しましょう。

チェック

・思考のミス
　──参加者がキャッチした思考が「思考のミス」（もしかしたら「お気に入りのミス」）ではないかを聞いて，なぜその「思考のミス」を選んだのかを尋ねましょう。

第 6 章　認知技能モジュール　225

　── 思考のミスを見つけた努力を褒めてから，ほかにも見落としている思考のミス
　　 がないかを探してもらいましょう。思考のミスは複数当てはまることもありま
　　 す。
・思考にとって有利な証拠
　── 信念にとって有利な証拠のほうが，不利な証拠よりも考え出しやすいもので
　　 す。
・思考にとって不利な証拠
　── 不利な証拠を考え出すほうが難しいので，参加者が苦労しているようなら，誰
　　 にでも当てはまる問題として話をしましょう。自分の思考を反証する証拠には
　　 気づきにくくなる偏りが誰にでもあるものです。
・思考にとって不利な証拠を参加者が見つけるのを手伝う時には次の質問をしま
　しょう：裁判官または探偵なら，この証拠に基づいてどんな結論を出すでしょう
　か？　これまでのあなたの経験で，この思考がいつでも完全に正確だとは限らな
　いと示す証拠になるものはありましたか？　ほかの人がこの思考を抱いていた
　ら，その人に何と伝えますか？
・グループのほかの参加者の例を使ってブレーンストーミングしましょう。一般に
　自分の思考よりもほかの人の思考に対してのほうが不利な証拠を思いつきやすい
　ものです。

チェンジ
・替わりの思考を生み出すエクササイズを使って，参加者がもっと柔軟に考えられ
　るように助けましょう。
・元の思考を少し直すだけで，目標達成をそれほど妨げないものに変えられる場合
　がよくあります（「絶対に……ない」を「ときどきならうまくいく」へ，「誰も
　……ない」を「中には私のことを好きだと思ってくれる人もいる」へ変えるな
　ど）。
・「新しい思考はあなたの目標を達成しやすくしますか？」と聞きましょう。

思考と行動：ニワトリからでも卵からでも

　CBSST で取り組む技能は，大きく分けると主に認知面の治療・支援と
主に行動面の治療・支援になりますが，実際にはどの技能にも両方の側面
があります。行動面の治療・支援で例えば行動実験などをすると，認知が
変わることがあります（活動してみて当初に予測していたよりも楽しいと
気づいたら，低い期待への反証になる，など）。また，認知面の治療・支

援も行動の変化につながるかもしれません（何かをするには，先にそれをしたい「気持ちで」いなければいけないという信念を見直す，など）。研究からは，認知的および行動的エクササイズの両方が，認知および行動の変化を導く可能性が示されています。

この認知技能モジュールでは「思考」を変えることに注目して感情と行動の両方を変えていきますが，「行動」を変えることでも感情と思考が変わる仕組みも忘れずに話し合いましょう。認知モデルに含まれる矢印はどれも双方向です。悲しみの感情だと，絶望的で悲観的な思考が浮かびやすくなります。孤立や回避の行動は，成功を実感でき楽しい社会的経験をもたらさないので，敗北主義的態度や孤独感を和らげられません。参加者が思考に取り組むのに苦労しているときにはそうした相互の影響を思い出しましょう。例えば，認知スタイルがしっかり固まってしまっている参加者は，思考を見つけられなかったり，思考が感情と行動に影響を及ぼす様子が抽象的にはなかなか理解できなかったりするかもしれません。そうしたケースでは，「その瞬間」に思考を生み出すように求めると，学びやすくなるかもしれません。つまり，一般に行動した直後だと思考を見つけやすくなりますので，例えば散歩やセッション内のゲームや活動，参加者とロールプレイをした時に，試しにその瞬間にどんな思考があるかを尋ねてみましょう。これは行動実験ともいえます。

また，必ずしも先に敗北主義的信念，妄想的信念，目標を妨げるそのほかの思考を変えてからでなければ目標達成を目指して行動できないわけではありません。信念にとって有利な証拠または不利な証拠をめぐって終わりのない議論にはまりこんでいると気づいたら，思考ではなく行動を変える方へ注意を向けましょう。目標に関連した行動（「実験」するために外出してみる，何かの教室に参加してみる，誰かと話してみるなど）を促しましょう。活動してみると証拠（うまくいった経験または失敗した経験）が得られますので，そこから役に立たない信念を見直せるかもしれません。

第6章　認知技能モジュール　　227

参加者にまず行動の仕方を変えてもらって，行動を変えた結果として浮か
んだ思考や得られたデータを検討しましょう。ただ，思考に気づくのは難
しいものです。自動思考はあまりにもしっかりと根づいているので（だか
らこそ自動的なわけで），参加者は大概それを真実として受け入れていま
す。そうした自動思考を，参加者が行動した瞬間にうまく引き出して調べ
ましょう。そうすると，疑問の余地なく当然と思い込んでいるそうした自
動思考にはたくさんの好ましくない感情や行動がつながっているのを示せ
るでしょう。参加者が，自動思考をテストするために，実際に行動実験を
したり活動を行ったりする見込みを高めるには，どんな試みにも，結果に
かかわらず報酬を与えるという方法があります。ほかにも，参加者が行動
実験をしたがらないときのためのアドバイスを，次の「トレーニングのコ
ツ」に記載しました。

トレーニングのコツ

行動しよう

　目標に向かうステップを踏み出して実際に行動してみるように背中を押しましょう
（習い事の教室を見学しよう，喫茶店へ行ってみよう，バスに乗ってみよう，など）。
行動してから，その時に浮かんでくる思考に取り組みましょう。

トレーニングのコツ

「できません」

　行動実験をしようと提案すると，抵抗される場合もあります。

　参加者：できません。
　リーダー：それは1つの予想のようですね。試すとどうなりそうですか？
　参加者：わかりません。
　リーダー：この予想を試すか，正しいかテストしてみたいと思いませんか？

228　第Ⅱ部　実践ガイド

> または，
> リーダー：行動実験をしてみることについて，どんな考えがありますか？　試して
> 　　　　　いる状況を考えると，心はどうなりますか？
>
> 　または，それでも参加者がうまく乗ってこなければ，抵抗の元を見つけるために反
> 射技法[*10]を試してみるとよいかもしれません。
>
> リーダー：苛立っているか，望みがないと感じているようですね。なぜかを探っ
> 　　　　　てみませんか？

実地練習を決める：思考をキャッチ・チェック・チェンジ

　その週のうちに少なくとも一度は「3C」を使って思考を修正し，目標
に向かって取り組むように伝えましょう。参加者向けワークブックのセッ
ション6用の「実地練習」ワークシートの記入を仕上げることになります。
ワークシートには，行動実験の計画を立て思考が正確かどうかをテストす
る欄もあります。参加者によっては，セッションの時に題材として取り組
んで既に実験計画を考え出しているかもしれません。例えば命令してくる
幻覚には自分を傷つけるかコントロールする力があるという信念を抱く参
加者でしたら，信念をテストする実験をセッション中に考え出して，その
週のうちに一度だけ声に従わないで，声が本当に脅すとおりに傷つけるか
どうかを観察しようと計画しているかもしれません。セッション中に実験
計画を考え出さなかった参加者は，グループで実地練習を決めるこの時間
に計画を考えなければいけません。そのため，このセッションではいくら
か時間が追加で必要になるかもしれません。

　例えば，ジュアンは，ケア付きホームの生活でもっと自律度を高める方
法を見つけるステップをまだ実行していませんでした。リーダーは，ジュ

＊10　訳注：第3章の訳注15（p.92）を参照。

アンがそのステップを確実に踏むのを妨げているらしい思考に「僕が自分で何かするのを管理人が許してくれるはずがない」があるのを見つけていました。そこで，うまくいくはずがないと思うその思考が正確かどうかをテストしてみるようにとジュアンに提案しました。ジュアンとリーダーは一緒に実験計画を立て，ジュアンが管理人と会って，たった1つでよいのでジュアンがケア付きホームで身の回りのことをもっと自分の判断でできることがないかを聞いてみることになりました。実験計画を立てる時にジュアンが同意したのは，管理人が提案した課題がたとえジュアンにとってあまり関心がないものだったとしても，それは「管理人は，僕に自分の判断では何もさせてくれない」という思考にとって不利な証拠になるという点でした。

セッションをまとめる

まとめの要点：

・思考をチェックするには，実験計画を立ててテストするという方法もあります。

・「3C」と実験を使って思考のミスを修正する作業は，練習するとどんどんやさしくなります。

参加者の意見を聞こう

実験を考え出すのは創造力が必要で難しい取組みです。そうした事情は参加者の苦労していそうな意見からもうかがわれるかもしれません。仮に参加者からそうした声が挙がらなくても，失敗したと感じるよりもうまくできたと感じてもらうことが大切ですので，実験を考え出すのは難しくて，自分独りでできるとは限らない点を伝えて，参加者に知っておいてもらいましょう。信念をテストするための実験がうまくいかなくても，目標のまえに立ちはだかる信念を「3C」技能を使って調べればよいのです。

230　第Ⅱ部　実践ガイド

トレーニングのコツ

認知技能モジュールの押さえどころ

・セッションの初めに，参加者向けワークブックからその日に取り組む技能に関連するページを配ってもかまいませんし，認知技能モジュールの参加者向けワークブック全体をまとめて渡してもよいでしょう。そのほかにも，「認知の三角形」「3C」「思考のミス」などをカードに記入してラミネート加工したものを手渡しておくと，セッション中にも，セッション以外の場でも参考にできます。

・ホワイトボードかメモ用紙に「認知の三角形」を描きましょう。思考をカギ括弧に入れた形で記入し，その思考から感情と行動へそれぞれ矢印を引きます。参加者の経験を題材に使いながらそれぞれのポイントをわかりやすく伝えましょう。

・「3C」を強調して，参加者が「3C」のそれぞれのステップを理解して練習するのをいくらか時間をかけて確かめましょう。参加者が自分自身の思考に好奇心を抱くように導いて，役に立たない信念については，それに対して「有利な証拠」と「不利な証拠」を調べるのを助けましょう。

・思考を参加者個人のリカバリー目標に結びつけて，目標を妨げている思考に取り組む時は「3C」や行動実験を使うことに注意を向けましょう。

・たくさん褒めましょう。特に実地練習を達成してきたら大いに褒めましょう。

・セッションについて参加者に意見を言ってもらいましょう。

　——何がよかったか？　何がよくなかったか？

　——一番難しかったのはどの部分か？

　——セッションは役に立ったか？

第 7 章

SST モジュール

モジュールのねらい

1. 個々の参加者に応じたリカバリー目標を達成するためにコミュニケーション技能がどのように役立つかを説明し，地域社会で基本的なコミュニケーション技能を使いながら目標に向けて他者と交流する練習をします。
2. 非言語的コミュニケーション技能を教え，ロールプレイを通して4つの基礎的コミュニケーション技能を教えます。
3. 周りの人たちと上手にコミュニケーションできるという自己効力感[*1]を高め，他者と交流することへの敗北主義的信念を軽減します。

[*1] 訳注：原文はself-efficacy。自分がある状況で必要な行動を実行できるかどうかに関する認知のこと。

モジュールの紹介

　周りの人たちと上手に交流するには，対人的状況を示す手がかりを**知覚**し，得られた対人的情報を**処理**し，**効果的に対応**しなければいけません（Bellack, 2002）。社会的知覚とは，対人的状況を示す手がかりに正確に気づくということであり，例えば発言内容のほか，顔の表情や，身振り，身体の姿勢，その他の状況の文脈を読みとる手がかりを指します。社会的認知とは，気づいた対人的状況や手がかりを処理または分析し，他者の感情[*2]を認識してその感情に名前をつけ，その人の意図を解釈し，適切な対応を考えることです。行動反応とは，適切な言葉を選び，非言語的行動（視線，身振り，身体の姿勢など）と合わせて表現することです。私たちが社会生活で他者とうまく交流する時には，この3つの能力をすべて統合して使っています。なお，多くの研究から，そうした能力や技能はトレーニングで上達することができることが示されています（第2章参照）。

　SST モジュールでは，周りの人に向けて自分の考えや感情を伝える社会生活技能に特に力を入れて教えます。また対人的手がかりを察知して理解する部分にもいくらか注目していきます。社会的認知のトレーニングを体系的には提供しませんが，相手の顔の表情と言葉の抑揚から親和的な感情に気づき，自分もそれに応える方法はトレーニングします。社会的問題解決は，このモジュールでもある程度取り組み，問題解決技能モジュール（第8章）でも再び取り組みます。

　SST モジュールでは，4つの基礎的なコミュニケーション技能をトレーニングします。取り組んでいく順番は，「相手の言うことに耳を傾ける」（セッション2），「うれしい気持ちを伝える」（セッション3），「頼み事をする」（セッション4と5），「不愉快な気持ちを伝える」（セッション6）

---

*2　訳注：第5章の訳注4（p.130）を参照。

です。セッション3以降で教えるコミュニケーション技能は，基本的に次の構造をしています。

　あなたが_____を**する**と，私は_____という**感情**になる。

　参加者には，まず相手の行動または相手にして欲しい行動を述べ，次に相手の行動によって，またはお願いしたように相手が行動してくれる場合に，自分がどんな感情になるかを述べるような話し方を教えます。この構造で話をすると，外側から観察できる相手の行動（その人が「**すること**」）が参加者の内面（話し手の「**感情**」）に及ぼす影響がわかりやすくなります。セッション3では「うれしい気持ちを伝える」技能を学び，他者の行動で話し手がうれしい気持ちになったものをターゲットにして探します。セッション4では「頼み事をする」技能を学び，そうしてもらうとうれしい気持ち**になる**ので，相手に**して**欲しいと思う行動を明らかにします。「頼み事をする」技能はリカバリー目標を達成していくうえでとても役立ちますので，この技能は2セッション（セッション4と5）にわたってトレーニングします。セッション4で主に技能習得を，セッション5では助けてくれそうな人を見つけて目標に関連した課題で支援を求めます。セッション6では「不愉快な気持ちを伝える」技能を学び，それをされると不愉快な気持ち**になる**からやめて欲しいと思う行動をターゲットにします。4つの基礎的技能を行うには，相手の具体的な行動によって自分がどんな不愉快な気持ちやうれしい気持ちになるかをはっきりと伝えなければいけません。周りの人たちと交流していく時のこうしたコミュニケーション技能がどれも「あなたが_____を**する**と，私は_____という**感情**になる」の構造であることを説明すると覚えやすくなるでしょう。

　この構造で話すと，頼んだように相手が行動してくれる可能性が高くなります。まず相手の行動を具体的に説明すると，あなたが何をして欲しい

のか（またはして欲しくないのか）がその人に正確に伝わります。また行動は観察でき測定もできるので，行動したかしなかったかについて意見は分かれにくいでしょう。例えば，行動に触れずに「失礼なことはしないで」としか言わないとか，もっとひどければ「バカみたいなことはするな」と罵るだけなどでは，その人のどの行動を変えて欲しいと思っているのかがはっきりしません。より効果的な表現は「私が話している時にあなたが話を遮ると頭にくるので，私が話し終わるまで待ってから話すようにしてくれませんか」でしょう。この表現であれば話し手がその人にして欲しいと思う行動がはっきりしています。またその人が感じている感情についての論争は難しいはずです。何を感じているかを知っているのは，感じているその人だけです。誰かがあなたに向かってその行動で怒りや悲しみを感じたと話しても「いいえ，あなたはそんな風には感じていない」とは言えません。そうした点から，外側から誰にでも見える「その人の行動」と，自分だけがわかる「自分の感情」とに注目するのが，穏便にニーズを満たすには効果的です。最後に，もしも頼み事をした人のことを聞き手が大切に思っているなら，嫌な感情になるよりもうれしい感情になって欲しいと考えて，聞き手は頼まれたとおりに行動しよう（または行動するのを止めよう）と思いやすくなるでしょう。

　このモジュールでは，コミュニケーションを再現する行動リハーサルまたはロールプレイを使ってトレーニングをしていきます。手順は以下で詳しく説明します。目標は，対人交流の際に自己主張でき，誤解されずに心地よいコミュニケーションへと改善することです。参加者とリーダーが，練習場面で同室者，友人や家族，先生，上司，同僚，ケースマネジャーやその他の支援者と会話をして，例えば車で送ってもらう，新しい友人を作る，親や同室者に自分の意見を言う，クラスの履修で助けを求める，就職面接を受ける，健康を管理するなどの方法を教えます。

　ロールプレイをする時にはグループ形式のトレーニングが理想的です。

第 7 章　SST モジュール　235

表7.1　SSTモジュールのねらいと関連するセッションの内容

SSTモジュールのねらい	セッションの内容
コミュニケーション技能を改善する	行動形成，反復練習，強化を使ったロールプレイをして，コミュニケーション技能の言語的要素と非言語的要素をトレーニングする。相手の言うことに耳を傾ける（セッション2），うれしい気持ちを伝える（セッション3），頼み事をする（セッション4と5），不愉快な気持ちを伝える（セッション6）。
コミュニケーション技能を使って個別のリカバリー目標の達成を目指す	生活，学習，仕事，対人交流にかかわる個別の目標に関連するテーマを取り上げて，同室者，住居施設のスタッフ，友人，家族，上司，同僚，先生，クラスメート，医師，ケースマネジャー，その他の支援者との対話をロールプレイで練習する（セッション2〜6）。
自己効力感を高めて，敗北主義的信念を減らす	自己効力感や自分の力に対する信念を引き出し（うまくできた／できると考える程度を0から10までで評価するなどの方法で），ロールプレイを行動実験に使って，自分に対する敗北主義的信念をセッション中にも家でもテストする（セッション2〜6）。

SST モジュールを受けるのが 2 回目以上になる参加者やコミュニケーション技能がわりとよく身についている参加者には，新しい参加者にコミュニケーションと社会生活技能を教えるのを積極的に手伝ってもらうとよいでしょう。そうすると，既に技能を身につけた参加者は上達した感じがつかめますし，新しい参加者や技能がまだ身についていない参加者には，技能が身につくものであるとはっきりわかります。また参加者は，リーダーよりも参加者仲間からフィードバックをされるほうが受け容れやすい場合もあります。ロールプレイのシナリオも，リーダーとのロールプレイよりも，グループの参加者同士のほうが実生活の経験に近いでしょう。モジュールのねらいとそれぞれのセッションの具体的内容との関連を**表 7.1** に示します。

236　第Ⅱ部　実践ガイド

ロールプレイ・トレーニング

　このモジュールでは，技能は話し合いや講義ではなくてロールプレイと
体験学習を通じて学びます。ロールプレイ・トレーニングでは，複雑な対
人交流の場面について，例えば誰かに何かをお願いするなどの状況を，非
言語的コミュニケーション技能（視線を合わせる，うなずく，ほほ笑むな
ど）と構造化された言い方（「あなたが＿＿＿＿＿をすると，私は
＿＿＿＿＿という感情になる」）を含む簡単な「ステップ」に分解します。リー
ダーはそれぞれの技能に含まれるステップを教えて，技能をどのように使
うかのモデルを示します。続いて参加者が技能を（理想をいえば3回）練
習し，うまくできたことは強化され，行動形成されることで自然に技能が
使えるようになります。「行動形成」では，複雑な技能に含まれるいくつ
かの要素から，その練習でさらに良くするものを一度に1つだけ選び（視
線を合わせる，感情を言葉にする，簡潔に言うなど），その要素が改善さ
れるまで練習します。その要素が良くなったら次を説明してまた練習しま
す。そのようにして一つひとつ練習し，技能のすべての要素がうまく使え
るようになるまで続けます。参加者が技能を獲得するには，頑張って取り
組んでいることを強化（正のフィードバックをする，褒める，拍手する，
金星をつけるなど）することが大切です。ロールプレイ・トレーニングの
体系的な段階からなるプロセスを表7.2にまとめました。

段階1：技能と目標を橋渡しする

　技能を説明する時には，ロールプレイのシナリオを参加者のリカバリー
目標とつなげることが何よりも大切です。参加者たちは，本人にとって意
味のあるリカバリー目標を達成することとの関係がわかると，技能を身に
つけようと強く思うようになります。誰にでも当てはまる一般的な説明で，
例えば「良いコミュニケーション技能を身につけるのは大切です」や「コ

第7章　SSTモジュール　237

表7.2　ロールプレイでトレーニングする時の段階

1. **技能と目標を橋渡しする。**参加者のリカバリー目標を達成していく時に技能を使うとどう役立つかを話し合います。

2. **技能を説明する。**技能のステップを教え，ステップを学ぶ意義を一つひとつ話し合います。

3. **技能をモデリングする。**リーダーがロールプレイで技能を使って見せます。

4. **思考を引き出す。**参加者に予想してもらいます（「どれくらいうまくいくと思いますか？」：0＝「使えない／うまくいかない」から10＝「使える／うまくいく！」まで）。

5. **ロールプレイで練習する。**自分のリカバリー目標に関連したロールプレイをしてもらいます。

6. **強化する。**拍手をしたり褒めたり，正のフィードバックをたくさんして強化します。ほかのメンバーには「今の技能の使い方はどこが良かったですか？」と聞きましょう。

7. **行動形成する。**さらに良くする点をフィードバックします。ほかのメンバーには「今の技能の使い方をさらに良くするにはどうしたらよいでしょうか？」と聞きましょう。次のロールプレイの中で改善するために注目する行動を1つだけ選びます。

8. **ロールプレイで練習する。**同じ参加者に，さらに良くする点を入れたロールプレイをしてもらいます。

9. **さらに強化して行動形成する。**正のフィードバックとさらに良くする点のフィードバックをします。

10. **ロールプレイで練習する。**3回目にして最終回となるロールプレイを，同じ状況で同じ技能を使ってしてもらいます（ロールプレイはどれも3回ずつするのが理想です）。

11. **肯定的に受け止める。**強化はしますが，さらに良くする点はフィードバックしません。ロールプレイの中で上手にできたのはどの点だったかをはっきりと伝えて，うまくできたことを褒めます。

12. **非機能的思考を引き出して見直す。**参加者に自分のロールプレイを評価してもらい（「どれくらいうまくいったと思いますか？」：0＝「使えなかった／うまくいかなかった」から10＝「使えた／うまくいった！」まで），段階4で予想した評価と比べます。予想が行動にどんな影響を与えるかを話し合います。

13. **実地練習を決める。**ロールプレイで練習したことを宿題にして，次回報告してもらうことを決めます。

ミュニケーション技能は目標を達成しやすくします」などは避けましょう。もっと具体的に参加者自身の目標とつながっていればいるほど，参加者は技能を学ぼうと強く動機づけられます。グループで取り組んでいる状況でしたら，参加者たちには自分の目標を達成していく時に技能がどのように役立ちそうだと考えるかを尋ねましょう。またいくつか例を挙げて導きながら，参加者の一人ひとりが技能と自分の目標とのつながりをはっきり感じられるようになるまで続けましょう。例えば次のように話すとよいでしょう。

　　「今日は，『頼み事をする』方法を学びます。この技能を使って，誰かにして欲しいと思うことをしてくれるようにお願いできます。これは，目標を達成していく時にとても役立つコミュニケーション技能です。どんな目標にも，誰かに何かをしてくれるように頼む要素が必ず含まれるためです。例えば，ジム，あなたの目標はガールフレンドを見つけることなので，この技能を使って誰かをデートに誘うことができます。メアリー，あなたなら，仕事を探すのを手伝ってくれるように誰かにお願いできるでしょう。ジョー，あなたが自分のアパートを見つけるのを助けてもらうために，この技能を使って誰かに何かをお願いするやり方は思い浮かびますか？」

段階2：技能を説明する

　ロールプレイで練習する技能のステップを教えます。参加者向けワークブックから「技能のステップ」の部分を配って，リーダーが読み上げてもかまいませんし，参加者に読んでもらってもよいでしょう。読んだ一つひとつのステップを学ぶ意義を話し合いましょう。「技能のステップ」をホワイトボードかポスターに書き出して見えるようにしておくと，説明している時も，後からロールプレイで技能を練習する時にも，参照できて便利

でしょう。技能のステップを1つ説明し終えるたびに，「そうする（または そう言う）のはなぜ大切でしょうか？」と尋ねましょう。

段階3：技能をモデリングする

　リーダーがロールプレイをして，技能の使い方をモデリングします。部屋の前の方に椅子を2つ用意しましょう。リーダーが2人いるのなら，1人が一方の椅子に座って技能のモデルを示し，もう1人がもう一方の椅子に座って相手役になります。リーダーが1人しかいない状況でしたら，リーダーがモデリングをする時に，参加者が相手役を担当します。ロールプレイでリーダーが時々間違った反応を示すのもかまいません。ミスは誰にでもあるものとして話せますし，さらに良くする点をフィードバックされた時の適切な受け止め方もモデルとして示せますので，取り組んでいる技能を最終的に正しく示していれば間違うのもよいでしょう。ロールプレイは，「ツボを押さえて簡潔に」，普通は15秒以内に終わるようにします。

段階4：思考を引き出す

　セッションで取り組むロールプレイの必要性を参加者が理解したら，次にどれくらい上手にロールプレイをできそうだと思うかの期待の程度を聞き出しましょう。「ロールプレイに関連して何を考えますか？」；「うまくいくと思うレベルを0から10までの尺度で評価するとどうなりますか？」（0＝「うまくいかない」；10＝「うまくいく！」）。地域生活で技能を使うことを妨げる役に立たない信念の種類は，参加者一人ひとりで違います。参加者によっては，技能そのものをどのくらい上手に使いこなせるかにかかわる予想（自己効力感）が妨げになるかもしれません。別な参加者は，技能を使った結果がどうなるかに対する予想（頼んでも断られる，など）が妨げになるかもしれません。技能そのものを使う能力への期待か，技能を使った結果への期待かのどちらの評価基準を使って取り組んでいくか

240　第Ⅱ部　実践ガイド

は，リーダーが参加者の個別の信念の性質に合わせてどちらかに決めても
かまいませんし，両方を評価してもかまいません。例えば，参加者の自己
効力感が低いのでしたら，技能そのものを使いこなせるという信念に注目
して高める方が適切かもしれません。あるいは，たとえ技能を上手に使っ
ても相手が誠実に対応してくれないだろうと予想している参加者でした
ら，結果がうまくいくことへの信念を高める方向に注目する方がよいで
しょう。社会生活技能を使うのが自分のニーズを満足しやすくする一番の
方法だという点を理解してもらえるように伝えましょう。ただ，何かを頼
めば周りの人が必ずいつでもお願いしたとおりにしてくれるわけではない
点もはっきり伝えましょう。技能を使う能力への期待と技能を使った結果
への期待の両方を参加者に評価してもらうと，どちらのパターンにしても，
うまくいく期待の程度が，実生活で目標に向かって行動することに関連し
た感情や意欲に影響を及ぼすことについて話し合う機会になります。次の
「トレーニングのコツ」を参考にしましょう。また，参加者向けワークブッ
クのSSTのセッション3から6には，ロールプレイの前後の思考と評価
を記入するフォームがあります。

トレーニングのコツ

ロールプレイに関連した思考を引き出す

1. ロールプレイをする前に，「ロールプレイを始める前の今は，何を考えますか？
   どれくらいうまくいくと思いますか？」と聞きましょう。
2. 「ロールプレイで技能を上手に使えると思うレベルを0から10までで評価しま
   しょう」
   　　0＝「使えない」
   　　5＝「わからない」
   　　10＝「使える！」
3. 「頼み事をする」または「不愉快な気持ちを伝える」技能に取り組んでいる場合
   は，「お願いしたとおりに相手がしてくれると思いますか？　技能を使った結果
   がどうなるかの予測のレベルを0から10までで評価してください。つまり相手の

反応についてです」と伝えましょう。
　　　　0＝「絶対にしてくれない」
　　　　5＝「わからない」
　　　10＝「必ずしてくれる」
4. ロールプレイを3回練習してから，「さて，ロールプレイをしてみました。いか
　　がでしたか？　初めに考えていた感じと比べて，うまくいきましたか？　それと
　　もうまくいきませんでしたか？　ロールプレイでどれくらい上手に技能を使えた
　　かを0から10までで評価してください。また技能を実際の生活で使うとどうなる
　　かの結果の予想も改めて0から10までで評価してください」と伝えましょう。
5. ロールプレイをしてみた後の評価が，してみる前の評価よりも低くなることはほ
　　とんどありません。そこでリーダーは参加者が自分で考えていた以上に上手にで
　　きた点を指摘できます。そこから簡単な話し合いをしてその低い期待を見直す
　　と，参加者が地域生活で技能を使ってみる可能性を高められるでしょう。

段階5：ロールプレイで練習する

　次に参加者がロールプレイをして技能を使ってみます。この時に相手役
をリーダーが演じてもかまいませんし，グループで取り組んでいるのでし
たらほかの参加者に相手役になってもらい，椅子に座ってもらってもかま
いません。ロールプレイの内容は，参加者の目標に関連する会話を選びま
す。例えば，グループの中に対人交流にかかわる目標を設定している参加
者が多いのであれば，「うれしい気持ちを伝える」技能の練習では，挨拶
と褒め言葉で会話を始めるのはよいでしょう（「こんにちは。エリックと
申します。あなたが自分のことをこのグループで話してくれたので，私は
感動して自分の状況にも希望が持てるようになりました」など）。または，
「頼み事をする」技能の練習のため，誰かに一緒に喫茶店へ来てもらうと
いうのもよいでしょう（「あなたが喫茶店で待っていてくれると，私はと
てもうれしいです」など）。ロールプレイのシナリオを一人ひとりに合う
ように工夫して，その人のリカバリー目標につながって実生活で般化でき
る内容にしましょう。例えば就労にかかわる目標を設定している参加者で
したら，ロールプレイの中で誰かをデートに誘う練習をするのは好ましく

242　第Ⅱ部　実践ガイド

ありません。求人の応募用紙を記入するために誰かに援助を求める内容の方が，就労にかかわるその人の目標により関連していて好ましいと言えます。「7-7-7でゴールイン！」ワークシートに記入した目標へのステップを見ると，参加者の目標に関連するロールプレイの案が思いつきやすいでしょう。このように一つひとつのロールプレイを参加者それぞれのニーズに合わせられます。また，「相手の言うことに耳を傾ける」技能のトレーニングが済んでいるのであれば，ロールプレイで一方がそのセッションでトレーニングする新しい技能を練習している時，同時に相手役の参加者は「相手の言うことに耳を傾ける」練習をすることができます。

　リーダーがモデリングをした時と同じで，参加者のロールプレイも「ツボを押さえて簡潔に」30秒以内にしましょう。率直で短いコミュニケーションの方がわかりやすくて効果的です。グループで取り組んでいるのであれば，ロールプレイがそれ以上長くなると全員が練習する時間がなくなってしまうかもしれません。参加者がテーマから脱線したり時間がかかりすぎたりしたら，参加者の肩に手で触れて，その人が言おうとしていることを上手にとらえた簡潔な言い方を伝えましょう（「こう言えばよいのです，……」など）。この「肩に触れる」コーチング法を使うと，ロールプレイを止めずに行動形成ができます。p.243の「トレーニングのコツ」も参考にしてください。

　ロールプレイが終わったら全員で褒めましょう。リーダーによっては手で合図をするか声をかけるかしてロールプレイの終わりを知らせる人もいます。本書で褒めることを推奨する理由は，褒められることは心地よいことであり，また強化する効果もあるためです。ロールプレイが1つ終わるたびに必ず拍手をしましょう。強化として，コミュニケーション技能が身につくと，ほとんど全部といえるくらい社会生活機能に関する目標が達成しやすくなることは間違いないとはっきり述べます。同時にコミュニケーション技能は，全員それぞれさらに良くできることがあることも伝えま

第 7 章　SST モジュール　243

しょう（誰にでも当てはまるものとして話をします）。だからこそ一つひとつのロールプレイが終わるたびにフィードバックを言ってもらうわけです。

トレーニングのコツ

「肩に触れる」コーチング法で「ツボを押さえて簡潔に」

　ロールプレイは「ツボを押さえて簡潔に」（30秒以内にします）。ロールプレイがテーマから脱線したり長くなり過ぎたりしたら，行動形成するためにロールプレイ中に参加者の肩に手で触れて，その人が言おうとしていることを上手にとらえた簡潔な言い方を耳にささやきかけてモデルを示します。「こう言えばよいのです，……」。この「肩に触れる」コーチング法を使うと，素早くその瞬間に行動形成できて，ロールプレイを止めなくて済みます。また，非言語的コーチングと呼ばれる方法もあり，ホワイトボードに書き出しておいた技能のステップや練習の流れをロールプレイ中にリーダーが指し示して参加者の注意を促すと役立ちます。

段階6, 7：さらに強化して行動形成する

　ロールプレイをした参加者自身とグループの他の参加者の両方に，肯定的なフィードバックを尋ねます。

　「今の技能の使い方はどこが良かったですか？」
　「自分でうまくできたと感じるのはどの点ですか？」

　参加者は気づかなくてもリーダーのあなたが気づいた肯定的な点がほかにあれば，それもすべて伝えましょう。しっかりできた要素は褒めます。次に，技能をさらに磨くために追加でできそうなことやさらに良くする点がないかを尋ねましょう。「今の技能の使い方をさらに良くするには何ができるでしょう？」

　行動形成では，1回に1つずつの要素に取り組みながら上手にできるた

244　第Ⅱ部　実践ガイド

びに強化していきます。2回目のロールプレイで注目してさらに良くする
要素を**1つだけ**選んで，具体的に言い表しましょう。参加者には例えば，
もっと相手の目を見ましょう，**または**，もっと大きな声で話しましょう，
または，相手にして欲しい行動をもっと具体的に言いましょう，などと伝
えます。相手にして欲しい行動を具体的に伝えるように助言するときは，
行動を具体的に説明する文章（「土曜日のランチのすぐ後にお店まで車で
送ってもらえませんか？」など），またはそう行動してくれると参加者自
身がどんな感情になるかを具体的に伝える文章（「そうしてもらえるとと
てもうれしいです」など）を提案しましょう。ロールプレイで改善する要
素を同時に2つ以上挙げると，とてもできないと参加者が感じてしまうか
もしれません。

段階8, 9, 10：練習, 練習, 練習

　技能をもう一度練習するために同じ場面のロールプレイをして，その時
に先ほど決めた1つの要素を改善することに注目します。ロールプレイが
終わったら褒めて，うまくできた要素の良かった点をしっかり伝え，さら
に良くする点を1つ見つけてフィードバックするか，またはさっきの要素
がまだうまくできない時は，再度同じ要素の良くする点をフィードバック
します。SST では，ともかく練習を繰り返します（p.245 の「トレーニン
グのコツ」参照）。セッション時間が十分ある理想的な状況であれば参加
者全員がそれぞれロールプレイを3回ずつ練習したいところですが，1人
あたり2回しかできないこともあるでしょう。

　1回目のロールプレイでも技能が問題なくできたのであれば，褒めてか
ら次の参加者に進んでもかまいません。または同じ参加者でロールプレイ
の内容をもう少し難しくして（聞き手が頼み事を断わるなど），どう反応
するのがよいかを状況に応じてコーチングしてもかまいません。後者であ
れば，地域社会で技能を使ってもねらいどおりにうまくいかないシナリオ

に備えて練習できるでしょう。著者らの経験では，ロールプレイを難しくする時には，そのことを話して注意を喚起しておくと参加者が問題解決に備えられ効果的です。例えば，「では少し難しくしますよ。今度は直球ではなくカーブを投げるかもしれません」などと伝えるとよいでしょう。また，難しくすることを先に伝えておけば，参加者が技能を完璧に出来なかった時でもそれほどがっかりしなくてすみます。失敗したと感じる度合いを小さくできれば，自己効力感を守れます。

トレーニングのコツ

リーダーが話し過ぎると，全員の時間が失われる

SST は行動介入ですので，技能練習が中心です。技能を使う理由を言葉で説明し，期待や自己効力感にかかわる信念に対しても取り組む必要がありますが，生活上の問題についての話が長くなり過ぎると肝心な技能練習の時間が減ってしまいます。トレーニングの焦点は，コミュニケーション技能をロールプレイで練習することです。

段階11：肯定的に受け止める

　最後のロールプレイは理想的には 3 回目のはずです。その後はロールプレイをしないのでさらに良くする点は伝えず，上手にできた要素への肯定的なフィードバックだけを行います。良かった点に注目して，参加者もリーダーもロールプレイを楽しみましょう。参加者の誰かが苦労して頑張ってできたロールプレイの後は，立ち上がって拍手をし，グループの参加者にも一緒にそうするように促したり，報酬（金星のシールやアカデミー賞トロフィーのプラスティック模型など）を出したりしてもよいでしょう。参加者に部屋を回ってグループ全員とハイタッチをしてもらうのも楽しいかもしれません。ユーモアと遊び心を交えましょう。そうすると参加者をロールプレイにもっと巻き込みやすくなって，新しい技能を試す時の不安を和らげられます。参加者をどんどん笑いに誘って，新しい何かを試す時には

246　第Ⅱ部　実践ガイド

付きもののミスを楽しみましょう。そうすれば，学習過程で起こるミスは誰にでもあるということが伝わります。SSTの第一人者アラン・ベラック博士は，「クリニックの部屋の前を通りかかった時に，中から全員の笑い声が聞こえてくるとSSTをしているグループだとわかる」と話しています（Bellack, 2011年の私信より）。SSTのグループセッションは，参加者にとってもリーダーにとっても楽しいものです。なにしろセッションで注目するのが，好ましい点（参加者が上手にできる部分を強化する）と，ミスをした時に笑うことと，上達と自己効力感を高めることなのですから。次の「トレーニングのコツ」も参考にしましょう。

トレーニングのコツ

ポジティブでいよう

　リーダーも，落とし穴に気をつけましょう。肯定的でいるのをつい忘れて，ロールプレイで参加者がうまくできなかった部分に目が行きがちです。なるべくそうならないためにも，参加者がロールプレイをやりやすくなる工夫をして，技能を簡単な要素に分け，行動形成しながら少しずつ教えていきます。細かいステップに分けると，必ず身につきます。初回はうまくいかないかもしれませんが，参加者がうまくできた要素を褒めて，しっかり強化してから，次のロールプレイで改善しようと思う要素の1つに目を向けます。目指すべき最終的な形に注目しすぎると，参加者の心に「失敗した」という感情を生んでしまうかもしれません。

段階12：非機能的思考を引き出して見直す

　次の段階では，ロールプレイで技能を使ってみてどう考えたかを参加者に尋ねます。技能を使う能力と技能を使った結果がどうなるのかを，今ならどのレベルに評価しますか？　段階4と同じ尺度を使って，成功または失敗の度合いを評価してもらいましょう。その評価を，ロールプレイをする前の評価と比べます。ロールプレイ後の評価がロールプレイ前の評価よりも低くなることはほとんどありません。そこで，参加者が自分で考えて

いた以上にうまくできた点を伝えることができます。それを基に，低い期待をどうしたら高くできるかを簡単に話し合えるでしょう。例えば，

　「試す前は4のレベルに評価していましたが，終えてみて8になりましたね。倍です！　もしかしたら，あなたの自分自身に対する評価が厳しすぎたのかもしれません。自分で考えていたよりもずっとうまくできましたね。私も，あなたは上出来だったと思いますし，もっとご自分に期待してもよいと思います。評価が8になって，うまくいきそうだ考えてる今なら，以前に4でうまくいかないだろうと考えていた時と比べて，お店まで車で送って欲しいと頼んでみる可能性がもっと高くなると思いますか？」

　中には，ロールプレイではリーダーたちを相手にとても上手に技能を使うようになっても，地域社会で使おうとしない参加者がいるかもしれません。そうした例では，多くの場合，思考（「彼は私と話をしてくれない」「バカなことをしてしまう」など）が妨げになっています。ロールプレイをしてみることで，そうした信念を確かめることができます。敗北主義的な期待で「私には難しすぎる」「間違ったら間抜けに見える」などは，ロールプレイの後，「思考に対して有利な証拠」と「思考に対して不利な証拠」とを評価（例えば，参加者が間抜けに見えたかどうかをグループの参加者に聞いてみるなど）すると修正できます。セッション中にロールプレイをすると，地域社会で技能を使いこなすのを妨げそうなのはどの思考なのかの手がかりが得られるかもしれません（例えば「ロールプレイで頼み事をした時に何を考えましたか」と質問するとよいでしょう）。妨げになっている思考の見当がついたら，それをターゲットにして，「3C（キャッチ，チェック，チェンジ）」を使うか，テストするための行動実験を促すことで思考を変えられるでしょう。ロールプレイの後で信念が変化したところ

248 第Ⅱ部 実践ガイド

がないかに注意しながら参加者の発言（「できるとは思わなかった」「それ
ほど悪くはなかった」など）に耳を傾けましょう。信念が変化していたら，
参加者の注意を促し，期待が大抵実際よりも低いことや，実際よりも期待
が低いとリカバリー目標の達成に役立つ対人交流を妨げるかもしれないこ
とを伝えましょう。よくある思考のミス*3 として，「予言する」，「結論へ
飛躍する」なども見つけられるといいでしょう。参加者を促して，いろい
ろとテストしてみて自分で思っているよりも上手にできるかどうかを知っ
てもらいましょう。次の「トレーニングのコツ」も参考にしてください。

トレーニングのコツ

ロールプレイの中でキャッチ・チェック・チェンジ

　ロールプレイを始める前と終えた後には必ず思考を引き出して調べましょう。うま
くいくかいかないかをめぐる思考には特に注目します。うまくいかないと予想してい
ると，その人は技能を試そうともしないかもしれません。ロールプレイは行動実験で
もありますので，得られたデータに基づいて，低い自己効力感の信念（「うまくでき
ない」）を見直し，もっと正確で役立つ思考（「案外うまくできる」）に変えて，自信
をもってもらいましょう。

段階13：実地練習を決める

　ロールプレイの手順の最後に，実地練習を決めます。参加者がロールプ
レイ用の椅子から立ち上がる前に一緒に考えて，地域社会の中でどのよう
に技能を使えるかを決めましょう。ロールプレイで練習している状況が参
加者個人のニーズと目標に合うように初めによく工夫してあれば，実地練
習は自然に決まるでしょう（「お店まで車で送って欲しいとジョーに頼む

---

*3　訳注：現実を反映しない思考の偏りのこと。筆者らは，固定的なものではなく，一時的なミス
　　として認知技能モジュールで扱う。詳しくは第6章を参照。

方法をグループで練習しましたね，家で今週のうちに一度実際に頼んでみるのはどうですか？　何曜日にジョーに会いますか？」など）。時間のゆとり次第で，地域で技能を使うとどの程度うまくいきそうかを評価してもらって，一緒に「実地練習」ワークシートを記入し始めてもよいでしょう。または，参加者には座席に戻って「実地練習」ワークシートを記入し始めてもらって，次の参加者のロールプレイを始めてもかまいません。

　参加者がその技能の練習を終えたら，次の参加者が椅子まで出てきてロールプレイの13段階トレーニングの手順を繰り返します。参加者同士でロールプレイをしていて，1人がそのセッションで取り組む新しい技能を練習する時に，その相手が「相手の言うことに耳を傾ける」技能を練習していたのであれば，次には「相手の言うことに耳を傾ける」技能を練習していた参加者が新しい技能を練習する役になり，グループからさらに1人出てきて「相手の言うことに耳を傾ける」役を担当することになります。そのようにして残りの参加者もロールプレイ用の椅子に順に座り，それぞれが13段階を行います。

乗り気ではない参加者をロールプレイに引き込む

　ロールプレイをしたがらない参加者が時々います。もちろん，周りに人がいるところで話したり部屋の前の方に立って話したりするのが苦手で不安に感じる人はたくさんいるので，そうした感情は認めて誰にでも当てはまることとして話をしましょう。リーダーのあなた自身が初めてグループの前でロールプレイをした時の感情を話してもよいでしょう。その後で，ロールプレイで練習をするとより上手なコミュニケーション技能が身について目標を達成しやすくなるので，心地よくなくても試し甲斐はあることは伝えましょう。乗り気ではない参加者の長期目標を具体的にあげて，ロールプレイでの練習が参加者自身の目標を達成していくために必要なコミュ

250 第Ⅱ部 実践ガイド

ニケーション技能と繋がっている点が理解できるように伝えましょう。第5章で説明したジュアンの例（**図5.3**）なら，現在のケア付きホームの同室者に対して感じる否定的な感情（苛立ち）を上手に伝えられるようになると，アパートで自立して同室者たちと快適に生活するというジュアンの長期目標を叶えやすくなる点を説明できます（「入居したいアパートに同室者がいるのなら，もっと仲良くする方法や気に障ることは止めてもらう方法を身につけておくと役立ちます」など）。また，ロールプレイをグループで練習しておくと，楽しみながら安全に学べるだけでなく，実際に生活で技能を使ってコミュニケーションする場面になった時により落ち着いて自信を持てるものだ，とも強調して伝えられます。

　他の参加者がロールプレイをする様子を観察することは，ロールプレイでは批判されることはなく，恥ずかしがらなくてもいいことや，嫌な扱いをされないとわかるのに良い方法です。むしろ多くのロールプレイでは，笑いや楽しさ，賞賛が伴います。乗り気ではない参加者にあらかじめ頼んでおいて，ロールプレイをしたほかの参加者の技能の使い方について具体的な点（視線の合わせ方，感じたことなど）でフィードバックしてもらうことからでも，参加者を次第にロールプレイのプロセスに引き込めます。そのようにして意見を言いながら話し合いに参加し，ほかの参加者のロールプレイを観察した頃に，その人にも試してみるように誘って，短めのロールプレイまたは技能要素のステップを1つだけ行ってもらいましょう。参加者が少しでも参加したら，必ず褒めます（「私にも聞こえるくらい声が出ていてとても良かったですよ」「相手の目をよく見ていましたね。技能の第一歩としてとても大切です」など）。そのようにすると，技能を使うのが段々と上達し強化され，参加者もロールプレイ練習での自信が段々ついてくるでしょう。

　それでもロールプレイをしたがらないか，ロールプレイで言う言葉をなかなか思いつかない参加者の場合は，ロールプレイの参考になるシナリオ

を書き出して参加を促す方策もあります。次の「トレーニングのコツ」に
いくつか例を挙げます。シナリオがあると，誰にでも当てはまるような内
容なので，怖がらずに簡単な対話に参加できるようになります。シナリオ
を読む前に，心にある思考（「できない」「恥ずかしいことになる」など）
を見つけてもらいましょう。そうした思考は，シナリオを使ってロールプ
レイをした後に見直し，もっと役に立つ思考に変えることができます。何
度か練習したら，シナリオを使ったロールプレイは減らして，もっと参加
者に合わせたリカバリー目標の達成に合わせた練習内容で取り組めるよう
になるでしょう。

トレーニングのコツ

乗り気ではない参加者にはシナリオのあるロールプレイで巻き込む

ロールプレイ：うれしい気持ちを伝える

あなた

　お店まで送迎してくれた時は，うれ
しくてホッとしたよ。食料品を持って
バスに乗らなくてすんだからね。本当
にありがとう。

友人

どういたしまして。
またいつでもどうぞ。

ロールプレイ：頼み事をする

あなた

　やあ，どうしてる？

　僕も元気だよ。気にしてくれてあり
がとう。近々ランチに付き合ってもら
えないかな。いっしょに話せるといい
な。

　明日は都合いいよ。お昼 12 時は？

家族

元気だよ，ありがとう。君は？

それはいいね。明日はどう？

了解。12 時に迎えにいくよ。

ロールプレイ：不愉快な気持ちを伝える

あなた

　君が午後 10 時過ぎになって大きな音で音楽をかけると，僕は眠れずにイライラしてきて頭にくるんだ。夜の 10 時を過ぎたら，音を小さくするか，ヘッドホンを使ってくれるとうれしいんだけど。

　ありがとう。とてもたすかるよ。

同室者

　わかった。君の気に障っていたなんて知らなかったよ。

　お安い御用。

セッション 1：導入と目標設定

　セッション 1（第 5 章参照）では，新しい参加者を迎える場合があり，CBSST プログラムを説明してから，新しい参加者も以前から参加している参加者も長期目標と短期目標を決めて，目標へのステップを「7-7-7 でゴールイン！」ワークシートに書き加えます。以前からグループに参加している参加者が「実地練習を振り返る」のは，多くは認知技能モジュールのセッション 6 の実地練習（目標へのステップを妨げる思考を「3C」と行動実験をして見直す）です（新しい参加者はこの時間に振り返る実地練習はありません）。直前に受けていたのが問題解決技能モジュールであれば，そのモジュールのセッション 6 からの実地練習（目標へのステップに関連する問題を SCALE を使って解決する）になります。いずれにしても，実地練習を振り返る作業は，以前から参加している人には先のモジュールで学んだ技能を復習する機会となり，新しい参加者には CBSST では「実地練習」がとても大切な要素だと説明する機会になります（第 5 章参照）。

　SST モジュールのセッション 1 で新しい参加者に CBSST を説明する時には，コミュニケーション技能を身につけることがリカバリー目標を達成

第 7 章　SST モジュール　253

していく上でとても重要だという点と同時に，思考がそうした技能を使う
ことを妨げる可能性があることについてもしっかり伝えましょう。その点
はセッション 2 でより詳しく説明していきますが，セッション 1 で
CBSST の概略の説明でも少し触れておきます。この時に，経験を積んだ
参加者（SST モジュールに参加するのが 2 回目の参加者など）に声をか
けて，上手にコミュニケーションできる利点と，周りの人と交流する時に
思考が影響を及ぼしかねないこととを話してもらうと効果的です（その人
自身の人生経験からの例で，セッションを受けた中で気づいたことを説明
してもらうなど）。

　CBSST の概略を説明したら，以下はセッション時間の大部分を使って，
目標を設定しながら「7-7-7 でゴールイン！」ワークシートに書き加えて
いきます。新しい参加者にとっては，それに向けて頑張りたいと思える長
期目標を決めて，そのための短期目標を少なくとも 1 つ，さらに目標への
ステップを少なくともいくつか考え出すことから始まります（第 5 章参
照）。以前から参加している参加者は，新しい短期目標か，目標へのステッ
プか，またはその両方で長期目標の達成を助けるものをさらに練って目標
設定ワークシートに追加するとよいでしょう。このモジュールではコミュ
ニケーション技能をトレーニングしていきますので，この目標設定作業で
は，コミュニケーション技能を学ぶことに関連した短期目標やステップを
（まだ含まれていないのでしたら）追加しましょう。第 5 章で紹介したジュ
アンとキャロルの目標設定例（**図 5.3**，**図 5.4**）では，どちらにもコミュ
ニケーション技能を練習するステップが含まれています。例えば，ジュア
ンは目標へのステップに，苛立ちを伝えられるようになることと，同室者
と相談して静かにする時間を決めることを記入しています。キャロルのス
テップには，仕事の空きがないかを尋ねる練習をすることと，面接の練習
をすることが含まれています。

　この章で以下に説明するセッション 2 〜 6 はコミュニケーション技能だ

254　第Ⅱ部　実践ガイド

けに関連し，リーダーが毎回冒頭でセッションのアジェンダ*4をホワイトボードかメモ用紙に書き出してから，他にもアジェンダに加えたい項目がないかを参加者に尋ねることから始まります。その簡潔なアジェンダは参加者向けワークブックにもセッションごと記載されています。ただ，セッションの実際の進行は，このリーダー用ガイドでそれぞれのセッションの初めに記載する，より詳細な「リーダーのセッション計画」に沿って進めましょう。

セッション2：目標達成へ向けて効果的にコミュニケーションする

リーダーのセッション計画

- ・参加者と協力してアジェンダを設定する
- ・実地練習を振り返る：目標設定
- ・コミュニケーション技能を学ぶ意義を説明する
- ・非言語的コミュニケーション技能を説明してモデリングする
  - ——文化の違いについて話し合う
- ・ロールプレイを説明する
- ・「相手の言うことに耳を傾ける」技能を説明してモデリングする
- ・セッション中の技能練習：「相手の言うことに耳を傾ける」ロールプレイ
  - ——ロールプレイの前に思考を引き出す
  - ——ロールプレイ，強化，コーチング
  - ——ロールプレイの後で思考を引き出す
- ・実地練習を決める：「相手の言うことに耳を傾ける」

---

*4　訳注：第3章の訳注12（p.70）を参照。

第 7 章　SST モジュール　255

・セッションをまとめる
・参加者の意見を聞く

セッションを行う

参加者と協力してアジェンダ（テーマ）を設定する
・実地練習を振り返る：目標設定
・周りの人たちと上手にコミュニケーションする方法を身につけるのは
　なぜか？
・非言語的コミュニケーションを身につける
・実地練習を決める：「相手の言うことに耳を傾ける」
・テーマにつけ加えたい項目は？
（下巻p.36参照）

実地練習を振り返る：目標設定
　目標設定を見返しながら，参加者が「7-7-7 でゴールイン！」ワークシートにステップを追加してきたら必ず褒めましょう。セッション 2 で実地練習を振り返るこの時間は，先に伝えたように，コミュニケーション技能を学ぶことに関連するステップを目標設定ワークシートに改めて追加する機会になります。また，CBSST に参加したばかりの新しい参加者が目標設定でまだ苦労しているようでしたら，セッション 1 に続いて 2 度目となるこの目標設定用時間を使って，本人にとって意味のあるリカバリーに向けた長期目標を決めるのを援助しましょう（参加者を援助するコツは第 5 章参照）。

コミュニケーション技能を学ぶ意義を説明する
　モジュールの初めに，コミュニケーション技能を身につける理由を話し

256 第Ⅱ部 実践ガイド

合いましょう。ほかの2つのモジュールでも強調しているように，モジュールで学ぶ技能を参加者の個別のリカバリー目標に結びつけて理解できるように伝えることが非常に大切です。学んでいる技能と目標とのつながりは，ほかの2つよりもこのモジュールの方がはっきりとわかりやすいでしょう。周りの人たちと効果的にコミュニケーションできると，社会生活に役立つ目標が達成しやすいことが理解できるはずです。例えば，友人を作る，家族との関係を築き直す，就職面接を受ける，先生に助けを求める，同室者と雑用の分担を相談する，支援者に助けを求めるなどは，コミュニケーション技能を効果的に使った方が明らかにうまくいきます。そうした意義を説明する時は，リーダーが教えたり講義をしたりするよりもグループで話し合う方が参加者を引き込みやすいでしょう。社会生活技能を高めるメリットについての話し合いは次のように始められます。

「周りの人と会話できるのが大切なのは，なぜでしょう？」

「周りの人と会話できると，どうして私たちの目標は達成しやすくなるでしょうか？」

「あなたが必要なことを誰かにお願いするのを難しくしているのは，どんなことですか？」

「何かをお願いするのが特に難しいと感じる時間，場所，相手は思い当たりますか？」

「どんな気持ちなら打ち明けやすいですか？ 打ち明けにくい気持ちは？ なぜですか？」

「理解してもらっていないと思う時には，どんな気持ちになりますか？」

「どのコミュニケーション技能をもっと上手に使えるようになりたいですか？」

「周りの人が理解してくれたり，頼んだとおりに行動してくれたりした時に，うれしい気持ちになりますか？」

そうした話し合いから，上手にコミュニケーションするメリットが自然に見えてくるでしょう。また，話し合う中で参加者が実際に体験した例を引き出すと，コミュニケーションが上手になったら人生が良い方に変わった，課題を行ったり目標を達成したりする役に立った，または悪い状況にならないで済んだと思う，などの意見も聞けるかもしれません。効果的にコミュニケーションするメリットの要点をホワイトボードに書き出して強調しましょう。

・誰もがコミュニケーションを通して自分のニーズを満たします。
・周りの人が理解して助けてくれやすくなります。
・周りの人にして欲しい行動を頼めるようになって，自分の目標を達成しやすくなります。
・感情が動揺している時には誰かに聞いてもらうとホッとします。
・否定的な思考を他の人に話して確かめると，思考が正確ではなかったとわかって気分が楽になるかもしれません。

また，絶望的な感情の状態にある時に周りの信頼できる人たちに助けを求められるようになると，絶望感や苦しさにつながる正確ではない思考を見直す機会になります。SST モジュールの焦点は対人コミュニケーション行動を新しく学ぶことですが，認知に取り組む機会もたくさんありますので，目標達成の妨げになる思考や感情について教えることもできるでしょう。

非言語的コミュニケーション技能を説明してモデリングする

コミュニケーション技能をなぜ身につけるかの理由を話し合ったら，非言語的コミュニケーション技能について紹介し，それを学ぶ意義も教えます。例えば，

258　第Ⅱ部　実践ガイド

　　「上手にコミュニケーションするには，話すうえで一番良い言葉を学
ばなければいけませんが，それだけではありません。自分が話したり相
手の話を聞いたりする時にどう振る舞うのがよいかも知っていなければ
いけません。非言語的コミュニケーション技能は，会話の時に発せられ
る，言葉以外の色々な情報のことです。同時に，相手の非言語的コミュ
ニケーション技能に注意を向けると，相手が何を伝えようとしているの
かがよくわかります」

　それぞれの非言語的コミュニケーション技能がどのように情報を伝える
かを説明して，さまざまな例をモデリングで示しましょう。**表7.3** に，非
言語的コミュニケーション技能の要素を挙げ，それぞれについて，コミュ
ニケーションにおける役割やどのようなモデリングが良いかをまとめまし
た。参加者には，それらをさまざまな状況に当てはめて実際に使ってみて，
会話の時にどのような影響があるのかを経験してもらうとよいでしょう。
会話の時に非言語的要素に注目すると相手が何を伝えようとしているのか
を知る手がかりになるのを体験することや，他の人と会話をしながら自分
でもそうした手がかりを知覚し，処理し，表現する練習をすることが，こ
のエクササイズのねらいです。
　非言語的コミュニケーション技能を教える時間は，ユーモアを交えると
楽しくなって参加者を引き込めるでしょう。参加者向けワークブックにあ
る非言語的コミュニケーション技能の説明を参加者に読み上げてもらって
から，全くお手本にならない，**やってはいけない**コミュニケーションのモ
デルを楽しく誇張して演じて，そのあとで効果的なコミュニケーション技
能のモデルを示しましょう。例えば，身体の姿勢を説明している時に，い
かにもだらけて椅子からほとんどずり落ちそうな恰好で「私の今の姿勢か
ら，この話し合いに対して私がどういう態度で臨んでいるといえますか？」
と聞きましょう。ほかにも体験を通じて学べるゲーム（「顔の表情を描く

ゲーム」「感情のシャレード」技能など）を下巻付録Bに紹介していますので，非言語的コミュニケーション技能の中でも顔の表情から感情を認識することや感情を表す抑揚などの要素を教える時に使ってください。

　非言語的コミュニケーション技能を一つひとつ説明したら，次に参加者に自分の得意な技能と苦手な技能をそれぞれ見つけてもらいましょう（p.262の「トレーニングのコツ」参照）。強みや得意な部分について話してもらうと，肯定的な姿勢を保てて，上手に使える技能とさらに良くすることができる技能が誰にでもある点も強調できます。苦手な技能は，モジュールで取り組むロールプレイで「優先的に練習する非言語的コミュニケーション技能」になります。得意な技能と苦手な技能を決められずに参加者が苦労しているようでしたら，その参加者に質問をして選択を導いてもかまいませんし，その参加者の技能についてグループのほかの参加者に尋ねて意見を言ってもらってもよいでしょう。例えば，まず，参加者が上手にできている点には注意を向けて褒めます（「全部しっかりと聞こえました。落ちついてはっきりと話せて，『ツボを押さえて簡潔に』要点を私に伝えられました。すばらしいです」など）。でも，同じ参加者が，話している間によそ見をしたり床に視線を落としたりしていたら，参加者自身に質問をして，「話をしている時に，ご自分が何を見ていたかに気がつきましたか？　私の目でしたか？」と尋ねてもよいでしょう。あなたの目を見ていなかったと参加者自身が気づいたら，目を見ながら話すことに注目しそれを優先的にコミュニケーション技能の練習のポイントにしてみてはどうかと提案できます。またはグループのほかの参加者に尋ねて，参加者が何を話しているのかがはっきり聞こえたかどうかを言ってもらってもよいでしょう。参加者によっては，話が脱線したり乱れたりするかもしれません。そうした参加者には，自分が話している時に周りの人が混乱しているのに気づいた経験か，その場から立ち去られたり，言ってることがわからないと言われた経験はないかと聞けます。そうしたケースでは参加者は

260　第Ⅱ部　実践ガイド

表7.3　楽しみながら非言語的

視線を合わせる：目元を見ます。凝視はしません。

　コミュニケーション：話し手と聞き手をつなぎます。話し手に対しては聞き手が注意を向けていると示し，聞き手に対しては話し手がその人に向かって話しているのだと示します。

　モデリング：少しの間1人か2人の参加者を凝視し，どんな感情になったかを尋ねます。あなたが誰かに向かって話す時，また誰かがあなたに向かって話している時に視線を床に落としたままにし，あなたの振る舞いが話し手にどんな感情をもたせるかを尋ねます。そうした感情を，効果的に視線を合わせた時の感じと比べます。ほかの人の目を見るのが不快だと言う参加者には，相手の額か鼻を見るように伝えましょう。

身体の姿勢：まっすぐな姿勢で立つか座るかして，相手の方を向きます。リラックスしているけれども姿勢はまっすぐにします。

　コミュニケーション：興味をもっていることを伝えて，感情を表現します。

　モデリング：椅子に座りながらさまざまな姿勢を試して（退屈そうにぐったりしている，脅すかのように前のめりになるなど），あなたが何の感情またはメッセージを伝えようとしているかを当ててみるように伝えましょう。その状態と，身体をまっすぐにして関心をもっている時の姿勢とを比べましょう。

身振り：手や身体の動きを使って話の内容を強調します。

　コミュニケーション：要点またはメッセージを強調します。

　モデリング：手を使って（親指を天に向ける，オーケーサインを出す，拳骨を振り上げるなどして）要点を強調するかメッセージを伝えて見せてから，参加者にもメッセージを伝えたり強調したりする身振りをしてもらいます。不適切な身振りに気を付けて，そうした身振りがあったら，笑いで受け止めつつ，否定的な結果につながるかもしれない点を話し合いましょう。

コミュニケーションを教える

顔の表情：顔の表情で示す感情は，その時の話の内容に合っていなければいけません。笑顔でうなずくと，相手の話を聞いていることが伝わります。

　　コミュニケーション：感情を表現します。

　　モデリング：さまざまな感情を顔の表情で示して見せてから，参加者にも顔の表情をいろいろしてみるように伝えます。これはグループで取り組んでいるのであれば，セッションを大いに楽しむ機会になります。感情を当てるゲームをしましょう（下巻付録B参照）。顔の中で重要な特徴点（目，口）がさまざまな感情ごとに違っている様子（幸せ vs. 悲しい，驚き vs. 恐怖，怒り vs. 嫌悪）を伝えましょう。参加者自身が表情を浮かべていたら，自分が周囲にどのような感情を伝えているかを，鏡を使って見てもらいましょう。

声の大きさと調子：声の大きさは，印象が良くなければならず，大きすぎても小さすぎてもいけません。また声の調子は，感情や強調点に合わせて自然に高くしたり低くしたりしましょう（単調な話し方は避けます）。

　　コミュニケーション：メッセージを確実に伝えて，感情を表現します。

　　モデリング：参加者の1人に何かを話すように伝えて，初めに囁き声かつぶやくような声で，次に大き過ぎる声で，最後ちょうどよい大きさで言ってもらいます。どの音量だと一番効果がありそうかを尋ねましょう。グループのメンバーに，話し手が違う音量で話した時に，その人に対してそれぞれの音量で何を考えたかを聞きましょう。また，同じ内容の文章を違った感情の調子で言って比べるモデリングもしてみましょう（例えば，「あなたはコミュニケーションがとても上手ですね」という文章を励ます調子と皮肉のこもった調子で，「映画を一緒に観にいくよ」という台詞をわくわくする調子と退屈そうな調子で，など）。内容が同じでも，声の調子，エネルギーのレベル，音量によって意味が変わってくる点を話し合いましょう。参加者にも試してもらいましょう。

話す速さと長さ：話す時に速すぎたり遅すぎたりしないようにして，他の人が話すための間も空けます。ツボを押さえて簡潔に話しましょう。

　　コミュニケーション：関心を引きつけ続けてわかりやすくします。

　　モデリング：誰かに質問をしてもらってから，たたみかけるような調子で誰にも口を挟ませない話し方と，とても緩慢な反応とを，それぞれ見本を示します。話し方がそれぞれ聞き手に及ぼす影響を尋ねましょう。「ツボを押さえた簡潔な」反応で，周りの人にも話す機会をつくる大切さを強調します。「話してよい」と「話すのを止める」タイミングを伝えるそれぞれの合図のモデリングもしてみましょう（間をつくったら参加者が話し始めてよいと伝える合図，飽きてきた素振りで目を動かしたり視線を他へ向けたりしたら話すのを止めるべき合図，など）。

ほとんど気がついていません。そこで，話し手が細かいことをたくさん話すとリーダーのあなたも混乱してしまうように，聞き手も同様に混乱することがよくあると説明できます。さらに，それが話す速さや長さの問題で「ツボを押さえて簡潔に」なっていないために起きると説明してから，それを練習のポイントにして優先的に取り組んではどうかと提案できます。好ましい内容を話しているのに笑顔を見せない参加者には，「どれほど楽しかったかを話している時に笑顔が見られませんでした。笑顔になることを練習のポイントにして取り組んでもよいかもしれませんね。あなたの素敵な笑顔は周りの人にも伝わります。幸せそうに見える人と一緒にいたいと感じると思いませんか？」と誘導できるでしょう。

トレーニングのコツ

非言語的コミュニケーション技能で得意なものと苦手なものはそれぞれどれですか？

　非言語的コミュニケーション技能でうまくできるものと，さらに改善が図れそうなものとをそれぞれ1つずつ挙げてもらいましょう。目標達成に役立つ強みと，逆に目標達成を妨げるかもしれない苦手な技能との間につながりを作りましょう。このモジュールで取り組んでいくロールプレイでは，参加者が苦手だと話した非言語的コミュニケーション技能を改善することに焦点を当てましょう。

文化による違いについて話し合う

　第3章で説明したように，文化による違いを意識することは，社会生活技能を教える時には特に重要です。例えば，非言語的コミュニケーション技能（目を見る，身振りなど）の中には，さまざまな文化によってそれぞれ違った意味をもつものがたくさんあります。非言語的行動の意味や言語的コミュニケーションの何が適切または不適切かについては，参加者の文化的背景を考慮しながら参加者に直接尋ねるのがお勧めです。著者らにとっても「あなたの家族，またはあなたが生まれ育った文化や社会では，

これはどのように受け取られますか（または，このように行動したり発言
したりしても問題ありませんか）？」と尋ねるととても参考になりました。
さまざまな非言語的コミュニケーションが，文化ごとにそれぞれ受け取ら
れ方が違うかもしれない点について話し合うにはSSTモジュールのセッ
ション2のここが適切な時期でしょう。

ロールプレイを説明する

　ロールプレイの概念を紹介する時は，コミュニケーション技能も行動の
一種で，どんな行動的技能とも同じで，上手に使えるようになるには練習
をしなければいけないと説明すると理解されやすいでしょう。例えば非言
語的コミュニケーション行動を説明した後ならば，ロールプレイを次のよ
うに説明できます。

　　　「ロールプレイは，コミュニケーション技能を練習する方法です。周
　　りの人たちと会話するには，適切な**発言をする**だけでなく，たった今学
　　んだ非言語的コミュニケーション行動を実際に行わなければいけませ
　　ん。どちらも活動や動作なので，あらゆる行動的技能と同様に練習が必
　　要です。自転車に乗ったりピアノを弾いたりすることと同じで，ロール
　　プレイで練習して身につけていくことで上手になります」

「相手の言うことに耳を傾ける」技能を説明してモデリングする

　「相手の言うことに耳を傾ける」技能は，いくつかの理由で是非とも最
初に教えたい技能です。第一に，他の技能よりも身につけやすいので，参
加者が緊張しやすい初めてのロールプレイでもうまく使える見込みが高い
点があります。初めてのロールプレイを上手に行うと，参加者の自己効力
感が高まり，その後取り組むさらに難しいロールプレイにも感情の面で参
加しやすくなります。第二に，初めに「相手の言うことに耳を傾ける」方

264　第Ⅱ部　実践ガイド

法を教えておくと，ある参加者が新しい技能（例えば「うれしい気持ちを伝える」技能）を練習するために発言している時に，相手役の参加者が「相手の言うことに耳を傾ける」技能を練習できます。第三の理由として，参加者が「相手の言うことに耳を傾ける」技能を身につけて聞き上手になると，（傾聴することで）周りの参加者たちの話をさらに引き出せるので，当の参加者にとってもセッション中に好ましい交流の経験が増えるでしょう。「相手の言うことに耳を傾ける」技能の論理的根拠は次のように説明できます。

　　　「ほかの人と会話をする時は，相手の話す内容に注意を向け，その人が何を言おうとしているのか，その人がどんな感情にあるのかを理解することがとても大切です。これを『相手の言うことに耳を傾ける』といいます。相手の言うことに耳を傾けると，人間関係が良くなります」

「相手の言うことに耳を傾ける」技能に含まれる技能ステップは次のとおりです（ステップごとに意義を括弧内に記しました）。

1. 視線を合わせる（その人の話に注意を向けていることを示します）
2. うなずく（注意を向け続けていることを示します）
3. 「ええ」「そうですね」「なるほど」などと相槌を打つ（その人の話す内容を理解していることを示します）
4. 相手が話した内容をあなた自身の言葉で繰り返す（聞いた内容を正しく理解したかどうかを相手に確かめなければいけません）

　初めの３つのステップがたった今説明したばかりの非言語的コミュニケーション技能（視線を合わせる，うなずく，簡潔で言葉少ない相槌）にかかわるもので，さっそく練習し始められる点を伝えましょう。非言語的

コミュニケーション技能のこうしたステップは，聞き手の注意を話し手に向けておきやすくして，話し手には聞き手がちゃんと注意を向けて聞いていることを伝えます。このステップを使わないと，聞き手は「自分が話す時までただ待っている」だけか，自分の考えや自分の気になることに注意が向いてしまい，話し手が言っていることに注意を向けるよりも，それを遮ったり議論したりして自分から話そうとします。一つひとつのステップについて学ぶ意義（技能のステップで括弧内に記した部分）を説明しましょう。「このステップが重要なのはなぜだと思いますか？　このように振る舞うと相手にどんなメッセージが伝わると思いますか？」と尋ねて答えてもらうと理解されやすいでしょう。

　参加者は，会話の途中に適当な間を見つけて，聞いて理解した内容を短くまとめた発言を（「ツボを押さえて簡潔に」）返さなければいけません。技能のこの4つ目のステップが一番難しいはずです。聞き手がそれまでにしっかり注意を向けていなければできません。このステップでは，話し手の発言を聞き手自身の言葉で言い直したり言い換えたりします。例えば「野球の試合を楽しんだようですね」「つまり，彼のことが本当に頭にきたのですね」という風になるでしょう。こうしたまとめは，確かめるための質問の形にすると，聞き取った内容が正しいかどうかを確認できると同時に，こちらの聞き取った内容が正しいという前提ではないことが伝わります（「つまり……ということですか？」「はっきり理解したかが自信ないのですが……」「頭にきたのは，彼が何をしたからですか？」など）。

　次に，リーダーは「相手の言うことに耳を傾ける」技能をモデリングしましょう。

セッション中の技能練習：「相手の言うことに耳を傾ける」ロールプレイ

　参加者に今からロールプレイで会話を始めることを説明し，一方が何かについて話している時，相手は「相手の言うことに耳を傾ける」技能と非

言語的コミュニケーション技能を練習することになると伝えましょう。
ロールプレイの目標は，聞き手役の参加者が，「相手の言うことに耳を傾
ける」技能の4つのステップをすべて行うことと，先ほど決めた「優先的
に練習する」（苦手な）非言語的コミュニケーション技能を使うことです。
ロールプレイの会話の内容は，何よりも参加者の目標に結びついている方
が役立ちます。例えばキャロルを援助するリーダーでしたら，キャロルの
「公共の交通機関を利用する」短期目標に関連する筋書を選び，キャロル
の家からショッピングセンターまでのバスの乗り方を教える内容などにす
るとよいでしょう。

ロールプレイの前に思考を引き出す

　ロールプレイをする前に忘れずに参加者の思考を引き出しましょう。
「ロールプレイに関連して今何を考えますか？」また「うまくいくと思う
レベルを0から10までの尺度で評価するとどうなりますか？」と尋ねます。

ロールプレイ，強化，コーチング

　参加者が苦労するのは，聞き取った内容を覚えたり，改めて考えてみた
り，言い直して確かめる方法を探したりする部分で，多くはコーチングが
必要になります。言葉を見つけられずに苦労している参加者には，「肩に
触れる」コーチング法（p.243の「トレーニングのコツ」参照）を使いましょ
う。技能のステップ4を使うタイミングを見分けやすくするには，ゴーサ
インとノーゴーサインの合図を教えましょう。そうした合図には，相手が
話している時は話さない（妨げない），視線が合って相手の話に間が空い
た時や質問をされた時は話すということも含まれます。また下巻付録Bに，
「相手の言うことに耳を傾ける」技能の練習を楽しくして参加者を引き込
むゲーム（「1分間インタビュー」「伝言ゲーム」「『え，何？』ゲーム」など）
も紹介しました。

参加者が選んだ非言語的コミュニケーション技能のさらに良くする点に対しては，しっかりと（肯定的な点もさらに良くする点も）フィードバックをしましょう。参加者がロールプレイをしている場面をビデオに録画して，その演技を観て自己評価するように伝えるのも効果的な方法です。これをすると参加者は驚きますが，印象に残る経験にもなります。自分の声が聞こえない，ロールプレイの最初から最後まで床を見ていた，などの点に気づくかもしれません。

必ず練習の良かった点を強化し，次にさらに良くする点を1つだけ伝えましょう。とてもうまくできていた場合は，参加者はあと2回ロールプレイを繰り返します。ただ，このセッションは学ぶ内容が多いため，グループが大きいと参加者全員がロールプレイを3回ずつするだけの時間がないかもしれません。その参加者にとって最後になるロールプレイでは，頑張って取り組んだこととうまくできたことを褒めて，その時にさらに良くする点は伝えません。

ロールプレイの後で思考を引き出す

「ロールプレイについて今はどう思いますか？」また「どれくらいうまくいったと思いますか？」と尋ねましょう。どれくらいうまくいくかに関連した評価について，ロールプレイをする前と後で比べて，敗北主義的信念を見直せるかどうかに注目しながら参加者と話し合いましょう。

実地練習を決める：「相手の言うことに耳を傾ける」

「相手の言うことに耳を傾ける」ロールプレイの内容は，参加者の目標とつなげてありますので実地練習は自然に決まるでしょう。例えば，ロールプレイで上司か友人の話に耳を傾ける練習をした参加者でしたら，実生活で上司か友人に対して「相手の言うことに耳を傾ける」技能を練習する実地練習を決めましょう。キャロルは，バスを使ってどこかへ出かける方

268 第Ⅱ部 実践ガイド

法の説明に耳を傾ける練習をロールプレイで行いました。キャロルとリーダーが協力して決めた実地練習は、自宅近くの交通局事務所に行って「相手の言うことに耳を傾ける」技能を使いながらリーダーのオフィスまでバスで行く方法の説明をしっかり聞いてくることになりました。実地練習はロールプレイをした直後に決めてもかまいません。参加者には、席に戻って参加者向けワークブックのセッション 2 にある「実地練習：相手の言うことに耳を傾ける」ワークシートの初めの 3 つの欄（いつ・どこで・誰がいる場面で練習するか、どれほどうまくできると思うか、どの非言語的コミュニケーション技能を特に練習するか）を記入するように伝えましょう。それから、セッションの終わりに部屋を回って、欄を記入するのに苦労している参加者たちを助けましょう。

セッションをまとめる

まとめの要点：

- コミュニケーションには非言語的な要素がたくさんあり、例えば、顔の表情、視線の合わせ方、身体の姿勢、身振り、声の大きさ・速さ・調子などです。
- 相手の言うことに耳を傾けると、周りの人たちは分かってもらえたと感じて、人間関係が良くなります。

参加者の意見を聞く

このセッションではかなりたくさん学んでいます。実地練習を振り返る時間にいくらか追加で目標設定作業をし、目標を達成するためにはコミュニケーション技能が重要な点を説明し、非言語的コミュニケーション技能と「相手の言うことに耳を傾ける」ロールプレイを教えました。中にはセッションの進め方が速すぎると感じた参加者もいるかもしれません。そうした感想はみんなに当てはまることとして話をし、「今日の私の教え方は速

第 7 章　SST モジュール　　269

すぎましたか？　短い時間にずいぶんたくさん行いました。初めて聞いて全部を理解する人はほとんどいません」と言いましょう。実地練習があるのもセッションの内容をワークブックで振り返りながら，家などでさらに練習できるようにするためだと伝えて，安心してもらいましょう。また，モジュールも繰り返して受けますので，参加者が学ぶ機会はまだあります。実地練習を振り返る時間が次のセッションの初めにもありますので，家で取り組んでいる時に思いついた質問などを書いてくるように伝えましょう。

セッション 3：うれしい気持ちを伝える

リーダーのセッション計画

- ・参加者と協力してアジェンダを設定する
- ・実地練習を振り返る：「相手の言うことに耳を傾ける」
- ・「うれしい気持ちを伝える」技能を説明してモデリングする
- ・セッション中の技能練習：「うれしい気持ちを伝える」ロールプレイ
  - ——ロールプレイの前に思考を引き出す
  - ——ロールプレイ，強化，コーチング
  - ——ロールプレイの後で思考を引き出す
- ・実地練習を決める：「うれしい気持ちを伝える」
- ・セッションをまとめる
- ・参加者の意見を聞く

セッションを行う

参加者と協力してアジェンダ（テーマ）を設定する
- ・実地練習を振り返る：「相手の言うことに耳を傾ける」

270　第Ⅱ部　実践ガイド

・「うれしい気持ちを伝える」技能を学ぶ
・実地練習を決める：「うれしい気持ちを伝える」
・テーマにつけ加えたい項目は？
（下巻p.42参照）

実地練習を振り返る：「相手の言うことに耳を傾ける」

　これはそれほど難しい実地練習ではないので，参加者は次のセッションまでに誰かの話に耳を傾ける機会を見つけています。実地練習をした努力は必ず褒めて強化し，拍手，シール，金星，その他の強化できる方法も使いましょう。実地練習ができない問題があれば，第3章で説明した方法で取り組みましょう。

「うれしい気持ちを伝える」技能を説明してモデリングする

　このセッションは取り組みやすくて楽しいものになります。この技能では，参加者たちとリーダーが，お互いに褒めたり肯定的な意見を伝えたりする時の振る舞い方に構造が与えられます。技能の概略を次のように説明しましょう。

　　「『うれしい気持ちを伝える』という技能は，相手に，その人があることをしてくれたのであなたがうれしい気持ちになったと伝える，という意味があります。この技能を使うと，友情や人間関係を新しく築いたり維持したりしやすくなります。ずっと友人でいて欲しいと思えば，その人が私たちにとってどれほど大切かと，その人が私たちを幸せな気分にしてくれることを伝えるのが大切です。その人に感謝していて，その人の行動のおかげで幸せな気分になると伝えれば，私たちが幸せになる行動をその人が何度も繰り返してくれる可能性が高くなります」

第 7 章　SST モジュール　271

　技能に含まれる一つひとつのステップについて学ぶ意義を説明しましょう。「このステップが重要なのはなぜだと思いますか？　相手にどんなメッセージが伝わると思いますか？」と聞くと理解されやすいでしょう。相手が何かを**すると**私たちがどんな**感情になる**かを言うことが肝心だと説明しましょう。「うれしい気持ちを伝える」技能のステップは次のとおりです(ステップごとに意義を括弧内に記しました)。

1. 視線を合わせる（相手の注意を引いて維持します）
2. その人が何をしたので，うれしかったかを正確に言う（どの行動をもっとするべきかが相手に正確に伝わります）
3. その人がそうしたことであなたがどんな気持ちになったかを伝える（その人のどの行動であなたがうれしい気持ちになったのかが相手に伝わります。肯定的なフィードバックをすると相手の行動が増える可能性が高くなります）

　まず視線を合わせてその人の注意を引き，必要であれば「こんにちは」「すみませんが」と声をかけます。次のステップで，「あなたが＿＿＿＿＿＿をすると，私は＿＿＿＿＿＿という**感情になる**」の構造を使います。この構造は，今後このモジュールで取り組む技能のすべてで使っていきます。構造に従って，話し手は，相手が何を**した**のか（はっきりわかる具体的な行動）と，それによって自分がどんな感情になったかを言います。

　技能の説明が済んだら，モデリングをしましょう。例えば，参加者に向かって，その人の得意なことをやってくれた，または目標に向けたステップを達成したので，あなたがうれしい気持ちになったと伝えてもよいでしょう（「実地練習をあなたが先週やってきた時に，私はあなたのことを誇らしく感じました。新しい友人を作る目標に向けてあなたが着実に進んでいるのがわかって，とてもうれしい気持ちになりました」「私がグルー

272　第Ⅱ部　実践ガイド

プに向けて冗談を言った時にあなたが笑うと，グループが楽しくなって，私は幸せな気持ちになります」など）。

セッション中の技能練習：「うれしい気持ちを伝える」ロールプレイ

　参加者に説明をして，今からロールプレイを行い，一方が「うれしい気持ちを伝え」ている時に，相手はセッション2で学んだ「相手の言うことに耳を傾ける」技能を練習することになると伝えましょう。そのようにすると，どちらの役の参加者にとってもコミュニケーション技能を練習する機会になります。

　「うれしい気持ちを伝える」技能をグループで練習すると，他の参加者がした何かによって自分の感情がよくなったと伝え合うことになるので，好ましい交流を増やす機会になります。例えば，「あなたがここに来るために車に乗せてくれたので，私はバスに乗らずに済んでとても助かりました」「あなたが実地練習を手伝ってくれた時，私はできそうな気がしてきて自信が湧きました」などの言葉が交わされるでしょう。参加者がそうした行動の例を思いつきやすくするために，例えば車で送迎する，実地練習を手伝う，面白いコメントをする，電話番号を教えるなど，あなたが実際に見た肯定的なことで，グループの参加者がお互いにしていることを提案するとよいでしょう。そうすると，グループの仲間同士で感謝と敬意の感情を伝え合う機会も生まれます。

　ロールプレイの内容は，参加者一人ひとりの具体的な目標に合わせましょう。対人交流にかかわる目標を設定している参加者であれば，感謝の感情を伝える練習などは，デートしたり新しい友達を作ったりする機会を増やしやすくします。ジュアンは，自立に向けて身の回りのことをもっと自分でできる方法がないかを探す目標へのステップとして，ケア付きホームの管理人が助けてくれた時にお礼を言う場面を選び，「うれしい気持ちを伝える」技能を練習しました。参加者自身の目標へのステップを達成し

ていく時に，「うれしい気持ちを伝える」技能がどのようにメリットがあるかがはっきりと理解されるように話し合いましょう。例えばジュアンでしたら，「ケア付きホームの管理人が助けてくれた時に感謝の感情を伝えると，身の回りのことをもっと自分でするのを助けてくれるようになると思いますか？」と尋ねるとよいでしょう。

このセッションのロールプレイの目標は：

・非言語的コミュニケーション技能を練習する。

・「うれしい気持ちを伝える」技能の3ステップをすべて行う

・相手の人が何をしてくれたのかを必ず言う。

・「快い感情の例」リストを使って感情に呼び名をつける。

ロールプレイの前に思考を引き出す

　ロールプレイを始める前に必ず参加者の思考を引き出しましょう。「どれくらいうまくできると思いますか？」と聞いて，うまくできると考えるレベルを1から10までの尺度上で評価してもらいましょう。参加者が技能を練習するのを妨げそうな思考は，誰にでも当てはまる問題として受け止めますが，ここでいくつかは見直しましょう。例えば，

　「自分の感情を誰かに向かって表現するのは気が進まない時もあるでしょう。なんと言ってよいかが分からないかもしれませんし，その人がどう反応するかが心配かもしれません。『私がどんな気持ちかなんて興味がないだろう』『怒るかもしれない』などの思考が浮かぶかもしれません。そうした思考が正確かどうかを知るには，うれしい気持ちを実際に伝えてみてテストするしかありません。うれしい気持ちを表現する方法と，表現する時に妨げとなる役立たない思考を修正する方法を学びます」

274 第II部 実践ガイド

ロールプレイ，強化，コーチング

　参加者が相手の行動を具体的にはっきりと言い表すには，コーチングがいくらか必要になります。例えば，「あなたが面白いと」よりも「あなたがグループで冗談を言うと」の方が具体的で，「あなたが助けてくれた時」よりも「あなたが薬局の場所を教えてくれた時」の方が具体的です。参加者が自分の中のうれしい気持ちに呼び名をつけられずに苦労していたら（例えば「良い」か「うれしい」かでしか表現しないなら），「快い感情の例」のリスト（下巻付録C）から選択肢をたくさん伝えると，感情を見つけて名前をつける技能を高められるでしょう。ホワイトボードに具体的な行動や感情を表す言葉を書き出しておくと，参加者にとって何を言うべきかのヒントになるのでお勧めです。言葉を見つけられずに苦労している参加者には，「肩に触れる」コーチング法（p.243の「トレーニングのコツ」参照）を使いましょう。参加者がさらに良くしたいと選んだ非言語的コミュニケーション技能に対しては，できるだけ（肯定的な点もさらに良くする点も）フィードバックしましょう。必ず肯定的な態度で，次のロールプレイでさらに良くする点のフィードバックを1つだけ伝えて，状況が許すなら3回ずつロールプレイをします。

ロールプレイの後で思考を引き出す

　「うれしい気持ちを伝える」技能を練習する時の対話ややり取りは，大抵，心が満たされたようで心地よいでしょう。自分の行動でその人がうれしい気持ちになったと言われれば，ほとんどの人はうれしいものです。それでも時には「私がうれしいかどうかなんて，彼らはそんなことにちっとも関心がない」「怒るだろう」などの思考が浮かぶかもしれません。そうした場合には，ソクラテス式問答法（第3章参照）を使って思考の根拠を探り（「相手の行動がうれしかったと伝えた時に相手が怒るのはなぜですか？」など），「なぜ？」の質問を繰り返して予想の根底にある理屈（もっ

と大きな中核信念で「誰も私のことを気にしていない」「私は好かれない」
など）をできるだけ理解しましょう。または，よくある思考のミス（「予
言する」など）ではないかと聞いてもよいでしょう。相手が怒るという思
考が正確ではないことも考えられますので，相手がいつでも周りの人に対
して苛立っているのかどうかを尋ねましょう。もし本当にそうなら，相手
を変えて，もっとうまくいきそうな別の誰かに対して技能を使ってみては
どうかとも提案できます。または行動実験を考えて，思考が正確かどうか
をテストするロールプレイを実地練習にして，その人が実際にどう反応す
るかを確かめてみようと思いませんか，と提案してもよいでしょう。

実地練習を決める：「うれしい気持ちを伝える」

　ロールプレイの内容が参加者の目標とつながっていれば，実地練習は自
然に決まるでしょう。実地練習として，同じロールプレイをもう一度する
ことになります（例えば，ロールプレイで同室者役の人を褒めたのなら，
実地練習としては家で本物の同室者を褒めます）。実地練習はロールプレ
イをした直後に決めてもかまいません。参加者には，席に戻って利用者ワー
クブックのセッション3にある「実地練習：うれしい気持ちを伝える」ワー
クシートの初めの3つの欄（いつ・どこで・誰がいる場面で練習するか，
どれほどうまくできると思うか，どの非言語的コミュニケーション技能を
練習するか）を記入し始めるように伝えましょう。ロールプレイの内容が
「グループの参加者から1人を褒めること」であれば，実地練習をする時
に褒める人を地域から誰か1人見つけるのをブレーンストーミングして手
伝いましょう。セッションの終わりに実地練習を計画するのにまだ苦労し
ている参加者がいたら助けましょう。

セッションをまとめる

　まとめの要点：

276 第Ⅱ部 実践ガイド

・「うれしい気持ちを伝える」というのは，私たちをうれしい気持ちにさせてくれたその人の行動について，その人本人に話すことです。
・この技能を使うと，私たちがうれしい気持ちになることをその人に引き続きしてもらいやすくなります。

参加者の意見を聞く

　このセッションは，普通は楽しめます。ロールプレイも全般に肯定的でうれしい内容ですので，参加者からの意見も肯定的になります。それでも，中にはロールプレイを嫌がる参加者もいるかもしれません。p.251 の「トレーニングのコツ」に紹介したシナリオのあるロールプレイをすると，乗り気ではない参加者を引き込みやすくなるでしょう。またロールプレイについての役に立たない思考を引き出してから見直す方法（p.240 の「トレーニングのコツ」参照）を使っても，上手に引き込みやすくなります。その一方で，技能が簡単すぎたと話す参加者もいるかもしれません。その参加者が上手にロールプレイをしたのであれば，まず技能の使い方を褒めます。そして，今後もコミュニケーション技能をいくつも学ぶので，セッションで学ぶ技能が目標達成と結びついていて役立つと感じるものがきっとあります，と伝えましょう。

セッション４：頼み事をする

リーダーのセッション計画

・参加者と協力してアジェンダを設定する
・実地練習を振り返る：「うれしい気持ちを伝える」
・「頼み事をする」技能を説明してモデリングする
・セッション中の技能練習：「頼み事をする」ロールプレイ

——ロールプレイの前に思考を引き出す

——ロールプレイ，強化，コーチング

——ロールプレイの後で思考を引き出す

・実地練習を決める：「頼み事をする」

・セッションをまとめる

・参加者の意見を聞く

セッションを行う

参加者と協力してアジェンダ（テーマ）を設定する

・実地練習を振り返る：「うれしい気持ちを伝える」

・「頼み事をする」技能を学ぶ

・実地練習を決める：「頼み事をする」

・テーマにつけ加えたい項目は？

（下巻p.46参照）

実地練習を振り返る：「うれしい気持ちを伝える」

うれしい気持ちを伝えると相手は良い反応がしやすいため，この実地練習ができたほとんどの参加者はうまくいったと話します。このように実生活でうまくいった例を使って，「うれしい気持ちを伝える」技能が対人関係を豊かにし，また周りの人たちに参加者と交流したいと感じさせる仕組みをしっかり伝えましょう。そして対人関係を良くするための目標につなげるために，うれしい気持ちを伝えると周りの人との関係が良くなる点を示します。また「うれしい気持ちを伝えたあとにその人が笑ってくれた時に，あなたはどんな気持ちになって何を考えましたか？　相手が何を考えていたと思いますか？」と尋ねましょう。ホワイトボードにうれしい気持ちと肯定的な思考を全部書き出して，「うれしい気持ちを伝える」技能を

278　第Ⅱ部　実践ガイド

使うとよい理由がたくさんあることをグループに示します。ステップを使うのを忘れた，またはうまくできなかったと参加者が話したら，技能を使うロールプレイをもう一度練習して，次の1週間のうちに家で技能を使ってみるように提案します。実地練習をする努力は必ず褒めて強化し，拍手，シール，金星，その他の強化できる方法もどんどん使いましょう。実地練習ができない問題があれば，第3章で説明したように取り組みます。

「頼み事をする」技能を説明してモデリングする

　「頼み事をする」技能は，リカバリー目標に向かって進むために周りの人たちに助けを求めたい時にとても役立ちます。例えば，デートに誘ったり，学校の受講登録をウェブサイトからする時にこの技能を使って手伝ってもらえます。次のように技能を紹介するとよいでしょう。

　　「『頼み事をする』ことは，あなたが目標を達成し良い気分になるために，誰かに何かをして欲しいとお願いする行動です。私たちはみんな，周りの人に助けを求めなければいけない時もありますし，良い気分になるために楽しい何かを一緒にしてくれるように頼みたい時もあります。上手に『頼み事をする』方法を身につけると，周りの人が助けてくれたり，一緒に活動を楽しんでくれたりする可能性が高くなります」

　「頼み事をする」技能は誰が使っても役立ちますが，無愛想で命令調に見えてしまう人たちや，受け身で自己主張をしない人たちには特に効果的でしょう。何をして欲しいのかが具体的にわかる行動をはっきりと感じよくお願いして，そうしてもらえると自分がどんな感情になるかを伝えると，望んだように行動してもらいやすくなって目標を達成しやすくなります。その点がしっかり理解されるように伝えましょう。

　この技能も，「あなたが＿＿＿＿＿をすると，私は＿＿＿＿＿という**感情に**

なる」の構造に沿っています。以下の技能ステップは「うれしい気持ちを伝える」技能のステップとほとんど同じですが，その人が過去にしたことに注目してコメントするのではなく，その人に将来して欲しいことに注目します。「頼み事をする」技能のステップは次のとおりです（ステップごとに意義を括弧内に記しました）。

1. 視線を合わせる（相手の注意を引いて維持します）
2. その人に何をして欲しいのかを正確に言う（何をするべきかが相手に正確に伝わります）
3. その人がそうしてくれたら，あなたがどんな気持ちになるかを伝える（そのように行動するとあなたがうれしい気持ちになって目標を達成しやすくなるのが相手に伝わります）

　相手が何かを**してくれる**と私たちが特定の**感情になる**点に注目しながら，一つひとつのステップについて学ぶ意義を説明します。例えば，

リーダー：初めのステップは「うれしい気持ちを伝える」技能の時と同じです。なぜ相手の目を見るのでしょう？
参加者：その人に向かって話しているのがわかるように。
リーダー：そのとおり，よくわかりました。相手の注意を私たちの方へ向けやすくもします。2つ目のステップでは，その人に何を**して欲しい**のかを言います。このステップが大切なのはなぜでしょう？
参加者：何をして欲しいのかを言わなければ，相手は何をするべきかがわからない。
リーダー：そうです！　できるだけ具体的に話すほうが，相手に何をして欲しいのかがはっきり伝わりやすくなります。あなたが何をして欲しいと思っているのかがわからないと，その人は違うことをするか

280　第Ⅱ部　実践ガイド

もしれませんし，何をすべきなのか全くわからないかもしれません。3つ目のステップでは，相手がそうしてくれるとあなたがどんな気持ちになるかを言います。あなたの気持ちを言うのが，なぜ役立つと思いますか？　例えば，お願いしたようにしてくれるとあなたがうれしい気持ちになると伝えると？

参加者：僕を喜ばせたいと考えるかも。

リーダー：そのとおり！　その人たちがあなたを大切に思っていたら，あなたに喜んで欲しいから頼まれたように行動したいと思うでしょう。だから，あなたがどんな気持ちになるかを伝えた方がよいわけです。

　頼み事をする時に使える言い回しについて以下の選択肢を，ホワイトボードに書き出しておくと役立つでしょう。これらは参加者向けワークブックにも記載してあります。

・「_____をしてもらえるとうれしいのですが」
・「_____をしてもらえたら本当に感謝します」
・「_____をしてもらえると本当に助かります」

　次に，「頼み事をする」技能のモデリングをします。リーダーが2人いるのでしたら，例えば1人が，「コーヒーでも飲みながら一緒にお話できたらとてもありがたいです。うれしくて幸せな気持ちになります」と言えるでしょう。

セッション中の技能練習：「頼み事をする」ロールプレイ

　参加者に説明をして，今からロールプレイを行い，一方が「頼み事をする」時に，相手はセッション2で学んだ「相手の言うことに耳を傾ける」

技能を練習することになると伝えましょう。そうすると，どちらの役の参加者にとってもコミュニケーション技能を練習する機会になります。

ロールプレイの内容は，参加者一人ひとりの具体的な目標に合わせます。参加者が目標設定ワークシートに記入した目標へのステップには，周りの人に手伝ってもらって行う課題が含まれているので参考になるでしょう。例えばキャロル（**図 5.4**）なら，ケースマネジャーか交通局事務所の職員を相手に特定の場所までのバスの乗り方を教えてもらう「頼み事をする」場面をロールプレイで練習できます。ジュアン（**図 5.3**）なら，銀行員に預金口座を開くのを手伝ってもらう「頼み事をする」場面か，ケースマネジャーに代理受取人制度の対象から外れる方法の情報を教えてもらう「頼み事をする」場面をロールプレイで練習できます。ロールプレイの内容を選ぶ時にリーダーが忘れてはならないのは，そのセッションで決める実地練習が，このコミュニケーション技能を次のセッションまでに地域で実際にやってみることになることです。参加者個人の強みと限界を考え合せて次のセッションまでにやってこれる内容にします。例えば，もしもジュアンかキャロルが自分で銀行や交通局まで外出できないのであれば，銀行員や交通局職員を相手に会話する内容はふさわしくありません。そうした場合は交通機関を利用しなくてすむ内容のロールプレイにしましょう。

ロールプレイの前に思考を引き出す

「どれくらいうまくできると思いますか？」と尋ね，うまくできると考えるレベルを 1 から 10 までの尺度上で評価してもらいましょう。「技能を使ってみようとしている今，どんなことを考えていますか？」と聞いてもよいでしょう。先のセッションと同じように，今から行おうとしているロールプレイについて何を考えるかを聞き，ロールプレイをしてそれが正確かどうかを試してみたいと思うかを尋ねましょう。技能を使ってみてデータを集め，そうした思考が正確かどうかをテストしようと励まし，そうすれ

282　第Ⅱ部　実践ガイド

ば思考のミス（「予言する」，「他の人の心を読む」など）に気づくかどう
かを聞きましょう（次の「トレーニングのコツ」参照）。この章の初めで
説明したように，ロールプレイをしたがらない参加者を巻き込むには，シ
ナリオを使う方法があります。シナリオの台詞があると，誰にでも当ては
まるような内容なので，怖がらずに簡単な対話に参加できるようになりま
す。p.251 の「トレーニングのコツ」に，「頼み事をする」ロールプレイの
シナリオを載せました。

トレーニングのコツ

「うまくいくはずがない。やってくれない」

　技能を使っても望ましい結果が得られないのではないかと心配する参加者の声をよ
く耳にします。確かに，コミュニケーション技能を使えばうまくいくと約束はできま
せんし，他の人の行動はコントロールできません。しかし，研究からは，うまくいく
可能性が一番高くなるのは技能を使った時だと示されています。毎回うまくいくとは
言えなくても，「頼み事をする」技能を使って頼んだ場合の方が，他の方法で頼んだ
場合と比べて，周りの人たちが望みどおりに行動してくれる頻度が大きくなります。
うまくいくかどうかを知るには，実際に試すしかありません。「テストをしてみたい
と思いませんか？」と聞きましょう。たとえ望ましい結果にならなくても，試してみ
ると心地良くなるものです。

ロールプレイ，強化，コーチング

　参加者ごとにロールプレイを 3 回ずつして，内容は先ほど説明したよう
に参加者自身のリカバリー目標に合わせた具体的な状況にします。ロール
プレイを 1 回行うたびに拍手をし，見ていた参加者から良かった点とさら
に良くする点について意見を引き出して，上手にできた言語的要素と非言
語的要素をすべて褒めてから，次のロールプレイでさらに良くする要素を
1 つだけ決めます。先のセッションと同じで，参加者が相手に頼みたい行
動を具体的にはっきりと表現でき，そう行動してもらった時に感じる自分

の感情に名前をつけることができるには，コーチングがいくらか必要になります。参加者がさらに良くしたいと選んだ非言語的コミュニケーション技能に対しては，必ず良かった点もうまくいかなかった点もフィードバックしましょう。肯定的な態度で拍手をし，褒め，シールを配り，ほかにも強化する方法を使いましょう。

このセッションのロールプレイの目標は，
  ・非言語的コミュニケーション技能を練習する。
  ・「頼み事をする」技能の3ステップをすべて行う
  ・その人に**何をして欲しいのか**（相手の行動）を必ず言う。
  ・「快い感情の例」のリストを使って感情に呼び名をつける。

　時々，参加者が受け身になって，頼み事をしたら後はそのままにしている場合があります。「頼んだのだから，してくれると思う」「やってくれると言った」などと言うかもしれませんが，頼んだ事を相手がしてくれるのを待っているうちにどんどん苛立ってきます。そうした状況では，具体的な行動を頼む時に期限を含めて伝える方法がお勧めです（「私の iPod を火曜日までに返してもらえますか？　リラックスするために音楽が必要なのです」など）。また，頼んだ事のその後の状況を相手に確かめたり，頼んだ事をしてくれる時期を質問したりするのをロールプレイで練習してもよいでしょう。

ロールプレイの後で思考を引き出す
　どの程度うまくできたかをロールプレイのすぐ後に自分で評価してもらい，ロールプレイをする前にした予想の評価と比べましょう。普通は評価が上がりますので，一般に自分で考えるよりもうまくできることを指摘し，うまくできないと思うと実生活で技能をうまく使いにくくなるかもしれな

284　第Ⅱ部　実践ガイド

いという点も伝えましょう。練習した後でも思考が変わらずに，相手は頼まれたことをしてくれない，怒るかもしれないと考え続けているようでしたら，思考が正確かどうかを知るには実際に技能を試して何が起きるかをテストするしかないと改めて伝えましょう。参加者が実際に技能を使ってみようと思うようにするためには，好ましくない結果への反応をあらかじめ計画して身につけておく方法もあります（例：その場から立ち去るなど；ロールプレイで反応を練習します）。

実地練習を決める：「頼み事をする」

　地域生活で実際に技能を使ってみる実地練習は，3回目のロールプレイが終わって参加者がまだ部屋の前方にいるうち決めてかまいません。ロールプレイの内容が先に説明した方法で参加者のリカバリー目標とつながっていれば，実地練習は自然に決まるでしょう（「ここでこんなに上手に技能を練習できたのですから，家で使ってみる準備はばっちりですね。次のセッションまでの間でいつなら，それをしてくれるように＿＿＿＿さんに頼めますか？」など）。参加者向けワークブックのセッション4にある実地練習用フォームの「状況」欄に，場所と時間を記入してもらいましょう。セッション中に練習をすると，ほとんどの参加者が準備できて地域で技能を試そうと感じます。それでも，中には技能を使いたがらない参加者もまだいるかもしれません。そうした例の多くは，思考が妨げになっています（「息子に家賃を払ってくれるように頼むと，家から引っ越して出ていき，二度と会えなくなる」「私には助けてもらう資格がない」など）。そうした思考は，実地練習を決める時になるべく引き出して，第3章と第6章で説明した認知行動療法（CBT）の道具を使って見直しましょう。また，思考が正確かどうかを判断するには技能を実際に使ってみてどうなるかを見るしかない点も改めて伝えましょう。

セッションをまとめる

まとめの要点：

・周りの人たちに何かを頼んでもそのとおりにしてくれるとは限りませんが，そうしてくれる可能性が一番高くなるのは「頼み事をする」技能を使った時です。

参加者の意見を聞く

「頼み事をする」技能は，目標を達成していく時にうまく使えるようになると特に効果的です。「この技能をどう考えますか？ あなたの目標に関連したことをするためにこの技能を使って周りの人に助けてもらおうと思いますか？ この技能を使うと周りの人たちに助けてもらいやすくなると思いますか？」と尋ねましょう。そうした質問をすると，参加者が技能をしっかり理解して使おうと考えているか，または技能を使うのを妨げる思考を見直さなければいけないかが見えてくるでしょう。グループ形式で取り組んでいるのでしたら，参加者の全員からそれぞれ意見を聞きましょう。

セッション 5：目標達成に向けて助けを求める

リーダーのセッション計画

・参加者と協力してアジェンダを設定する
・実地練習を振り返る：「頼み事をする」
・「目標を達成するために助けを求める」方法を説明する
　　——支援者を見つける
　　——何を助けてもらわなければいけないかを判断する
・セッション中の技能練習：「目標を達成するために助けを求める」ロールプレイ

286　第Ⅱ部　実践ガイド

　　　　——ロールプレイの前に思考を引き出す
　　　　——ロールプレイ，強化，コーチング
　　　　——ロールプレイの後で思考を引き出す
　・実地練習を決める：「頼み事をする*5」
　・セッションをまとめる
　・参加者の意見を聞く

セッションを行う

参加者と協力してアジェンダ（テーマ）を設定する

　・実地練習を振り返る：「頼み事をする」
　・「目標を達成するために助けを求める」方法を説明する
　・実地練習を決める：「頼み事をする*5」
　・テーマにつけ加えたい項目は？
　（下巻p.51参照）

実地練習を振り返る：「頼み事をする」

　実地練習を振り返るこの時間には，「頼み事をする」技能のステップをさらに教えて，技能を使うことに関連した思考も引き出して見直せます。特に，誰かに何かを実際に頼むこの実地練習を振り返ると，技能を使った結果から，先のセッションで見つかったかもしれない敗北主義的予想を見直せる証拠になっていないかを話し合う絶好の機会になります。頼み事をしてみたところ相手がそうしてくれると同意したのであれば，その好ましい結果は，どんな否定的な予想をしていてもそれに対しては不利な証拠になります。相手が笑ったり怒ったりしなかったのであれば，その結果も，

---

*5　訳注：ここでは，「助けを求めて頼み事をする」ことを指す。

否定的な予想に対しては不利なデータになります。注意深く聞いていて，敗北主義的予想や低い自己効力感からくる予想に対しては不利であると示すどんな証拠でも見つけ，「その結果から，技能を使ってもうまくいくはずがないという思考について何が言えますか？」と尋ねましょう。

目標を達成するために助けを求めることを説明する

　このセッションでは，疾病管理，生活面のニーズ，リカバリー目標の達成などで助けてくれる支援者を探します。見つけたら，ロールプレイで「頼み事をする」技能を使って，目標を達成するためにその人に助けを求める練習をします。支援者になりそうな人たちには，家族，友人，居住施設のスタッフ，聖職者，保健医療の専門家，ケースマネジャー，グループの参加者仲間などがいるでしょうし，CBSST リーダーを含めても構いません。支援者を探す時間があまりないのであれば，セッション中に少なくとも 1 人は見つけて，あとは実地練習として参加者向けワークブックにできるだけたくさん記入してくるように伝えましょう。参加者が支援者の電話番号やその他連絡先の情報を調べるのを手伝ったり，情報をどうしたら手に入れられるかを問題解決するために SCALE を使わなければいけないかもしれません。一番助けてくれる支援者が誰で，相談しにくいのは誰かを聞き出すのも役立ちます（後者はあとからロールプレイで練習するシナリオにできるかもしれませんのでメモを取っておきましょう）。社会生活支援の輪を広げて支援者とよく連絡を取るようにすると，社会生活機能を高めるのに大変効果的です。そうした点を次のように説明できます。

　　「私たちが目標を達成するために助けてくれる支援者はたくさんいます。まず仕事としての支援者がいる時もあるでしょう。例えば，医師，ケースマネジャー，職場のカウンセラー，先生，上司などが考えられます。そのほかの場合では，家族，配偶者，友人もいます。これらの支援者の

中には役割として，仕事を探す，コースを受講する，新しい家に引っ越すなどで助けてくれる人もいるでしょう。それ以外では，私たちを本当によく知っていて，私たちの感情，行動，思考が変化したことに（時には私たち自身よりも早く）気づいてくれる支援者もいるかもしれません。そうした支援者がいると，自分でも気がつきにくい生活のストレスで疲れたり，病気が重くなった時などに助かります。さまざまな心配事に応じて，いろいろな支援者が役に立ってくれます」

支援者を見つける

支援者になってくれそうな人たちを見つけるように伝えましょう。参加者向けワークブックにもある以下の項目を指針にしてもかまいません。

・あなたをよく知ってくれている人，信頼できる人，批判をしないであなたを助けたいと思ってくれる人などを考えましょう。
・あなたの病気を受け容れて理解してくれ，正確で肯定的な意見を言ってくれる人を考えましょう。
・支援者の中に少なくとも1人は，普段から頻繁に会っていて，連絡がついて実際にあなたを助けられる人がいることが望ましいでしょう。
・友人，配偶者，他の親戚，保健医療チームの参加者，地域にいるその他の援助職員など，思いつく人であなたの目標を達成するために助けを求められる人でしたら誰でもかまいません。

何を助けてもらわなければいけないかを判断する

次に，何を助けてもわらなければいけないかと，どの支援者ならそれを助けてくれそうかを考えます。目標設定ワークシートに記入した目標へのステップを振り返りながら参加者向けワークブックにもある以下のニーズのリストを参考にしましょう。

第 7 章　SST モジュール　289

・もっとよい住居を探すのを助けてもらう
・約束の場所まで行くための移動を助けてもらう（バスに乗る，場所までの行き方を教えてもらう，など）
・断酒するのを助けてもらう
・関係を保つために手紙を書いたり電話をかけたりすることを助けてもらう
・どこかへ外出する時間を毎週つくることを助けてもらう（ビーチや食事に出かけるなど）
・楽しい活動をして過ごせるよう助けてもらう（仕事，ボランティア，学校，余暇活動）
・求職活動を助けてもらう
・金銭や手当の問題について助けてもらう
・受講したい講座に登録するのを助けてもらう
・精神疾患の注意サインに気づくのを助けてもらう

セッション中の技能練習：目標を達成するために助けを求めるロールプレイ

　このセッションの技能練習も，先のセッションと同じ構造で行います。参加者が支援者を少なくとも 1 人は見つけたものとして，その人に何を助けてくれるようにお願いするのかを決めてもらいましょう。それがこのセッションで練習するロールプレイのシナリオになります。例えばジュアンは，兄を信頼できる支援者と決めて，コインランドリーを利用する方法を教えて欲しいと頼む場面をロールプレイで練習しました。この頼み事は，日常生活動作を自分でできるようになって，アパートで自立して暮らすというジュアンの目標を達成するのを助けます。キャロルは，ケースマネジャーが信頼できる支援者だと話し，一緒に模擬就職面接を練習してもらいたいと頼む場面をロールプレイで練習することを選び，動物シェルターでの面接に備えることにしました。

290   第Ⅱ部　実践ガイド

ロールプレイの前に思考を引き出す

　思考を引き出して，先のセッションで説明した方法で取り組みましょう。

ロールプレイ，強化，コーチング

　参加者ごとにロールプレイを 3 回ずつ練習し，参加者が決めた支援者と，参加者が必要とする具体的な支援に合わせた内容のシナリオにします。必要でしたら頼み事をいつまでにお願いしたいのかの期限も含めましょう（セッション 4 の説明を参照）。ロールプレイを 1 回行うたびに拍手をし，良かった点とさらに良くする点について参加者たちに意見を言ってもらい，上手にできた言語的要素と非言語的要素をすべて褒めてから，次のロールプレイでさらに良くする要素を 1 つだけ決めます。必ず肯定的な態度で，拍手をし，褒め，シールを配り，他にも強化する方法を使いましょう。p.251の「トレーニングのコツ」に支援者に助けを求めるロールプレイのシナリオの例がありますので，何を話したらよいかがわからない参加者や，ロールプレイをしたがらない参加者に利用してもらいましょう。

　このセッションのロールプレイの目標は，
　・非言語的コミュニケーション技能を練習する。
　・「頼み事をする」技能の3ステップをすべて行う
　・その人に**何をして欲しい**のか（相手の行動）を必ず言う。
　・「快い感情の例」のリストを使って感情に呼び名をつける

ロールプレイの後で思考を引き出す

　どの程度うまくできたかをロールプレイのすぐ後に自分で評価してもらい，ロールプレイをする前にした予想の評価と比べます。前のセッションでしたのと同じように，敗北主義的予想や低い自己効力感の評価を見直しましょう。

第 7 章　SST モジュール　　291

実地練習を決める：「（助けを求める）頼み事をする」

　地域生活で実際に技能を使ってみる実地練習は，3 回目のロールプレイが終わって参加者がまだ部屋の前方にいるうち決めてかまいません。参加者が決めた支援者と参加者自身のリカバリー目標を達成するための課題とロールプレイの内容をつなげてありますので，実地練習は自然に決まるでしょう（「次のセッションまでに，いつなら助けてくれるように［支援者］に頼めますか？」など）。参加者向けワークブックのセッション 5 にある実地練習用フォームの「状況」欄に，場所と時間を記入してもらいましょう。セッションで練習をした後でしたら，ほとんどの参加者が準備できて地域で技能を試そうと感じます。そうでない場合は，妨げになっている思考について，前のセッションで説明した方法で取り組みましょう。

セッションをまとめる

　まとめの要点：

　・身近にいる支援者たちに「頼み事をする」と，目標に向かって進めます。

参加者の意見を聞く

　この技能は，目標達成に向けて上手に使えると特にメリットが大きいでしょう。「技能をずいぶん練習しました。いかがですか？　あなたの目標達成に向けて，この技能を使って周りにいる支援者たちに助けてもらおうと思いますか？」と尋ねましょう。

292　第Ⅱ部　実践ガイド

セッション６：不愉快な気持ちを伝える

リーダーのセッション計画

- 参加者と協力してアジェンダを設定する
- 実地練習を振り返る：「（助けを求める）頼み事をする*6」
- 「不愉快な気持ちを伝える」技能を説明してモデリングする
- セッション中の技能練習：「不愉快な気持ちを伝える」ロールプレイ
  ——ロールプレイの前に思考を引き出す
  ——ロールプレイ，強化，コーチング
  ——ロールプレイの後で思考を引き出す
- 実地練習を決める：「不愉快な気持ちを伝える」
- セッションをまとめる
- 参加者の意見を聞く

セッションを行う

参加者と協力してアジェンダ（テーマ）を設定する

- 実地練習を振り返る：「（助けを求める）頼み事をする*6」
- 「不愉快な気持ちを伝える」技能を学ぶ
- 実地練習を決める：「不愉快な気持ちを伝える」
- テーマにつけ加えたい項目は？

（下巻p.57参照）

---

*6　訳注：第7章の訳注5（p.286）を参照。

第 7 章　SST モジュール　293

実地練習を振り返る:「（助けを求める）頼み事をする[*6]」

　実地練習を振り返るこの時間には，前のセッションで作り始めた支援者のリストに名前や連絡先を追加できますし，助けを求めるのを妨げる思考がまだ残っていたら引き出して見直せます。先のセッションでも説明したように「（助けを求める）頼み事をする」実地練習を振り返るのは，技能を使った結果が，技能そのものや周りの人に助けを求めること全般に対する敗北主義的予想を見直す証拠になっていないかを話し合う絶好の機会になります。頼んだ相手がそれを引き受けてくれた場合は，どんなものであれ，否定的な予想に対しては不利な証拠になります。「その結果から，技能を使ってもうまくいくはずがないという思考について何が言えますか?」と尋ねましょう。

「不愉快な気持ちを伝える」技能を説明してモデリングする

　「不愉快な気持ちを伝える」技能は，誰かの行動が参加者の目標を妨げていたり苦痛の原因になっていたりする場合に，行動を変えてくれるように頼む方法として効果的です。「不愉快な気持ちを伝える」技能は誰が使っても役立ちますが，他者の行動が気に障って腹が立ったり攻撃的になったりしやすい人たちや，受け身で自己主張をしない人たちでは特に効果的でしょう。この技能を使うと，相手に対して脅すのではなく穏やかな調子で行動を変えてくれるように頼めますので，言い争いに発展しません。この技能も，「あなたが＿＿＿＿＿を**すると**，私は＿＿＿＿＿という**感情になる**」の構造に沿っていて，先にも説明したとおり論争を避けやすいものです。行動は観察できるので，やったかやらなかったかと言うことで意見が食い違ったり，他者が本人の感情をどう感じるかに反論することが起こりにくくなるためです。次のように技能を紹介しましょう。

　　「『不愉快な気持ちを伝える』ことは，その人が何かをしたために,

あなたが快くない感情，例えば，悲しみや怒り，になったと伝えること
です。快くない感情を伝えるのは大切で，そうすると私たちにとって不
愉快なことをするのをその人が止めてくれるかもしれないからです。気
に障る行動を止めて欲しいことや自分にとって役に立つ行動を提案しな
ければ，行動を変えてほしいと願っていることがその人に伝わるでしょ
うか？」

「不愉快な気持ちを伝える」技能の押さえどころは，相手が何を**した**た
めに私たちが不愉快な気持ち**になって**，何を**してくれる**と私たちがもっと
うれしい気持ち**になる**か，を言うことです。このモジュールで学ぶコミュ
ニケーション技能はどれも「あなたが＿＿＿＿＿をすると，私は＿＿＿＿＿と
いう**感情になる**」のステップに似た形になることをしっかり覚えておきま
しょう。その中で「不愉快な気持ちを伝える」技能は，相手が過去にした
ことと，将来もっと**できる**ことに注目します。「不愉快な気持ちを伝える」
技能のステップは次のとおりです（ステップごとに意義を括弧内に記しま
した）。

1. 視線を合わせる。しっかり話す（相手の注意を引いて維持し，あな
   たが何かを伝えようとしているのを示します）
2. その人のした何があなたを困らせたかを正確に言う（あなたがもう
   して欲しくないと思っているのがどの行動かが相手に正確に伝わり
   ます）
3. そのため，あなたがどんな感情になったかを伝える（相手には自分
   がそう行動したことであなたが不快な感情になったのが伝わり，あ
   なたはどんな気持ちになったかを話すことで気が楽になります）
4. 二度とそうならないようにするには，その人が何をすると良いかを
   提案する（状況を良くするために何をするべきかが相手に正確に伝

第 7 章　SST モジュール　295

　わります）

　初めの 3 つのステップは他のコミュニケーション技能と似ています。視線を合わせてから，話し手は，相手が何を**して**（はっきりとわかる具体的な行動），そのために自分がどんな**感情になった**かを説明します。4 つ目のステップでは，替わりのもっと望ましい行動を提案します。この提案がないと，聞き手は行動をどう変えるべきなのかが分からないままになります。提案する替わりの行動の説明は具体的であればあるほど，聞き手は何をするべきで，何はしない方がよいのかがより正確に理解できます。リーダーは次の例を挙げてモデルを示せるでしょう。「あなたが汚れた食器を流しに置きっぱなしにしたので，私が洗わなければいけなくて腹が立ったわ。食事をした後は，食器を洗ってくれるとうれしいんだけど」

　一つひとつの技能のステップの意義を説明しましょう。それぞれのステップが重要なのはなぜだと思うかを聞いて，参加者にたくさん話してもらうと理解されやすいでしょう（p.245 の「トレーニングのコツ」参照）。視線を合わせ続けることと行動や感情を具体的に説明することの意義は，先のセッションでコミュニケーション技能を説明する時間に話し合っています。しっかりと穏やかに話す点は，この技能で新しく加わる要素で，メッセージを伝える時の調子が受け身すぎず，攻撃的すぎないことの大切さを強調します。モデリングする時に，どちらにしても好ましくない極端なやり方として，とても静かな声でのお願いとほとんど怒鳴り声でのお願いとを見せて，コミュニケーションの非言語的側面がどんな印象を与えたかを聞き手に尋ねるとよいでしょう（「いまの調子だと，私がお願いしたことが伝わったと感じましたか？」など）。その後で，穏やかでしっかりした調子のお願いのモデルを示し，その調子が聞き手に及ぼす影響を尋ねましょう。

　「不愉快な気持ちを伝える」技能は難しいので，参加者が試したがらな

296 第Ⅱ部 実践ガイド

い場合も珍しくありません。特にこの技能には，周りの人との対立に取り組まなければいけない苦しい課題が伴います。対立が感情的なものであれば，感情を相手に打ち明けたいとはなかなか思えず，相手が行動を変えてくれるはずがないとも考えやすくなります。そのため「不愉快な気持ちを伝える」技能の意義と，技能を身につけるメリットは，しっかり時間をかけて丁寧に話し合う価値があります。次のように説明を始めるとよいでしょう。

リーダー：不愉快な気持ちを感じた時に相手にそれを伝えるメリットには何があるでしょう？

参加者：気分が良くなります。

リーダー：そのとおり！ 話すことで胸の内をすっきりさせると心地良くなります。気持ちをため込んで爆発させたり，もっと悪い気分になったりしないで済みます。気持ちを伝えると，他にどんな良い点がありますか？

参加者：伝えなければ，相手はいつまでも分かりません。

リーダー：そうです！ 相手はあなたの気持ちを当てたり推測したりするかもしれませんが，推測が外れるかもしれません。あなたが伝えなければ，あなたを不愉快な気持ちにしたのを彼らがはっきりと知ることはできません。相手に行動を変えてもらいたいのであれば，彼らの行動をあなたが不快に感じることを伝えて，もっと好ましい行動を提案しなければいけません。

参加者：でも，気持ちを話すと，弱くなった感じがします。

リーダー：そう感じるかもしれません。でも，気持ちを伝えるとあなたは落ちつきますし，相手は自分の行動であなたがどんな気持ちになるかを推測しなくて済みます。つまり，気持ちを話すと弱くなるよりも実際には強くなると言えます。あなたは不愉快に感じた相手の行

動を変えるうえで，状況をもっとコントロールできるようになるの
ですから。

参加者：でも，行動を止めて欲しいと話しても止めてくれるとは限りません。

リーダー：そうですね。頼んでも変えてもらえるとは限りません。それでも，相手の行動が変わる可能性は大きくなります。「不愉快な気持ちを伝える」技能は，不愉快な気持ちを吐き出して気分良くなるにも，状況を変えようとするにも一番良い方法です。

感情について論争するのが難しい点も指摘しておくとよいでしょう。

「悲しい，怒りを感じる，などとあなたが言えば，相手はそれに対して『いいえ，あなたはそんな風には感じていない』とはなかなか反論できません。あなたの感情を知っているのはあなただけです。相手が何かをしたことについてあなたがどんな気持ちになったかを言うと，相手が反論しにくくなります」

セッション中の技能練習：「不愉快な気持ちを伝える」ロールプレイ

参加者に説明をして，今からロールプレイを行い，一方が「不愉快な気持ちを伝える」時に，相手は，セッション2で学んだ「相手の言うことに耳を傾ける」技能を練習することになると伝えましょう。そうすると，どちらの役の参加者にとってもコミュニケーション技能を練習する機会になります。ロールプレイの内容は参加者一人ひとりの具体的な目標に合わせます。例えば，ジュアンの短期目標の1つは同室者と管理人とのコミュニケーションをもっと良くすることで，その目標へのステップに，同室者と相談して静かにする時間を決めることと，同室者に対して苛立った時にそれを伝えられるようになることが含まれています（**図5.3**）。どちらのステッ

プも「不愉快な気持ちを伝える」技能を使って達成できます。初めに同室者が深夜に大きな音で音楽をかけるとイライラした感情になると伝え，次に不愉快にならない行動を伝えるとよいでしょう（「夜9時以降は音楽をかけないようにしてくれるとうれしい」など）。目標へのステップにまだ記入してはいませんが，ジュアンは当初の目標設定セッションの時に，ケア付きホームの管理人が，ジュアンの活動や交流について無遠慮にいろいろと聞いてくるとも話していました。ジュアンは，ロールプレイでこのコミュニケーション技能を使って，管理人と立ち入ってもかまわない具体的な境界線を決める相談の場面を練習してもよいでしょう。

このセッションのロールプレイの目標は：
- 基本的な非言語的コミュニケーション技能を練習する。
- 「不愉快な気持ちを伝える」技能の4ステップをすべて行う
- その人が何を**した**のかと替わりに何を**して欲しい**のか（どちらも相手の行動）を必ず言う。
- 「不快な感情の例」のリストを使って感情に呼び名をつける。

ロールプレイの前に思考を引き出す

　「不愉快な気持ちを伝える」技能は，練習するだけで強い感情（恐怖，怒り，苛立ちなど）が湧く場合もありますので，身につけるのが少し難しいかもしれません。この機会を利用してそうした感情を見つけ，それにつながっている元の思考を引き出しましょう。思考には，ロールプレイで練習する技能を実生活で使うとどの程度できると思っているか（「やってくれるはずがない」など），相手の反応をどう予想しているか（「怒って私を叩くだろう」など），不愉快な気持ちを伝えることをどう考えているか（「弱くて傷つきやすい人間に見える」など）も含まれます。そうした思考の確信度は技能を練習した後で弱くなることもありますので，思考を見直す取

り組みは，ロールプレイでの練習を終えてからにしましょう。

ロールプレイ，強化，コーチング

　ほとんどの参加者にとってこれが一番難しい技能に感じられますので，技能を身につけるまでにロールプレイを3回（もしかしたらそれ以上）練習しなければいけないでしょう。また，リーダーは恐らく「ツボを押さえて簡潔に」ロールプレイできるように「肩に触れる」コーチング法（p.243の「トレーニングのコツ」参照）を使ったり，苦労している参加者のためにホワイトボードに具体的な対話の台詞を書き出して，やり方を示さないといけないでしょう。参加者が優先的に練習すると決めた非言語的コミュニケーション技能にはもちろん注目しつつ，参加者の声の大きさや抑揚（「穏やかにしっかりと話す」）にも注意して，ロールプレイを1回行うたびに良かった点を伝え，さらに良くする点をフィードバックしましょう。参加者が自分の中の不愉快な感情に呼び名をつけられずに苦労していたら（「嫌だ」か「怒っている」かでしか表現しないようでしたら），「不快な感情の例」のリストから選択肢をたくさん伝えると，感情を見つけて呼び名をつける技能を高められるでしょう（下巻付録Cと認知技能ワークブック・セッション2を参照）。

ロールプレイの後で思考を引き出す

　正確ではない思考が技能を使うのを妨げているのであれば，「3C」や思考を見直すその他の技能を使って修正しましょう。例えば，参加者がケア付きホームの同居者の行動を変えたい（勝手に個人の部屋に入ってくるのを止めて欲しいなど）と感じている一方で，「自分の感情を伝えたら同居者が怒って喧嘩になる」とも考えているとしましょう。「3C」を使ってこの思考を見直すには，思考をホワイトボードに書き出し（「キャッチ」），思考に対して「有利な証拠」と「不利な証拠」をそれぞれの欄に記入して

調べ（「チェック」），思考のミス（予言する）を見つけます。「同居者があなたか他の誰かを叩いたことが以前にありましたか？」と聞きましょう。思考に対して不利（「不利な証拠」欄に記入が多いよう）であれば，証拠が思考を裏づけていない点をしっかり伝えて，思考を書き換えます（「チェンジ」：「同居者は怒るかもしれないけれどもおそらく喧嘩にはならないだろう。ひょっとしたら頼んだとおりにしてくれるかもしれない」）。参加者には，思考に対して有利かどうかをテストするために技能を実際に使ってみるように促しましょう。出された証拠から同居者が確かに攻撃的な反応をする恐れがありそう（「有利な証拠」欄に記入が多いよう）ならば，問題解決をして技能を試すのに安全な場所と時間（スタッフがいる状況など）を見つけるのを手伝うか，同居者ではなく居住施設のスタッフに対して技能を試すことを提案してもよいでしょう（「ジムが私の部屋に入ってくると，私は怖い気持ちになります。私の部屋には入らないようにジムに頼んでもらえませんか？」など）。対立が激しくなりそうな時は，そのようにして対処のための計画を立てると，技能を使いにくくしていることを取り除きやすくなります。

実地練習を決める：「不愉快な気持ちを伝える」

　ロールプレイの内容が先に説明した方法で参加者のリカバリー目標とつながっていれば，地域生活する実地練習は自然に決まるので，3回目のロールプレイが終わって参加者がまだロールプレイ用の椅子に座っているうち決めてもかまいません（「次のセッションまでの間でいつなら，行動を変えてくれるように＿＿＿＿＿さんに頼めますか？」など）。それから参加者には，席に戻って利用者ワークブックのセッション6にある実地練習用フォームの「状況」欄に技能を練習する場所と時間を記入し始めてもらい，どれほどうまくいきそうかの予想と優先的に取り組む非言語的コミュニケーション行動も記入してもらって，リーダーはその間に次の参加者の

ロールプレイ練習を始めてもよいでしょう（グループで取り組んでいるのでしたら）。セッションの終わりには，参加者の実地練習フォームを見返しながら，一人ひとりがそれぞれの実地練習をしっかり理解するのをさらに助けましょう。

セッションをまとめる

まとめの要点：

・誰かに何かを頼んでもそのとおりにしてくれるとは限りませんが，「不愉快な気持ちを伝える」技能を使うと，気に障ることを止めてもらえる可能性が一番高くなります。

参加者の意見を聞く

参加者に，技能について何を考えるか，技能が参加者自身の目標達成を助けると考えるかを尋ねましょう。心配の声があがるとしたら，恐らく技能を使うと対立を招くかひどくする，または相手が行動を変えてくれない，あるいはその両方の思考が関連しています。そうした心配は実際にあり得ることだとひとまず認めてから，技能を使っても相手が変わるとは限らないけれど，使う方が相手の行動を変えてもらえる可能性が一番高いこと，参加者自身が不愉快な気持ちを伝えると気分が楽になることが，研究から示されている点をもう一度伝えましょう。意見を言ってもらった感じから，参加者によっては技能がまだしっかり理解されていないようであれば，その参加者たちについては，次のモジュールのセッション1（導入と目標設定）の初めで実地練習を見返す時に，追加で技能を練習する計画を立てましょう。

302　第Ⅱ部　実践ガイド

トレーニングのコツ

SSTモジュールの押さえどころ

・セッションの初めに，参加者向けワークブックからその日に取り組む技能に関連
　するページを配ってもかまいませんし，SSTモジュールの参加者向けワークブッ
　ク全体をまとめて渡してもよいでしょう。
・4つの基礎的なコミュニケーション技能のそれぞれの技能ステップを小型カードに
　記入してラミネート加工したものを渡しましょう。
・それぞれのコミュニケーション技能のステップを教えて書き出すのにホワイト
　ボードやメモ帳を使ってもかまいませんし，ステップをポスターで見せてもかまいま
　せん。
・それぞれのコミュニケーション技能を参加者のリカバリー目標とつなげて，目標
　達成と関連する内容のロールプレイを選ぶように導きましょう。
・地域生活の場で実際に技能を使ってみるように促して，実地練習を参加者が実行
　してきた時には特にたくさん褒めましょう。
・ロールプレイで練習中に見つかった敗北主義的信念は，3C，思考のミス，行動実
　験を使って見直しましょう。
・それぞれのセッションの終わりに，コミュニケーション技能について参加者から
　意見を言ってもらいましょう。
　──良かった点は？　良くなかった点は？
　──一番難しかった部分はどこか？
　──役に立ったか？

第8章

問題解決技能モジュール

モジュールのねらい

1. 構造化された，5ステップからなる問題解決の方策（SCALE[*1]）を教えます。
2. 問題解決技能を参加者のリカバリー目標とつなげて理解できるようにします。
3. SCALEを実際に使って日常生活の問題を解決して目標を達成する練習をします。

モジュールの紹介

　問題解決技能モジュールでは，標準的な問題解決技能トレーニングに沿って，あらかじめ設計して構造化された5つのステップ（SCALE）を使って日常生活の問題を解決する方法を教えます。「目標達成のため，問題の"山を一歩ずつ登って極めよう（SCALE）"」のフレーズで考えましょう。

[*1]　訳注：第1章の訳注13（p.22）を参照。

304　第Ⅱ部　実践ガイド

SCALE のステップは次のとおりです。

　　（S：**S**pecify）さあ，問題は何か——具体的に取り組める問題に言い換
　　える
　　（C：**C**onsider）考えよう，解決策を——すべて考え出す
　　（A：**A**ssess）アセスメント—— 一番よさそうな解決策を判断する
　　（L：**L**ay out a plan）立案しよう，実行計画——計画を立てる
　　（E：**E**xecute and **E**valuate）いざ，実行して評価——計画を実行して
　　結果を評価する

　SCALE では日常生活，教育，就労，対人交流にかかわる参加者の個人
的目標を達成していく時に妨げになる問題がターゲットになります。また，
問題解決技能モジュールでは，技能を使うのを妨げるかもしれない思考を
見直すことも重要な要素です。CBSST のほかのモジュールと同じで，問
題解決技能モジュールでも，問題を解決するプロセスにかかわる思考を引
き出して話し合います。問題を解決するための計画を実行すると，大概地
域社会で新しい行動を実行することや目標に向けてステップを踏んでゆく
ことになるので，そうした活動を「行動実験」にして，自己効力感*2 が
低いという思い込みや失敗の予想を見直すことができます。行動実験をす
る時は，解決策の計画を試す前に，計画がうまくいくかどうかについてど
んな期待を抱いているかがわかる思考を引き出しておきます。また計画を
実行した後で，どれほどどうまくいったかの証拠を観察して，敗北主義的信
念が正確だったかどうかを調べます。計画を実行することを通して，重要
な問題を自分で思っている以上に上手に解決して目標達成できると参加者
が気づくのを助け，自己効力感を高めて自信を持てるようにします。最後

＊2　訳注：第7章の訳注1（p.231）を参照。

第 8 章　問題解決技能モジュール　　305

表8.1　問題解決技能モジュールのねらいと関連セッションの内容

問題解決技能モジュールのねらい	関連セッションの内容
基礎的問題解決技能を改善する	問題解決技能を頭字語SCALEを使って教える—— **S**pecify　さあ，問題は何か（具体的に取り組める問題に言い換える） **C**onsider　考えよう，解決策を（解決策をすべて考え出す） **A**ssess　アセスメント（一番よさそうな解決策を判断する） **L**ay out a plan　立案しよう，実行計画（計画を立てる） **E**xecute & Evaluate　いざ，実行して評価（計画を実行して結果を評価する）
参加者が実生活の問題を解決するための計画を立てられるように助ける	SCALEを使ってリカバリー目標に取り組む練習をし，例えば住まいの環境，人間関係の対立，お金，公共交通機関の利用，就職，就学などにかかわる問題を解決する計画を考える。
うまく問題解決できると思える自己効力感と自信を高める	敗北主義的信念を見直すために，計画を実行する前に，それがうまくいくか・いかないかについての予想を評点で出してもらい，実行した後にどれほどうまくいったかの証拠を振り返る。
陰性症状を軽くして抑うつを和らげる	楽しい活動を計画して予定を立てる。行動活性化を使う。

に，問題解決技能モジュールでは，問題解決技能を使って立てた計画を実行に移す時に地域社会で新しい行動をする機会がたくさん生まれます。そうした「行動活性化」を通じて，陰性症状が軽くなり，抑うつが和らぎます。問題解決技能モジュールについて特に言えるのは，活動量が明らかに増えることです。モジュールのねらいとそれぞれのセッションの具体的内容との関連を**表 8.1** に示します。

問題解決技能トレーニングの中で思考を見直す

　CBSST のねらいは，新しい技能をトレーニングすると同時に，役に立

306　第Ⅱ部　実践ガイド

たない思考で生活の中で技能を使って目標に向けて行動するのを妨げているかもしれないものを見直していくことです。このモジュールでは問題解決技能に注目しますが，思考とそれが行動の実行に及ぼす影響についても，問題解決プロセス全体を通じて評価を続けていくのが重要です。長く悩んできた問題への解決策を見つけて試していこうとする時に思考が妨げになると，別な新しい解決策が見えなかったり，新しい行動に踏み出せなかったりするかもしれません。計画を立てても実行しようとしない参加者の場合は，敗北主義的信念のように，新しい何かを試したり，以前にうまくできなかった課題をもう一度試したりするのを妨げる思考や予期が大概あります。問題解決技能トレーニングでは，敗北主義的予期を見直す治療・支援法についてもモジュールの各セッションで何回か説明します。

行動活性化

　このモジュールでは，行動活性化が大きな役割を果たします。行動することで参加者の気分と陰性症状に影響を及ぼして，状況を変えていきます。各セッションの終わりに決める実地練習では大抵，問題を解決するために，何かしら前向きな活動をします。前向きに行動する経験からは，肯定的な感情が増えて，非機能的信念を正確ではないと示して見直す証拠が得られます。前向きな活動のそうした効果をさらに高めるには，参加者に「活動記録表の作成」をして一日の活動をすべて記録してもらいましょう。また「活動予定作り」として，うれしい気持ちになりそうな活動を1つ見つけて，その活動を問題（抑うつや退屈や余暇活動不足の問題など）への解決策として一日のどこかに取り入れる計画を立ててもらいましょう。活動計画を上手に立てるには，まず選択肢をたくさん考え出して，その中からやりとげられそうと思える選択肢を一緒に見つけ，その活動を妨げるかもしれない問題を解決します。さらに，活動の前後に参加者の気分をそれぞれしっ

かり観察すると，その活動をする利点に参加者自身が気づきやすくなります。すっかり定着した日頃の活動パターンを変えていこうとするときには，妨げになる認知（「でももう何年もこの方法でしてきました」など）に注意を向けて，その人の力の限界も考え合せながら計画を立てると，ほとんどの参加者がいくらか習慣を変えられます。

活動予定作りの変型版として，活動した時の気分の変化を観察するほかに，活動する前に「楽しさ」を予想する方法があります。これは，参加者が活動を楽しめないだろうと予想している時に使うとよいでしょう。統合失調症のある参加者は，未来の活動をそれほど楽しめないと予想しがちです。実際に活動してみると思っていたよりも楽しいと感じるのが一般的です。活動の前後に気分を評価してもらうだけでなく，活動をどれだけ楽しめそうかを予想してもらいましょう。予想した楽しさと実際に経験した楽しさとを比べると，「どうせ楽しめない」などの信念を見直しやすくなって，活動のメリットを低く見積もりがちな傾向があることもわかりやすくなります。その様子をセッション中に示して見せるには，下巻付録Bに紹介した「面白いビデオ観賞活動」を使って楽しさを予想してみるのがお勧めです。この活動では面白いビデオを観る前にどれくらい面白いと予想するかを評価し，観終わってからもどれくらい面白かったかを評価します。この活動のバリエーションとして，アニメ「ロードランナー」でワイル・E・コヨーテがどんなに知恵を絞っても必ず失敗する解決策を観て，解決策を考えても必ずしも期待したとおりの結果にならないことを話し合うのも楽しいでしょう。

ほかのモジュールの内容も取り込む

認知技能の「3C」や社会的コミュニケーション技能を先のセッションで既にトレーニングしているなら，そうした技能もこのモジュールで

SCALE を使うプロセスに組み込めます。例えば，SCALE のエクササイズをしている時に「これをする時に同僚は手伝ってくれないに決まってる」「クラブハウスへ行けばみんなに笑われるから行けない」などの非機能的思考が浮かんだら，思考をホワイトボードに書き出し，「3C」を使って見直してみるように伝えて，思考のミス（「ほかの人の心を読む」「予言する」）を見つけましょう。同じようにして，社会生活技能に関連する問題として「同室者が汚れた食器を洗わない」「診療所まで誰かに送ってもらわなければならない」などがあるのなら，「不愉快な気持ちを伝える技能を使う」「頼み事をする技能を使う」の活動を，考えられる解決策のリストか，計画の立案の一部か，またはその両方に記入しましょう。セッション中にロールプレイを練習しても役立つでしょう。

　グループの中に，CBT モジュールや SST モジュールのトレーニングを既に受けた参加者と受けていない参加者（問題解決技能モジュールの頭からグループに参加し始めた人たち）が混じっているかもしれません。ほかのモジュールを完了して経験を積んだ参加者には，新しい参加者に認知技能や社会生活技能を簡単に教えるのを手伝ってもらいましょう（例えば包括的認知モデルの三角形（generic cognitive model triangle），「3C」，ロールプレイのステップをざっと振り返るなど）。そのようにすると，経験を積んだ参加者は，ほかの人に説明できるほど十分に新しい技能が身についたのがわかって自信につながります。彼らの説明をその場で褒めて，その自信をさらに強化しましょう。認知技能や社会生活技能に関連する考え方を新しい参加者に説明する時には，リーダーも，経験を積んだ参加者も，CBSST の紹介セッション（各モジュールのセッション 1）の内容やほかのモジュールのセッション 2 以降の配付物を使ってもかまいません。

解決を目指す問題を選ぶ

　生活機能面の長期目標と関係する問題を選べれば理想的です。参加者と協力して，問題の中でもその人の一番大切な長期的なリカバリー目標と関係があり，リカバリー目標を達成するために解決しなければいけないものを見つけるのを手伝いましょう。リカバリー目標と関係する問題を見つけるには，「7-7-7（スリーセブン）でゴールイン！」ワークシート（第5章参照）に記入した目標へのステップを見返すのがお勧めです。ワークシートに記入した目標へのステップは，リカバリー目標を達成するために解決しなければいけない問題に言い換えられます。例えば，キャロル（**図5.4**）の「7-7-7でゴールイン！」ワークシートには，公共の交通機関を利用できるようになるために「リーダーのオフィスまでのバス路線を調べる」というステップが記入されていて，これは，「1234ブロードウェイにあるリーダーのオフィスまでのバス路線を調べるにはどうしたらよいだろう？」という具体的に取り組む問題に言い換えられます。また，仕事に就く準備をするために「動物シェルターの候補を見つける」というステップも，「ボランティアができる動物シェルターを見つけるには何をしたらよいだろう？」と表現できます。実地練習を振り返る時間に見つけた妨げ（「計画を実行しようとしたけれどもモールまでの行き方がわからなかった」など）や目標設定作業中に見つけた妨げ（「習い事をしたくても受講料を払うだけのお金がない」など）も，リカバリー目標を達成するために解決しなければいけない具体的な問題にしやすいでしょう。協力してアジェンダ（テーマ）を設定する時に参加者が話した心配事（「最近，母親に対してとてもイライラする」など）も，解決しなければいけない問題に言い換えられます（「学校のことをしつこく聞くのを母親にやめてもらうにはどうしたらよいだろう？」など）。問題を上手に選んで参加者の今の生活とよく結びつく大きな悩みごとに取り組めると，とても効果的で，SCALEの技能を

310 第Ⅱ部 実践ガイド

使える状況を参加者が日常生活の中でも見分けやすくなります。病気にか
かわる問題に取り組むのもよいでしょう。例えば，症状に対処する（「声
が聴こえていてもクラスに集中し続けるにはどうしたらよいだろう？」な
ど），ストレス（「周りに人がいる時にもリラックスするには何をしたらよ
いだろう？」など），服薬アドヒアランス（「朝の薬を飲み忘れないために
はどうしたらよいだろう？」など）があるかもしれません。ただ，病気に
かかわる問題はCBSSTでは普通は二次的なターゲットとみなされていま
す。取り組むのは，そうした症状などがリカバリー目標を達成するために
乗り越えなければいけない妨げになっている場合です。第Ⅲ部の「参加者
向けワークブック——問題解決技能モジュール」のセッション6に解決す
る問題の例を載せましたので，参加者がブレーンストーミング*3する時
の参考にしていただくとよいと思いますが，参加者個人に関連する問題を
見つけられるのでしたら使わなくてもかまいません。

セッションの流れとSCALEワークシート

　問題解決技能モジュールの各セッションでは，まずリーダーは参加者一
人ひとりが自分の長期的なリカバリー目標と関係する問題を選んでそれぞ
れのSCALEワークシート（第Ⅲ部参照）に記入するのを助け，次に全員
で一緒にSCALEステップに取り組みます（以下のセッション計画で説明
します）。セッションが終わってからは，参加者は，実地練習として引き
続き自分の問題でSCALEステップに取り組み，ワークシートの残りを記
入し終えます。50分の個別のセッションでは，全員でSCALEステップ
に取り組む時間に，初めの4ステップ「（S）さあ，問題は何か，（C）考
えよう，解決策を，（A）アセスメント，（L）立案しよう，実行計画」ま

---

*3　訳注：第1章の訳注12（p.22）を参照。

でを実施する十分な時間が通常はあります。セッションの終わりには解決策の計画ができていますので，それを実行する「(E) いざ，実行して評価」のステップが実地練習になります。グループでの 60 分のセッションなら，1 セッションあたり，SCALE ステップに取り組む初めの 4 ステップを 2 回仕上げるくらいの時間がありますので，セッション中に 2 人の参加者の問題に全員で一緒に取り組めます。題材の問題を提供してセッション中に取り組んだ二人の実地練習は，全員で考えた解決策の計画を次のセッションまでに「(E) いざ，実行して評価」してくることになります。それ以外の参加者の実地練習は，セッションの初めに自分の問題を記入したSCALE ワークシートをできるところまでさらに記入し，最低でも最初のステップについて，長期的なリカバリー目標と関係する問題を「(S) さあ，問題は何か」と具体的に取り組める問題に言い換えてくることです。次のセッションでは，実地練習として計画を実行してきた 2 人の参加者は，結果をどう評価したかを話し合います。それから，実地練習として SCALE ワークシートをできるところまで記入してきたほかの参加者から問題を 2 つ選び，今回はそれを題材にして，セッション中に前回と同じようにして全員で SCALE の初めの 4 ステップに取り組んで技能を練習します。セッションの終わりには，この 2 人の実地練習がセッション中にみんなで立案した解決策の計画を「(E) いざ，実行して評価」することになり，ほかの参加者たちはできるところまでさらに自分の問題に取り組んで SCALE ワークシートを記入してきます。そのようにして，実地練習はどのセッションでも，全員で考えた解決策を実行して評価してくることか，引き続きSCALE ステップに取り組んで自分の問題を解決しながら SCALE ワークシートを記入してくることかのどちらかになります。

　例えば，第 5 章で紹介したジュアンとキャロルがグループでのセッションに参加していて，自分の問題をセッション中に全員で取り組む題材にそれぞれ提供したとします。グループ全員で一緒に SCALE ステップに取り

組みながら，ジュアンなら，お金を管理できるようになる目標とつながっている問題について，「（S）さあ，問題は何か」として，「普通預金口座を開ける銀行をどうしたら見つけられるだろうか？」と具体的に取り組める問題に言い換えられます。キャロルなら，仕事に就く準備をする短期目標と関係する問題について，「（S）さあ，問題は何か」として，「ボランティアができる動物シェルターはどうしたら見つけられるだろうか？」と具体的にできます。「（C）考えよう，解決策を」で考えられる解決策をすべて考え出してから一番良さそうな解決策を「（A）アセスメント」してみると（このプロセスは以下のセッション計画で説明します），ジュアンが「（L）立案しよう，実行計画」する解決策の計画は「近所を歩いて銀行がないかを探す」になるかもしれません。キャロルなら，「図書館へ行って，インターネットで動物シェルターを探す」になるかもしれません。そうした計画を「（E）いざ，実行して評価」することが題材の問題を提供したジュアンとキャロルの実地練習になります。グループのほかの参加者は，それぞれ自分のリカバリー目標と関係する問題について SCALE ワークシートをできるだけ記入し，少なくとも問題について「（S）さあ，問題は何か」と具体的にしてくる（SCALE の最初のステップを完了する）ことが実地練習になります。次のセッションでは，例えば，参加者の 1 人が問題について，「（S）さあ，問題は何か」として，「誰かと会話を始める練習ができるのはどこだろう？」と言い換えてくるかもしれません。その問題をその日のセッションの題材として取り上げ，グループ全員で取り組みながらセッション中に SCALE の初めの 4 ステップを完了し，「クラブハウスへ行く」という計画が出来上がったとします。それを「（E）いざ，実行して評価」することがその参加者の実地練習になります。SCALE のステップに沿って取り組むこのプロセスは，以下のセッション計画で詳しく解説します。

第8章　問題解決技能モジュール　313

セッション1：CBSSTの紹介と目標設定

　セッション1(セッション計画とアジェンダについては第5章参照)では，新しい参加者がグループに加わるかもしれません。CBSSTプログラムを説明し，新しい参加者も以前から参加している参加者も長期目標と短期目標を決めて，目標へのステップを目標設定ワークシートに書き加えます。以前からグループに参加している参加者が「実地練習を振り返る」のは，通常はSSTモジュールのセッション6の実地練習（「不愉快な気持ちを伝える」)です。この実地練習を振り返るのは，以前から参加する参加者にとっては，このコミュニケーション技能を引き続き改善する機会になります(追加でロールプレイを練習するなどしてもよいでしょう）。また新しい参加者には，CBSSTでは新しい技能を学んで練習していくこと，また「実地練習」もとても大切だということを説明する機会にもなります（第5章参照)。

　問題解決技能モジュールのセッション1でCBSSTを新しい参加者に説明する時は，解決しようとする問題がその人のリカバリー目標へのステップとつながっていることがとても大切な点（セッション2で説明する理由を参照）と，問題解決に向けて行動するのを思考が妨げかねない点（「『この解決策は絶対にうまくいかない』と考えていると解決策を試そうと実際に行動する見込みにいくらかでも影響すると思いますか？」など）に注目して，理解されるように説明しましょう。問題を解決しようとする行動に思考がどんな影響を及ぼすかは，セッション1でCBSSTのあらましを説明する一部として触れておきます。セッション1のこの部分では，問題解決技能を受けるのが2回目となるなどで経験を積んだ参加者に声をかけて，問題を解決する時に構造化された簡単なステップを踏むメリットと，思考が行動計画に影響を及ぼすこととを説明してもらうことから始めると役に立ちます（問題を先のセッションの中でSCALEを使って解決したこ

314　第Ⅱ部　実践ガイド

とや，予想が実際の結果とどれほど違うことがあるかなど，生活の中での具体的な例を話してもらう，など）。

　CBSST を紹介したら，以下はセッション時間の大部分を使って目標を設定して，「7-7-7 でゴールイン！」ワークシートに書き加えていきます。新しい参加者にとっては，それに向けて頑張りたいと感じる長期目標を決めて，そのための短期目標を少なくとも 1 つ，さらに目標へのステップを少なくともいくつか考え出すことから始まります（第 5 章参照）。以前から参加している参加者は，新しい短期目標か，目標へのステップか，またはその両方について長期目標の達成を助けるものをさらに練って「7-7-7 でゴールイン！」ワークシートに追加しましょう。ほかの 2 つのモジュールと比べて，問題解決技能モジュールでは，セッションの内容を導き出すのに「目標へのステップ」を使うことが多くなります。「目標へのステップ」そのものが，解決しなければいけない問題である場合が多いからです。このモジュールのセッション 1 で「7-7-7 でゴールイン！」ワークシートに目標へのステップを追加する時は，なるべく，SCALE を使って解決できそうな具体的に取り組める問題の形に表現しましょう。例えばジュアンが SCALE を使って達成できそうな目標へのステップには，普通預金口座を開く（「銀行で普通預金口座を開くにはどうしたらよいだろう？」），郵便為替のつくりかたを覚える（「どうしたら郵便為替を手に入れられるだろう？」），代理受取人制度の対象から外れるにはどうしたらよいかを見つける（「代理受取人制度の対象から外してもらうための書類手続きは何があるだろう？」）などがあります。

　この章で以下に説明する問題解決技能に特化した各セッション（セッション 2 ～ 6）では，リーダーが毎回冒頭でセッションのアジェンダをホワイトボードかメモ用紙に書き出してからほかにもアジェンダに加えたい項目がないかを参加者に尋ねることから始まります。その簡潔なアジェンダは参加者向けワークブックにもセッションごとに「テーマ」として記載

されています。ただ，セッションの実際の進行は，このリーダー用ガイド
の以下でそれぞれのセッションの初めに記載するより詳細な「リーダーの
セッション計画」に沿って進めましょう。

セッション 2：SCALE の説明

リーダーのセッション計画

- ・参加者と協力してアジェンダを設定する
- ・実地練習を振り返る：目標設定
- ・問題解決技能を説明する
  - ――なぜ技能を使うとよいか
  - ――参加者の心配事を聞き出して取り組む
- ・セッション中の技能練習：SCALEのステップ
  - ――SCALEのステップを説明する
  - ――SCALEのはじめの4ステップに取り組む
  - ――計画に関連した思考を引き出す
- ・実地練習を決める：SCALEワークシート
- ・セッションをまとめる
- ・参加者の意見を聞こう

セッションを行う

参加者と協力してアジェンダ（テーマ）を設定する
- ・実地練習を振り返る：目標設定
- ・問題解決技能を学ぶ：SCALE
- ・セッションでの技能練習：SCALEワークシート

316 第Ⅱ部 実践ガイド

・計画についてどんな思考があるかチェックする
・実地練習を決める：SCALEワークシート
・テーマにつけ加えたい項目は？
（下巻p.68参照）

実地練習を振り返る：目標設定

「7-7-7でゴールイン！」ワークシートを振り返り，参加者が目標への
ステップを追加していたら必ず褒めましょう。セッション２で実地練習を
振り返るこの時間にも，モジュールの中で解決していく問題として使えそ
うな項目を目標へのステップに追加できます。またこの追加の目標設定時
間には，CBSST プログラムに参加したばかりの参加者がまだ苦労してい
るようなら，その人にとって意味のある長期的なリカバリー目標を決める
のを助けましょう（目標設定で参加者を助ける方法は第５章で説明したコ
ツを参照）。

問題解決技能を説明する
なぜ技能を使うとよいか

問題解決技能の大切さを話し合い，技能を身につけると長期目標を達成
しやすくなる点を説明しましょう。参加者が実際に話す具体的な目標の一
つひとつを問題解決技能とつなげてしっかり理解できるように説明します
（p.317 の「トレーニングのコツ」参照）。参加者に聞いて，これまでに問
題を解決しようとしてうまくいかなかった経験とうまくいった経験とを少
し話してもらいましょう。この時できれば，問題解決技能がもっと高けれ
ば，悪い状況をもっとよくできたかもしれないことを指摘しましょう。目
標と技能のつながりが理解しやすくなってよいでしょう。参加者が既に身
につけている技能は，その人自身が気づくように強調して伝えましょう。
参加者にはおそらく解決したいと思う問題があり，達成したいと思う目標

第 8 章　問題解決技能モジュール　317

があるからこそ CBSST に参加しているので，目標を達成するために問題を解決する技能を身につける機会は，参加者にとってわかりやすくてうれしく感じるはずです。

トレーニングのコツ

その人のリカバリー目標と関係する問題を解決しよう

　CBSST の紹介と目標設定のセッションで「7-7-7 でゴールイン！」ワークシートに記入した「目標へのステップ」は，解決しなければいけない具体的な問題に言い換えられます。協力してアジェンダを設定する間や実地練習を振り返る時間に参加者が話す心配事などからも，リカバリー目標と関係する，解決するべき問題を引き出せます。

参加者の心配事を聞き出して取り組む

　中には，長く続いている問題に解決策がないと信じ込んで，問題解決技能トレーニングへの心配を口にする参加者もいるかもしれません。そうした心配は，すべて聞き出して取り組まなければいけません。それを引き出せる話し合いは，次のように質問して始められます。

　「ずっと悩み続けてきた問題を変えられると思いますか？」
　「問題を解決できたのと，状況をよくするのをあきらめたのとでは，どちらがうれしいですか？」
　「ものごとを変えるのはどれくらい簡単だと思いますか？　どんなことで変化が簡単になったり，難しくなったりしますか。」
　「あなたが問題を解決しようとした時に何が起きましたか？　解決しようと努力した中で何を学びましたか？」

　思考のミスの「全か無か思考」（例えば「何をしてもだめだ」「問題を何

318　第Ⅱ部　実践ガイド

表8.2　SCALEステップ

目標達成のため，問題の"山を一歩ずつ登って極めよう"（SCALE the mountain）

（**S：Specify**）さあ，問題は何か——具体的に取り組める問題に言い換える
（**C：Consider**）考えよう，解決策を——すべて考え出す
（**A：Assess**）アセスメント——　一番よさそうな解決策を判断する
（**L：Lay out a plan**）立案しよう，実行計画——計画を立てる
（**E：Execute and Evaluate**）いざ，実行して評価——計画を実行して結果を評価する

一つ解決できない」）や「予言する」（例えば「前にも試した。うまくいく
はずがない」）などがないかに注意しながら参加者の発言を聞いていましょ
う。そうした思考を見つけたら，参加者が CBT モジュールを終えている
のでしたら「3C」を使って見直します。新しい問題解決技能を身につけ
ると，過去の失敗にかかわらず，将来はうまくできるようになる点を強調
しましょう。

セッション中の技能練習：SCALEステップ
SCALEステップを説明する

　「目標達成のため，問題の"山を一歩ずつ登って極めよう（SCALE)"」
と伝えましょう。SCALE は英語からくる頭字語で，一文字ずつが問題解
決技能アプローチの5つのステップをそれぞれ表します。問題解決技能の
ステップは次のとおりです（**表 8.2** 参照）。

1. （S：Specify）さあ，問題は何か——具体的に取り組める問題に言い
   換える
2. （C：Consider）考えよう，解決策を——すべて考え出す
3. （A：Assess）アセスメント——　一番よさそうな解決策を判断する
4. （L：Lay out a plan）立案しよう，実行計画——計画を立てる

5. （E：Execute and Evaluate）いざ，実行して評価──計画を実行して結果を評価する。

　SCALEの頭字語を使うと，記憶に残りやすく，参加者が5つのステップを覚えやすくなります。問題解決技能の参加者向けワークブックのセッション2にSCALEの説明があり，交通手段を見つける問題を解決するために記入したSCALEワークシートの記入例もあります。SCALEは問題解決過程をこうした簡単なステップに分けるので，練習すると，問題解決が簡単に感じられて上手にできるようになります。

SCALEの初めの4ステップに取り組む

　セッションで題材にして全員で解決していく問題をまず選び，SCALEステップを教えるために，初めの4ステップ「（S）さあ，問題は何か，（C）考えよう，解決策を，（A）アセスメント，（L）立案しよう，実行計画」に全員で取り組み，参加者向けワークブックのセッション2にあるSCALEワークシートに記入していきます。リーダーはホワイトボードに書き出し，参加者は全員がそれぞれワークブックのSCALEワークシートに記入します。グループの参加者に似たような目標（例えば，友人をつくる，パートナーを見つける）を設定している人が何人かいるなら，できるだけたくさんの参加者の目標と関係する問題（「新たな出会いのためにはどこへ行けばよいだろう？」など）を題材に選びましょう。参加者の目標がそれぞれに違っていて重ならないなら，問題を提供してくれる希望者を募るか，参加者の誰かの問題を選ぶかして，SCALEステップを教える時の例に使わせてもらいましょう。このセッションでは，みんなで取り組んでいる問題が参加者自身の目標に直接関係がなくても，SCALEワークシートの記入の仕方を学ぶために全員が自分の参加者向けワークブックに同じ内容を記入します。もっと後のセッションでは，それぞれが自分の目

標と関係する問題についてだけを SCALE ワークシートに記入するように
なります。セッション 2 で取り組むこのエクササイズのねらいは，SCALE
のステップと SCALE ワークシートの記入の仕方を教えることです。

　セッションの中で SCALE ステップに取り組んでいる時には，みんなで
考えた解決策の計画を「(E) いざ，実行して評価」してくることが，題
材の問題を提供してくれた参加者の実地練習となる点を覚えておくのが大
切です。つまり，「(S) さあ，問題は何か」と具体的に取り組める問題に
言い換える時に，その参加者の力と限界を考え合せて，その人が実際に取
り組めて次のセッションまでの 1 週間に無理なく実行できる計画をつくれ
るような内容にしなければいけません。例えば，問題を「いろんな人に出
会うにはどこへ行ったらよいだろう？」と具体的に言い換えて，「クラブ
ハウスへ行く」と計画を立てたのでしたら，リーダーは，次のセッション
までにクラブハウスへ行く計画を問題なく実行できる交通手段や方法がそ
の参加者にある点を確認しなければいけません。もし交通手段がないのな
ら，問題をさらに言い換えて，交通面の妨げに取り組む形で具体的になる
ように表現して（「いろんな人に会える場所へはどのようにして行けるだ
ろう？」「バスに乗るにはどうするか？」など），次のセッションまでに交
通手段を見つけてくる計画を立てましょう。

　問題を具体的に言い換えたら，参加者には解決策の候補を少なくとも 6
つ考え出して SCALE ワークシートに書き込むように伝えて，リーダーも
それをホワイトボードに書き出します。参加者が解決策を考え出すのを手
伝ってもかまいません。「(C) 考えよう，解決策を」のブレーンストーミ
ングのステップでは考え出した解決策を判断したり評価したりしないよう
に伝えましょう。解決策がうまくいきそうもないとか，以前に試したけど
うまくいかなかったなどと誰かがコメントしたら，「どんどん考え出すだ
けで，評価しません！」と伝えます。それぞれの解決策の長所と短所を評
価するのは次のステップになります。「(C) 考えよう，解決策を」のステッ

プで評価をしないことを楽しく教えるには，下巻付録Bの「評価したら
ブザー」ゲームをするとよいでしょう。

　「(A) アセスメント」のステップでは，みんなで注目している題材の
問題を提供した参加者（または参加者たち）が，一番よいと感じる解決策
を2つ選びます。次に2つの解決策の長所と短所を全員で考えます。解決
策を2つしか選ばないのは，セッション中に6つすべての長所と短所を調
べる時間がないためと，おそらく参加者は試す見込みが高い解決策を選ぶ
だろうからです。みんなで長所と短所を調べたら，そのアセスメント結果
に基づいて，どちらか一番よいと考える方を，解決策を実際に試すことに
なる参加者が選びます。それから全員でその解決策を実行するための一歩
一歩を細かく考えた計画について「(L) 立案しよう，実行計画」とし，
この計画がその参加者の実地練習に決まります。

　セッション3～6はSCALEのそれぞれのステップを踏んでいくための
より詳しいガイドとなっていて，セッションごとにSCALEステップの1
つに注目してさらにトレーニングしていきます。このセッション2では
SCALEステップを初めて説明するので，時間が十分取れる見込みが少な
く，セッション中にSCALEの初めの4ステップをすべて実行できる問題
は一人分になるでしょう。このセッションのねらいは，それぞれのステッ
プの詳しいトレーニングでも，グループの参加者全員の問題を解決するこ
とでもありません。ねらいは，SCALEのステップを説明して，その時に
少なくとも1人の参加者に実際にかかわる例を題材にすることです。

計画に関連した思考を引き出す

　CBSSTプログラムでは技能トレーニングの練習に認知行動療法（CBT）
的支援が取り入れられていて，問題解決技能トレーニングにもそうした要
素があります。問題解決の場合，解決策として立てた計画がうまくいくか
どうかについての期待が，計画を実行してみる見込みに影響を及ぼすかも

322 第Ⅱ部 実践ガイド

しれません。うまくいかないと予想する参加者よりも，うまくいくと期待
する参加者のほうが計画を実行してみようと努力する可能性が高いでしょ
う。計画を実行するのを妨げかねない思考は，次のようにして引き出せる
でしょう（p.332「トレーニングのコツ」も参照）。

　「『（L）立案しよう，実行計画』のステップで計画を立てたら，計画
についてどんな思考があるかを点検します。SCALE ワークシートに両
矢印線がありますので，計画がどれくらいうまくいくと考えるかの位置
に印をつけます。計画がうまくいかないと考えていると，試さないかも
しれません。計画がうまくいくかどうかを本当に知るには，『（E）いざ，
実行して評価』のステップで実行してみてうまくいったかどうかを評価
するしかありません。SCALE を上手に使うには，計画を立てるたびに
思考を点検して，役に立たない思考が計画を試すのを妨げないようにし
ましょう。みんなで立てた計画について，どう思いますか？」

実地練習を決める：SCALEワークシート

　今回題材を提供してこのセッションで具体的な問題を出した参加者（参
加者たち）は，実地練習として，全員で考えた解決策の計画を実行して評
価してきます。この参加者は，SCALE ワークシートの初めの４ステップ
をセッション中に記入し終わっていますので，実地練習で計画を実行して
みて，ワークシートの「（E）いざ，実行して評価」に関連する欄を記入
してきます。それ以外の参加者たちは，SCALE ワークシートをできると
ころまで記入し，最低でも最初のステップを行い，問題を「（S）さあ，
問題は何か」と具体的に取り組める問題に言い換えてきます。中には
SCALE の５つのステップを全部自分でやってくる参加者もいるかもしれ
ませんが，それはだいぶ練習を積んだセッション５や６になる頃にはよく
あることでも，このセッションではそこまで求めません。実地練習として

第 8 章　問題解決技能モジュール　323

必ず実行してこなければいけないのは最初のステップの「(S) さあ，問題は何か」だけにしましょう。そうしておくと，このステップは達成しやすいので，失敗の経験よりもうまくできた経験を増やせます。期待される以上にやりたいと思う参加者はもちろん初めのステップだけでなくもっと先を実行してきてもよく，それも自己効力感を高めて自信につながるでしょう。参加者に，「7-7-7でゴールイン！」ワークシートに記入した「目標へのステップ」を解決するべき問題に言い換えられる点をもう一度伝えましょう（自立して生活する目標へのステップに「繁華街で借りられるアパートを探す」と記入してあるのでしたら，「どうしたら繁華街で借りられるアパートを見つけられるだろう？」と言い換えて具体的な問題にできます）。

セッションをまとめる

まとめの要点：

・SCALEステップは，

（**S**）さあ，問題は何か——具体的に取り組める問題に言い換える

（**C**）考えよう，解決策を——すべて考え出す

（**A**）アセスメント——　一番よさそうな解決策を判断する

（**L**）立案しよう，実行計画——計画を立てる

（**E**）いざ，実行して評価——計画を実行して結果を評価する

・SCALEの5つのステップを使うと，問題を解決しやすくなり，目標達成に向けてステップを踏みやすくなります。

参加者の意見を聞こう

このセッションには新しい内容がかなり含まれますので，SCALE の 5 つのステップをとても全部はできそうもないと話す参加者がいるかもしれません。セッションの作業量は多く，参加者が SCALE ワークシートを記

324　第Ⅱ部　実践ガイド

入するのに時間がかかってスピードが落ちる時もあるかもしれません。そうしたことは誰にでもあるものとして話し、「今日の私の教え方は速すぎましたか？　短い時間にずいぶんたくさんできました。初めて聞いて全部を理解する人はほとんどいません。でも心配しないでください。セッションの中でも実地練習でも SCALE ステップを何回も練習していきますので，どんどん使いやすくなります」と伝えましょう。モジュールも何度も繰り返して受けるので，参加者が学ぶ機会はまだまだあります。

セッション3：具体的に取り組める問題に言い換える

リーダーのセッション計画

・参加者と協力してアジェンダを設定する
・実地練習を振り返る：SCALEワークシート
・「（S）さあ，問題は何か——具体的に取り組める問題に言い換える」ステップを教える
　　——問題を質問の形に言い換える
　　——1週間で解決する問題にする
　　——大きい問題は小さい問題に分ける
・思考と行動はどのようにつながっているか
・セッション中の技能練習：SCALEステップ
・実地練習を決める：SCALEワークシート
・セッションをまとめる
・参加者の意見を聞こう

第 8 章　問題解決技能モジュール　325

セッションを行う

参加者と協力してアジェンダ（テーマ）を設定する

- 実地練習を振り返る：SCALEワークシート
- 「（S）さあ，問題は何か──具体的に取り組める問題に言い換える」
  ステップを学ぶ
- 思考は問題にどのように影響するか？
- セッション中の技能練習：SCALEステップ
- 実地練習を決める：SCALEワークシート
- テーマにつけ加えたい項目は？

（下巻p.74参照）

実地練習を振り返る：SCALEワークシート

　参加者の少なくとも１人は，実地練習として解決策の計画を実行しうま
くいったかどうか評価してきているはずです。その参加者には，計画を実
行してみたかどうか，またうまくいったかを尋ねましょう。SCALE ワー
クシートの「（E）いざ，実行して評価」の欄に記入された本人のコメン
トと成功の程度についての両矢印線での自己評価を振り返ります（参加者
がワークシートを記入してきていなかったら説明を聞いて振り返りをしま
す）。成功の程度にかかわらず，実地練習に取り組んだ努力を必ず褒めて
強化しましょう。問題が十分に解決されなかったり，予想していなかった
妨げにぶつかったりした場合は，新しく発生した問題に SCALE ステップ
を使って取り組みましょう。例えば，参加者が車で送ってほしいと誰かに
頼んでみたけれども相手に断られたのなら，SCALE を使って別な解決策
を探せます（２番目によさそうだった解決策を実行するために計画につい
て，「（L）立案しよう，実行計画」をしたり，新しく「（C）考えよう，解決
策を」で考え出して「（A）アセスメント」したりなど）。一方，SCALE ワー

クシートをできるところまで記入してくるように決められた参加者では，具体的に取り組める形に言い換えてきた問題を振り返り，どんな小さな努力も褒めましょう。問題によってはより小さな段階に分けて，その参加者が実際に取り組める問題にし，次のセッションまでに実行できる計画を立てられそうな形に修正しなければいけないかもしれません。SCALE ワークシートをまったく記入してきていない参加者がいたら，手伝って，実地練習を振り返るこの時間中に問題を具体的に言い表して SCALE ワークシートに記入してもらいましょう。また，その日のセッションの後半でSCALE ステップを練習するために，みんなで集中して取り組む題材となる問題もこの段階で見つけましょう。

「(S)さあ，問題は何か——具体的に取り組める問題に言い換える」ステップを教える

セッション3では，具体的に取り組める問題に言い換える方法について時間をかけてしっかりトレーニングします。具体的に取り組める問題に言い換えるステップは，簡単そうに聞こえても，実際にやってみるとかなり難しく，しかも決定的といえるくらい重要です。問題を，はっきりと具体的に，参加者の力で取り組める事柄の範囲内で定めなければいけません。そうしないと，問題解決はかなり大変で，以下に続く SCALE ステップも必要以上に困難で気持ちを削ぐものになってしまいます。参加者は，問題を簡単にする方法を学び，具体的で十分取り組める問題や課題に言い換えて，うまくいく見込みが高くてそれほど時間もかけずに実行できる（次のセッションまでに解決できる）ものに表現できるようにならなければいけません。具体的に取り組める問題に言い換えるステップと，そうしなければいけない理由を，次のように説明できるでしょう。

「問題は具体的に取り組める形でないと，解決がとても難しい。

具体的ではない：『退屈だ』
具体的：『新たな出会いのためにはどこへ行けばよいか？』

　『退屈』は問題として具体的ではないので，解決するのが難しくなります。大きすぎるし，曖昧すぎるので，解決するために何をしたらよいかがわかりません。では，退屈する理由としては何がありそうですか？もしかしたら友人たちと出かけて楽しむことをしていないかもしれません。そこで問題をもっと具体的に言い換えると，『一緒に出かけて楽しめる友人をつくれる場所を探す』になるでしょう。これなら一日でできて退屈を解消できます。もう1つ例を挙げましょう。

　具体的ではない：『アパートをきれいにしておかなければいけない』
　具体的：『汚れた食器を毎日必ず洗うようにするにはどうすればよいか？』

　アパートをきれいにしておかなければいけないのは，問題として大きくて曖昧すぎますので，解決するのが難しくなります。アパートがきれいかどうかはどうしたらわかりますか？　流しに汚れた食器がないときれいかもしれません。食器を毎日必ず洗えるようになる方法を見つければ，アパートをもっときれいにできることを一日でできるでしょう。
　具体的に取り組める問題に言い換える時は，あなたの目標を考えましょう。また，目標を達成するためのステップとして決めた項目と，目標に向かって進むのを妨げるものも考えましょう。そうしたステップや妨げは，あなたの目標を達成するためにはぜひ乗り越えていきたい問題です。ここであげた例にもあるように，問題を質問に言い換えて，答えなければいけない形にすると役立つ場合があります」

328 第Ⅱ部 実践ガイド

表8.3 （S）さあ，問題は何か——具体的に取り組める問題に言い換える

問題は何か決める
・質問の形にします：「新たな出会いのためにはどこへ行けばよいか？」
・はっきりと具体的に取り組める形にします。
・次の週までに解決できる内容でなければいけません（実地練習として，など）。

落とし穴——問題が大きすぎて，圧倒されてしまう（「大学を卒業したい」など）
・一つひとつが実行できるステップに問題を分解する。
・「7-7-7でゴールイン！」ワークシートから達成できそうなステップを探す。
・いつ，何が必要かを具体的にする。

問題を質問の形に言い換える

　問題を質問の形に言い換えると，大抵の場合取り組みやすくなります（**表8.3** 参照）。例えば，問題が「コミュニティカレッジで受講できる芸術課程のカタログが欲しい」でしたら，質問に言い換えて「コミュニティカレッジで受講できる芸術課程のカタログはどうしたら手に入るだろう？」と表現できます。質問には答えが求められるので，次のステップとして自然に答えを考える（グループならブレーンストーミングをする）ことになります。

1週間で解決する問題にする

　原則として，具体的に取り組める問題に言い換える時に1週間で解決できるものにするように教えます。それぞれのセッションが終わる時にはSCALE のプロセスに沿って解決策の実行計画が立案されているはずで，それが次のセッション（普通は1週間後）までに実行してくる実地練習になるためです。例えば，「映画に行きたい」でしたら，もっと簡単な問題になるように「一番近い映画館はどうしたら見つけられるだろう？」と言い換えられます——この方が1週間で達成しやすくなります。リーダーにとって難しいのは，それぞれの問題の SCALE ステップを考えて実地練習

第 8 章　問題解決技能モジュール　　329

として実行できる解決策の目途を立てる時に，個々人の力量と限界を参加者一人ひとりについて考え合せなければいけない点でしょう。第 5 章に登場したキャロルは，「リーダーのオフィスまでのバス路線を調べる」問題を解決することを選びました（**図 5.4**）。リーダーは，キャロルがバスの乗車券をもっていないからバスに乗ってどこかへ行く計画は実行できないのを知っていたので，キャロルにはむしろ先に乗車券を購入するにはどうしたらよいかの問題を解決するために SCALE を使う方が効果的ではないか，と提案しました。自分には力があるという感じを参加者の心で高めるには計画をうまく実行できなければいけないので，参加者を助けて，問題を分け，取り組める範囲内のことで 1 週間以内にうまく解決できる見込みが高い課題に言い換えます（次の「トレーニングのコツ」参照）。

トレーニングのコツ

具体的に取り組める問題に言い換える時は，1 週間で解決できるものにしよう

　　セッションの終わりには SCALE の初めの 4 ステップを行って実行計画を立案しているので，参加者は実地練習として「(E) いざ，実行して評価」（5 つ目のステップ）を次のセッションまでに完了してくることになります。ですので，セッション中に問題を具体的に言い換える時は，参加者の力で取り組めて 1 週間で実行できる計画につながっていくものに表現しましょう。

大きい問題は小さい問題に分ける

　目標設定と同じで，大きい問題は小さい問題に分け，小さい問題は，目標に向けて達成していける一連のステップにさらに分けて取り組みやすくします（今週のうちにコミュニティカレッジの課程のカタログを手に入れるのは，いつか学位を取得する方向へのステップになる，など）。参加者が挙げる問題が広すぎたり曖昧すぎたりするかもしれません。例えば，「退屈だ」ではあまりに一般的すぎます。そうした例では，ソクラテス式の質

問をして，参加者を助けて問題をもっと具体的にしましょう。例えば「退屈を減らすには何ができますか？」「以前には何をして楽しみましたか？」「試してみたいのはなんですか？」などと聞けるでしょう。そうした質問から，「陶芸教室を受講したい」のようなことにつながるかもしれません。先ほどよりは具体的ですが，それでもまだ十分ではなくて，1週間では達成できないかもしれません。例えば「コミュニティカレッジで受講できる芸術課程のカタログが欲しい」と言い換えると，もっと具体的で，実地練習として1週間以内に達成できそうです。参加者によっては，交通手段の問題などでそれさえさらに分けなければいけないかもしれません（「コミュニティカレッジまではどのようにして行けるだろう？」など）。この方法で問題を具体的に言い換えられるようになるのは少し大変かもしれませんが，大きくてとてもできないと感じる問題を一つひとつが達成できる小さな目標に分ける時にとても重要な技能です。目標設定に「7-7-7でゴールイン！」ワークシートを使うプロセスを第5章で説明しましたが，このプロセスは，大きな目標を，一つひとつを7日以内に達成していけるステップに分けるときにリーダーにとっても参加者にとっても役立つように設計してあります。

思考はどのように活動に影響を及ぼすかを教える

　具体的に取り組める問題に言い換えるステップに関連したトレーニングと練習をさらにいくらかしたら，問題解決技能モジュールのセッション3では，解決策を試そうとする活動に思考が影響を及ぼすかもしれない点を繰り返して伝えます。この考え方は認知技能モジュールで説明していますが，問題解決技能モジュールから参加を開始した人たちは初めて聞くことになります。グループの参加者のうちこの考え方に既に馴染んでいる参加者たちを巻き込んでエキスパートとして手伝ってもらいながら，新しい参加者たちに教えるとよいでしょう。次のように説明しましょう。

第8章　問題解決技能モジュール　331

　「問題についての思考は，私たちがどれほど力を入れて解決に取り組むかに影響します。問題についての正確ではない思考や，自分に対する敗北主義的思考を変えると，もっと力を入れて問題を解決したり，困難に向き合ったり，目標に向けて取り組んだりしやすくなります」

　次に，参加者に説明して，敗北主義的思考で例えば「意味がない，失敗するに決まってる」などがあると解決策の計画を実際に試す見込みが少なくなる点と，逆に「とても上手にできるかもしれない，試してみなければなんともいえない」などの思考があると試す見込みが高くなる点とを伝えましょう。話し合いながら，そうした思考をホワイトボードに書き出して，「より正確なのはどちらの思考ですか？　より役に立つ思考は？　それはなぜですか？　もっと力を入れて問題を解決しようと思わせてくれるのはどちらの思考ですか？」と尋ねましょう。役に立つ思考と役に立たない思考の例を「参加者向けワークブック」（第Ⅲ部）に紹介しましたので，それを見ると話し合いやすくなるでしょう。話し合っている時に，ホワイトボードに思考を書き出し，矢印を引いて，その思考から発生すると言えそうな行動のほうを指し示しましょう（敗北主義的思考から「何もしない」「あきらめて家にいる」へ，役に立つ思考から「一生懸命取り組む」「新しい何かを試す」へ，など）。そのようにすると，思考と，問題解決に向けた行動やリカバリー目標を達成するステップを踏むこととのつながりを示せます。また，思考が正確かどうかチェックする大切さもしっかり理解されるように伝えます（「思考が目標を達成するのを妨げている時は，その思考がほんとうに正確かどうか確かめなければいけません」など）。解決策の計画が失敗するかどうかを判断するには，実際に試して結果を評価するしかありません（「実験をして，計画が本当に失敗するかどうかを確かめたいと思いませんか？」など）。問題解決には活動が伴いますが，それが，経験に基づいて敗北主義的思考を見直すとてもよい機会になります。

332 第Ⅱ部 実践ガイド

　SCALE のプロセスに取り組んでいる間は失敗の予想と敗北主義的態度に耳を澄まして，どの程度うまくいくと参加者が予想しているかを特に具体的に尋ねましょう。例えば，SCALE ワークシートには，計画をうまく実行できる自信について参加者が自己評価をする欄があります（このページの「トレーニングのコツ」参照）。参加者は，計画がうまくいくか失敗するかの期待の程度を示す印を線上に記入します。うまくいく程度を評価するときは，計画を実行したら問題が解決するか（結果予期）に注目してもかまいませんし，計画を実行に移す力が自分にあると感じるか（自己効力感：効力予期）に注目してもかまいません。著者らの経験では，計画の実行を妨げるのは，参加者の予期が低い方なので，そちらに注目するとより効果的です。例えば，参加者が，人に会うために商店街まで行くのにバスに乗る計画を実行する自信はあるけれども，計画を実行しても実際に誰かに会えるかどうかには自信がないのでしたら，その参加者の場合は，商店街まで行くことについての高い自己効力感に注目するよりも，計画を実行した結果への低い予期に注目して取り組む方がよいでしょう。

トレーニングのコツ

うまくいかない予想と敗北主義的態度を聞き出す

　ホワイトボードに両矢印線を描いて，「うまくいく」から「うまくいかない」まで見込みの程度を 0 から 10 までの数で示し，参加者に予想してもらいましょう。

自己評価（×を記入しましょう）

うまくいきそうか？

0　　　　　　　　　　　　　5　　　　　　　　　　　　10

解決しない／うまくできない　　　　　　　解決する／うまくできる！

セッション中の技能練習：SCALEステップ

　セッション中の技能練習はセッション2と同じ手順で進めます。参加者が挙げた問題の中からセッション中に取り組む題材に選んだものを使って，SCALE を教えながら初めの4つのステップ「（S）さあ，問題は何か，（C）考えよう，解決策を，（A）アセスメント，（L）立案しよう，実行計画」に全員で取り組んでいきます。リーダーはホワイトボードに書き出し，参加者は全員が参加者向けワークブックのセッション3にある「セッション中の練習：SCALE 問題解決ワークシート」にそれぞれ記入し始めます。セッション中の技能練習で取り組む問題は全員に当てはまるわけではありませんが，全員が自分の参加者向けワークブックに同じ内容を書きこんで記入の仕方を練習します。実地練習は，「実地練習：SCALE 問題解決ワークシート」を使って，一人ひとりが自分に関連する問題に取り組みます。このセッションの前の方で具体的に取り組める問題に言い換える一番よい方法を詳しく学んだ時に，それぞれが自分の問題を具体的にしていますので，SCALE の初めのステップは既に完了しています。つまり，参加者向けワークブックのセッション3の「実地練習：SCALE 問題解決ワークシート」の「（S）さあ，問題は何か——具体的に取り組める問題に言い換える」欄は記入されているはずです。セッション中に取り組む題材の問題を選ぶ時は，参加者の中からそれまでに題材を提供していない誰か，つまりセッションの後の実地練習で「（E）いざ，実行して評価」をまだしていない誰かを選び，その参加者が具体的にした問題を使って全員で SCALE ステップに取り組みましょう。このセッションで題材となる問題を提供した参加者は，セッション中に練習しながら全員で考え出した解決策の計画を実行して評価してくるのが実地練習になります。そのようにして初めの4ステップに取り組むと，セッション中には題材の問題を大抵の場合，1つか2つできます。

334　第II部　実践ガイド

実地練習を決める：SCALEワークシート

　題材となる問題を提供してセッション中にSCALEワークシートの初めの4ステップを完了した参加者については，解決策の計画を実行して評価するのが実地練習になります。計画に関連する思考を必ず引き出して，計画がどれくらいうまくいきそうかの見込みにかかわる期待の程度をSCALEワークシートの両矢印線にマークをつけて示してもらいましょう。うまくいく期待が低い場合は，なぜかを尋ねて，敗北主義的信念をテストするために計画を実行して結果を評価するように促しましょう。一方，自分の問題を解決するための実行計画をグループで立案していない参加者については，SCALEワークシートのステップをできるところまで記入してくることが実地練習になります。最初の「(S) さあ，問題は何か——具体的に取り組める問題に言い換える」のステップは，セッションの初めで問題を具体的にする方法のトレーニングをさらにした時にそれぞれが自分の問題に取り組んで完了しているので，実地練習として，解決策を考え出してSCALEワークシートに記入してくるように伝えましょう。もちろんステップをもっと先まで完了してもかまいませんし，自分で立案した実行計画を実行して評価までしてもかまいませんが，実地練習として最小限すべきなのは，「(C) 考えよう，解決策を」のステップを行うことまでです。

セッションをまとめる

　まとめの要点：

・「(S)さあ，問題は何か——**具体的に取り組める問題に言い換える**」：問題を分けて，一つひとつを1週間以内にできる簡単なステップにできると，解決しやすくなります。思い出しましょう，千里の道も一歩から始まります。

・**思考が妨げになるかもしれない**：うまくいかないと予想していると，うまくいかなくなりがちです。この予想をテストするために試しに解

決策を実行し，何が起こるかを見ましょう。

参加者の意見を聞こう

　練習するうちに SCALE ステップがだんだん理解しやすく覚えやすくなってきているかどうかを尋ねましょう。まだ苦労していると話す参加者がいたら，その参加者には，次のセッションの初めの実地練習を振り返る時間にできれば時間を余計にとってステップを教え，実地練習を決める時間にも SCALE ワークシートを記入し始めるのを手助けしましょう。

セッション４：解決策をすべて考え出す

リーダーのセッション計画

- ・参加者と協力してアジェンダを設定する
- ・実地練習を振り返る：SCALEワークシート
- ・「（C）考えよう，解決策を——すべて考え出す」ステップを教える
  　——ブレーンストーミング・エクササイズ：猫を木から助け出す
- ・「（A）アセスメント—— 一番よさそうな解決策を判断する」ステップを教える
- ・セッション中の技能練習：SCALEステップ
- ・実地練習を決める：SCALEワークシート
- ・セッションをまとめる
- ・参加者の意見を聞こう

336 第Ⅱ部 実践ガイド

セッションを行う

参加者と協力してアジェンダ(テーマ)を設定する

・実地練習を振り返る：SCALEワークシート

・「まず考え出し，次に判断する」ことを学ぶ

・実地練習を決める：SCALEワークシート

・テーマにつけ加えたい項目は？

（下巻p.79参照）

実地練習を振り返る：SCALEワークシート

　セッション４でも，セッション３と同じ手順に沿って，実地練習を振り返ります。セッションの後半でSCALEステップを練習していく時にみんなで集中して取り組む題材になる問題を，実地練習を振り返るこの段階で見つけましょう。

「(C)考えよう，解決策を――すべて考え出す」ステップを教える

　具体的にした問題について，ブレーンストーミングをしながら解決策の候補を少なくとも６つ考え出す方法を教え，現実味がないものも実行する見込みがないものも含めてどんどん引き出します（**表8.4**参照）。このステップでは，どんな解決策も退けてはいけません。解決策の候補を**すべて**挙げます。そうするために，参加者には「どんどん考え出すだけで，評価しません！」と伝えましょう。解決策がよいかどうかを見立てるのは次の「(A)アセスメント―― 一番よさそうな解決策を判断する」ステップになります。問題解決が妨げられる時にありがちなのは，解決策を１つ考え出したらすぐにそれはうまくいかないだろうと退けてしまっている例です。例えば，退屈を減らすための解決策を考えても，「車をもっていないから，陶芸教室を受講できない」と退けるなど。または，解決策の選択肢

第 8 章　問題解決技能モジュール　337

表8.4　（C）考えよう，解決策を——すべて考え出す

ブレーンストーミングする
・「どんどん考え出すだけで，評価しません！」
　——解決策を**すべて**ホワイトボードに書き出す。チェックや評価はしない。
　——現実味のない解決策もあえて引き出して候補に加えることで，評価は一切しない
　　　点を強調するとよい。
・創造力を発揮する。解決策の候補を少なくとも6つは挙げる。

落とし穴——敗北主義的態度（「できない」「うまくいくはずがない」）
・評価はしない！　評価は次の「（A）アセスメント—— 一番よさそうな解決策を判
　断する」ステップで行う。

をどんどん考え出しても，一つひとつ限界を見つけては退けていって，結局選択肢が残らない場合もあります。選択肢を考え出すだけにして初めは評価や判断をしないでいると，次のステップでアセスメントする選択肢が豊かになります。統合失調症のある参加者では，「固執」すなわち1つの解決策にこだわって身動きが取れなくなる場合も珍しくありません。参加者を励まして解決策を少なくとも6つは考え出し，真面目でないものまで含めてともかく判断しないで挙げていくと，そうでなければ思いつかなかったような新しい創造性に富む選択肢につながるかもしれません。セッションのねらいは，参加者に「型にはまらずに考える」習慣を身につけてもらうことです。「（C）考えよう，解決策を——すべて考え出す」ステップは，次のように説明できるでしょう。

　「『（C）考えよう，解決策を——すべて考え出す』ステップと『（A）アセスメント—— 一番よさそうな解決策を判断する』ステップを分けるのはなかなか大変です。解決策を考え出している時は，どの解決策が一番よいかの判断を始めてはいけません。問題解決をする時に最も大きな問題となるのは，1つの解決策を思いついても，うまくいかないだろ

338 第Ⅱ部 実践ガイド

うとせっかちに判断して，あきらめてしまいやすいことです。まず少なくとも6つの解決策を考え出しましょう，そして最もよいものを1つ選びます」

　グループでセッションをしているのでしたら，参加者全員でブレーンストーミングして解決策を出し合うことで，こだわりや判断しがちなことを埋め合わせられます。1つの解決策にこだわって身動きがとれなくなっている参加者がいても，ほかの参加者たちが助けられます。ブレーンストーミングをしている時に，ユーモアを交えて「ちっとも現実的じゃない解決策」もいくつか投げ込むと，フィルターをかけたり検閲したりする傾向を減らせるでしょう。例えば，「新しいシャツを買うために店まで行くにはどうしたらよいだろう？」が問題なら，ブレーンストーミングがこんな感じになってもよいでしょう。

リーダー1：店まで行くにはどんな方法がありますか？（リーダー1は，
　　　　　発言された解決策を，「ちっとも現実的じゃない解決策」も含めて
　　　　　すべてホワイトボードに書き出します）
参加者1：バスに乗る。
リーダー2：リャマに乗って行ってもいいよ。
参加者2：ヘリコプターで飛んで行ける。
参加者3：自転車で行ける。
リーダー2：同室者に頼んでおんぶして行ってもらったら？
参加者4：同室者に頼んで車で送ってもらう。

　参加者は，自分の問題への解決策をSCALEワークシート（「実地練習：SCALE問題解決ワークシート」）に記入します。考え出した解決策の候補が真面目じゃない，よくないなどとコメントする参加者がいたら，今は

まだ解決策がよいか悪いかを判断したりしない点を改めて伝えて，それは次のステップだったのを思い出してもらいましょう。下巻付録Bにあるゲームの1つ（「評価したらブザー」）では，クラスにブザーをもってきて，参加者の1人がブザーを鳴らす担当になり，ブレーンストーミング中に誰かが解決策を評価しているコメントを聞いたら鳴らします。このゲームをすると，「どんどん考え出すだけで，評価しません！」を楽しく思い出してもらえます。

ブレーンストーミング・エクササイズ: 猫を木から助け出す

　どんな解決策もただ考え出すだけで調べない姿勢を練習するために，楽しいエクササイズをします。参加者に，猫を木から助け出す方法を30通り考え出してもらいましょう。問題は「私の猫が木から降りられなくなった」ことだと説明し，以下のように伝えます。

　　「猫を木から助け出す方法を30通り考え出してください。できるだけたくさんの案を，判断をしないでただ考え出しましょう。真面目に考えていない，これはよくない，などと思っても退けないでください。浮かぶままにどんどん考え出しましょう。真面目ではない案が，いつ何時すばらしい案につながるかわかりません」

　30通りも考え出すのは大変な作業に思えるかもしれませんが，冗談のような解決策も評価をしないでどんどん出していくと，それほどでもありません。リーダーも一緒に解決策を提案し，面白いもので「木を切り倒す」や「ヘリコプターを使って助ける」などを次々に投げ込んで，今は考え出しているだけで評価はしない点を伝えるとよいでしょう。このエクササイズで30通りの解決策を考え出しておくと，あとで参加者がSCALEワークシートに記入する解決策を6つ考え出すのに苦労している時に引き合い

340　第Ⅱ部　実践ガイド

表8.5　（A）アセスメント──　一番よさそうな解決策を判断する

題材の問題を提供した参加者が解決策の候補を2つ選ぶ
・それぞれの解決策の長所と短所を挙げてから，一番よさそうなものを決める。

落とし穴──参加者が現実味のない候補を選んで長所と短所を調べようとする
・例：家賃を払うお金が必要だという問題に対して，解決策の候補として「宝くじを買う」を選ぶ。
・ひとまずその解決策も調べる2つの対象の1つに受け入れるが，長所と短所を挙げてもらって（必要でしたらリーダーが伝えて），別な解決策のほうがうまくいく可能性が高い点をはっきりと理解できるように援助する。

に出せます（「猫を木から助け出す方法を30通りも考え出せたのですから，この問題のために6つ考え出すくらい簡単ですね」など）。下巻付録Bにある「使い道は？」のエクササイズをしても，ブレーンストーミングの技能を楽しく練習できます。

「（A）アセスメント──一番よさそうな解決策を判断する」ステップを教える

　解決策の候補をたくさん考え出したら，次に「（A）アセスメント──一番よさそうな解決策を判断する」ステップで一つひとつの長所と短所を調べて，実行して評価をするのにベストな解決策を決めます（**表8.5**参照）。セッションでは，長所と短所を調べる解決策の候補を2つだけ選びます。参加者には，考え出した解決策をすべて見返しながら次の「（A）アセスメント」のステップでさらに詳しく吟味するのに「一番よい」と思うものを2つ選んでもらいましょう。この時に2つしか選ばないのは，よさそうな候補がたくさんあってもそのすべての長所と短所を調べている時間がセッション中にないためです。加えて，参加者によって選ばれた2つの解決策なら，おそらく実地練習として進んで試す可能性が高いと思われます。明らかに不真面目な解決策や，参加者が嫌だと強く感じる解決策は簡単に候補から外せます（ボード上に書き出してあるのでしたら線を引いて消し

ましょう）。参加者が候補をなかなか 2 つに絞り込めない場合もありますので，実用的ではないもの，面白いだけのもの，嫌だと感じるものを線で消していくことから始めてもらうと，選択肢の数が減って選ぶ作業がそれほど大変に感じられなくなるでしょう。

　解決策の候補を 2 つに絞ったら，参加者は両方について長所と短所をそれぞれ考え出します。リーダーはホワイトボードに（長所用と短所用に欄をそれぞれ設けるなどして）書き出し，参加者は SCALE ワークシート（「実地練習：SCALE 問題解決ワークシート」）に欄がありますのでそこに記入します（第Ⅲ部参照）。解決策それぞれの長所と短所といえる側面を見つける過程は，ほとんどの参加者にとって，大抵の場合先の 2 つのステップよりも簡単に感じられるもので，グループ形式で取り組むとさらにやさしくなります。グループのさまざまな参加者の一人ひとりで視点が違うので，それぞれの解決策の長所と短所を見つけやすくなります。

　参加者が解決策の計画を実行してみる見込みを高めるには，この「（A）アセスメント── 一番よさそうな解決策を判断する」過程で，解決策の候補をどう考えるかなどについて意見を言ってもらうのがお勧めです。解決策を試したいと思いますか（または試しましたか）？　解決策が役立ちましたか？　なぜ「役立った」または「役立たなかった」のですか？　などを尋ねましょう。また解決策を 0 〜 10 点までの尺度上で評価する方法でも意見を示してもらえます（p.342「トレーニングのコツ」参照）。グループ形式で取り組んでいる時間なら，グループの全員にホワイトボードのところまで出てきて題材の解決策候補それぞれについてその人の評価を記入してもらうと，グループ全体をプロセスに巻き込めます。セッションの終わりに，役立つと思って試したいと感じた人が一番多かった解決策を全員で調べてもよいでしょう。

トレーニングのコツ

一番よさそうな解決策を判断する時には，参加者が実際に試しそうかどうかの見込みを参考にしよう

ホワイトボードに両矢印線を描いて，解決策を実際に試す見込みの程度を0から10までの数で示し，それぞれの解決策について参加者全員に予想をしてもらいましょう。

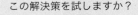

自己評価（×を記入しましょう）

この解決策を試しますか？

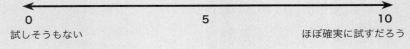

セッション中の技能練習：SCALEステップ

　セッション中の技能練習はセッション2と同じ手順で進めます。それまでに題材を提供していなくて，以前のセッションの後に実地練習で解決策の計画を「(E) いざ，実行して評価」したことがない参加者の問題を選び，それを題材にしてSCALEの初めの4ステップ「(S) さあ，問題は何か，(C) 考えよう，解決策を，(A) アセスメント，(L) 立案しよう，実行計画」に全員で取り組みます。セッション2，3と違い，セッション4の参加者向けワークブックには「セッション中の練習：SCALE問題解決ワークシート」がありません。セッション4にもなると参加者はSCALEワークシートの記入の仕方を理解していますので，記入法を練習する目的だけのためにその人の問題に関係のない情報を記入しなくてもよいためです。セッション中の技能練習で題材として注目している問題を提供した参加者だけがSCALEワークシート（「実地練習：SCALE問題解決ワークシート」）に記入します。その参加者たちは，セッションが終わってから実地練習として「(E) いざ，実行して評価――計画を実行して結果を評価する」ステッ

プをワークシートに記入して完了してくることになります。ほかの参加者たちは，解決策をブレーンストーミングする，解決策の長所と短所を見つける，題材を提供した参加者が実行できる計画を立てるなどのステップで手伝いますが，その時に SCALE ワークシートは記入しません。ただ，ホワイトボードに書き出す手伝いを頼まれることはあるかもしれません。セッション中に自分の問題に取り組まなかった場合，参加者の実地練習に向けてワークシートを埋めていきます。モジュールもこの段階では参加者がずっと速くステップを踏めるようになっていますので，SCALE ステップを使いながらセッション中にできるだけたくさんの問題解決を行いましょう。

実地練習を決める：SCALEワークシート

　題材を提供してセッション中の練習で SCALE ステップに取り組んだ参加者は，全員で考え出した解決策の計画を実行して評価してくるのが実地練習になります。計画にかかわる思考やうまくいくかどうかの期待を必ず引き出して，計画を実行するのを妨げる事柄にはしっかり取り組みましょう。参加者が計画は失敗するだろうと予想しているのなら，それが「予言する」思考のミスで，計画が失敗するかどうかを知るには実行して何が起きるかを見るしかなかった点を思い出してもらいましょう。また，計画をかなり念入りに話し合っても，中にはほかの資源面の妨げ（お金，交通手段，支援者がいない，計画を実行するためにほかにも必要なものなど）をこの時に持ち出す参加者がいるかもしれません。そのため，計画にかかわる思考を聞き出したら，そこから問題解決をしてさらに計画しなければいけない場合も考えられます。一方，セッション中に計画を立てていない参加者たちの実地練習は，SCALE ステップに取り組んで SCALE ワークシートをできるところまで記入してくることになります。次のセッションまでに自分の長期的なリカバリー目標と関係する問題を「(S) さあ，問題は

344 第Ⅱ部 実践ガイド

何か」具体的に言い換えてくることが最低限ですが，このセッションの焦点が解決策を考え出すことだった点を考慮して，参加者を促して解決策もできるだけいくつか考えてきてもらいましょう。

セッションをまとめる

まとめの要点：

・解決策の候補をすべて考え出す時は，どれが一番よいか先走って判断しないように気をつけましょう。「うまくいかない」などの敗北主義的思考が妨げになりやすいのはこの時です。試すまでは確かなことは何も言えません。

参加者の意見を聞こう

ブレーンストーミング・エクササイズについて尋ねましょう。「練習をしましたが，今ならもう解決策を考え出すだけで判断しないでいるのがいくらか簡単になりましたか？　エクササイズは楽しかったですか？」。参加者に，学ぶのは楽しいと感じてもらいましょう。面白い解決策をブレーンストーミングして，否定的にならずに解決策が失敗すると予想しなければ，問題解決だって楽しくなります。その点がしっかり理解できるように伝えます。また，セッションを進めるスピードについても，速すぎたり遅すぎたりしないかを尋ねましょう。モジュールのこのステップまでくると，参加者によっては，スピードが遅すぎると感じるか，SCALE ワークシートに何回も繰り返して取り組まなければいけないのが退屈だとか苛立つとさえ話すかもしれません。学ぶのが速くて技能をよく理解している参加者の調子に対応する方法はいくつかあります。そのような参加者たちには，1週間に問題を1つではなく2つ解決してみてもらってもよいでしょう（目標へのステップを2つ実行するなど）。問題解決技能のエキスパートの先輩参加者には，グループの時にほかの参加者がワークシートを記入するの

を手伝ってもらったり，セッション以外の場でほかの参加者と会って，その人が実地練習するのを手伝ってもらったりすることだってできます（この方法は同じ環境に住む参加者がいる場合には特に効果的でした）。参加者のほとんどがセッションのスピードが遅すぎると感じているようなら，6セッション分を丸ごと使わなくても問題解決モジュールの内容をすべて教えられて，余ったセッション時間でほかのモジュールの内容を振り返る，「7-7-7でゴールイン！」ワークシートに短期目標や目標へのステップを追加する，6セッション目が終わるのを待たずに次のセッションへ進むなどしてもよいでしょう。

セッション5：実行計画を立案する

リーダーのセッション計画

- ・参加者と協力してアジェンダを設定する
- ・実地練習を振り返る：SCALEワークシート
- ・「（L）立案しよう，実行計画——計画を立てる」ステップを教える
- ・セッション中の技能練習：SCALEステップ
- ・実地練習を決める：SCALEワークシート
- ・セッションをまとめる
- ・参加者の意見を聞こう

セッションを行う

参加者と協力してアジェンダ（テーマ）を設定する

- ・実地練習を振り返る：SCALEワークシート
- ・計画を細かく立てるステップを教える

346　第Ⅱ部　実践ガイド

・実地練習を決める：SCALEワークシート

・テーマにつけ加えたい項目は？

（下巻p.82参照）

実地練習を振り返る：SCALEワークシート

　セッション3と4で説明したのと同じ手順に沿って実地練習を振り返ります。参加者が解決策の計画を実行しようとした時に妨げが発生するのは珍しくありません（相談すべき相手がいなかった，必要な資源［例えばお金，交通手段，または紙切れか鉛筆のように些細なものを含め］がなかった，など）。そうした妨げもSCALEを使って解決したらよい点を指摘し，実地練習を振り返るこの時間に，新しく発生したその問題を具体的にして（「相談できる人はほかにいるだろうか？」「そこへ行くほかの方法はあるか？」など）SCALEステップを使って取り組んでみせましょう。そのようにすると，物事が必ずしも計画したとおりに進まない場合にも慣れて問題解決する方法を学びやすくなります。実地練習の実行可能性を高める方法については，第3章でもいくつか提案しました。

「(L)立案しよう，実行計画——計画を立てる」ステップを教える

　問題解決の「(L)立案しよう，実行計画——計画を立てる」ステップがなぜ必要でどのような役割を果たすのかについては，次のように説明できます。

　　「問題を解決しようと努力してもうまくいかないときは，計画を立てていないか，立てていても十分詳しくないためかもしれません。どれほど細かいステップを入れても，細かすぎることはありません。計画は隅々の細かい部分まで考えておかなければいけません。実行する時に必要な人，場所，物をすべて考えます」

第8章　問題解決技能モジュール　347

表8.6　（L）立案しよう，実行計画——計画を立てる

解決策の計画の段階を書き出す
・初めに何をして，次に何をして，3番目に何をするか？
・必要な資源（人，場所，物）は何か？
・**どれほど細かいステップを入れても，細かすぎることはない！**
・計画を実行する場所と時間を決める（それが今週の実地練習になる）。
・うまくいくか失敗するかの予想を参加者から引き出す（成功すると予想するレベルを0〜100％までの尺度で評価してもらう）

落とし穴——計画がうまくいく予想のレベルが90％以下
・何が妨げになって期待を下げているかを聞き出し，それに取り組む。

　計画を実行するには，なるべく詳しく計画を立てなければいけません（**表8.6** 参照）。例えば，「初めに何をして，次に何をして，3番目に何をしますか？」と尋ねましょう。必要な人や物やそのほかすべてを考えます。その参加者には，バスの乗車券，車での送り，支援者からの具体的な援助，お金，または紙と筆記用具などが必要そうですか。参加者に伝えて，計画を実行する時に通るステップを——まるでセッション中に試運転をするように——視覚的に思い描いてもらうと役立つでしょう。「（L）立案しよう，実行計画——計画を立てる」ステップでは，どれほど細かくても細かすぎることはない点を忘れないでください。必要なステップと資源を完全に決めておくと，予想外の妨げを減らして，実行した時にうまくいく可能性が高くなります。計画を立てる過程については，次のように説明できます。

　　「解決策の計画がうまくいってないようなら，もっと細かくしなければいけないかもしれません。『（L）立案しよう，実行計画——計画を立てる』の時は，必要なステップをすべてよく考えます，わかりきっているように思えるものも含めてです。一つひとつのステップと，それをどのように達成するかを書き出します。それぞれのステップを踏んでいく

348　第Ⅱ部　実践ガイド

ときに役立ちそうな資源も全部考えます。資源は計画を実行するために
必要なもので，人（ケースマネジャー，施設のスタッフ，友人，家族等）
や物（鉛筆，紙，電話等），交通手段（車での送り，バスの乗車券等）
なども含まれます」

　ひとたび最初の実行計画が立案されたら，計画の実行を妨げそうな障害
が何か予想できるか尋ねましょう。予定どおりにならなかったときのため
に替わりの人や物が必要ないかも考えましょう（例：もしメアリーが不在
か，電話を貸してほしいと頼んだ時に「だめ」と言われたら，替わりにジェー
ンに聞いてみよう）。例えばキャロル（第5章で紹介した例）は，「インター
ネットで動物シェルターを探すために図書館へ行く」を解決策として選ん
で計画を立てると決め，手始めに実行計画の段階を次のように立案しまし
た。

　1.　図書館へ行く。
　2.　パソコンを使って動物シェルターを検索する。
　3.　自宅の近くにあるシェルターのリストを書き出す。

　リーダーは，質問を重ねて，キャロルがさらに細かい部分まで考えて計
画がもっと効果的になるのを助けます。そのようにして，うまくいくのを
妨げる壁にぶつかる可能性を減らしました。

リーダー：何曜日の何時に図書館へ行きますか？　図書館が開いている時
　　　　　間を知っていて，閉館時間に行ってしまわないようにできますか？
キャロル：月曜日には診察の予約が入っているので，火曜日に行きます。
　　　　　図書館が午前10時から開いているのを知っています。家を10時に出
　　　　　れば，着いた時には開いています。

リーダー：その曜日と時間なら大丈夫ですね。図書館にはパソコン室があ
　　　　　ると話していましたね。パソコン室でパソコンを使ったことがあり
　　　　　ますか？

キャロル：いいえ。でもそこで働いている人を見ました。その人が手伝っ
　　　　　てくれると思います。

リーダー：それはいいですね。そのステップを計画に追加しましょう。図
　　　　　書館の職員は，あなたがインターネットブラウザーを立ち上げて動
　　　　　物シェルターを検索できるページを開くまで手伝ってくれるでしょ
　　　　　う。インターネットで検索した経験はありますか？

キャロル：はい。

リーダー：それなら，検索ページに打ち込む単語をいくつか話し合ってお
　　　　　けば，地域の動物シェルターのリストを見つけられますね。

　キャロルとリーダーは，引き続きキャロルの計画をさらに細かい部分ま
で点検していきました。そして，動物シェルターのリストをプリントアウ
トするためのお金か，リストを書き留めるための紙と筆記用具のどちらか
をキャロルがもって行かなければいけない点に気がつきました。些細なこ
とのようでも，それがなければ計画は失敗していたかもしれません。リー
ダーと一緒にステップを一つひとつ細かく見ていった後で，キャロルの計
画は初めのものよりもずっと具体的になりました。

1. 火曜日の午前 10 時に，家から 4 ブロック歩いて，モンロー通りの図
　　書館へ行く。

2. 図書館の二階にあるパソコン室へ行く。

3. パソコン室にいる図書館の職員に助けてもらって，パソコンを立ち
　　上げ，インターネットブラウザーで検索画面を開く。

4. 検索する用語の「サンディエゴ　動物シェルター」を入力する。

350　第Ⅱ部　実践ガイド

5. 検索結果画面にある地図を使って，自宅から歩ける範囲かバス路線から近い位置にあるシェルターを4カ所見つける。

6. ノートにシェルターのリストを書き出す時には，シェルター名，住所，電話番号を書く。

セッションの中での技能練習：SCALEステップ

　セッション4と同じ手順でセッション中の技能練習をします。題材に選んだ問題に注目して，全員でSCALEの初めの4ステップに取り組んで解決します。参加者はSCALEステップを先の3セッションでも練習していますので，セッション中に2つは問題解決ができるでしょう。また，セッション中の練習をする時には全員がワークシートに記入しなくてもかまいません。題材の問題を提供した参加者たちだけが，参加者向けワークブックの「実地練習：SCALE問題解決ワークシート」に記入します。題材にする問題は，参加者から希望者を募って提供してもらってもかまいませんし，参加者が記入した「7-7-7でゴールイン！」ワークシートにある目標へのステップかまたはセッションの初めに参加者がアジェンダに追加した問題から選んでもかまいません。

実地練習を決める：SCALEワークシート

　先のどのセッションとも同じで，題材を提供してセッション中の練習でSCALEステップに取り組んだ参加者は，全員で考え出した解決策の計画を実行して評価してくるのが実地練習になります。そのほかの参加者たちは，SCALEワークシートをできるところまで記入してきます。モジュールのこのセッションにもなると，参加者はSCALEステップの練習を十分積んでいるので，ワークシートの最初のステップより先まで記入できるでしょう。できるだけたくさんのSCALEステップを実行してくるように伝えて，初めの3ステップ「(S) さあ，問題は何か，(C) 考えよう，解決

策を，（A）アセスメント」までは終えるように提案しましょう。そこまでを達成できそうかどうかについての参加者の思考も必ず引き出します。参加者がひどく心配していたり，「7-7-7でゴールイン！」ワークシートにある目標へのステップを「具体的に取り組める問題」に未だに言い換えられずにいたら，最初のステップを助けましょう。モジュールの終わり（次のセッション）までには，参加者は SCALE の 5 つのステップに自分だけで取り組んで問題解決のための計画を実行できるようになっているはずです。

セッションをまとめる

まとめの要点：

・細かい部分をいくつか見落としているために計画がうまくいかない場合があります。大丈夫です。SCALEを使って一つひとつのステップに関連している問題を解決し，新しい計画を立てましょう。

参加者の意見を聞こう

計画を立てることについて尋ねましょう。「計画を細かい部分まですべて考えるのは大変ですか？　細かい計画を立てると役立つと思いますか？」。中には計画をとても細かい部分まで詳しく決めておきたいと感じる参加者もいますし，もっと大枠を見て細かいステップを書き込みたがらない参加者もいます。その点に注目しましょう。さまざまな参加者全員に当てはまるように話をするには，計画を細かい部分まで決めて何が必要かをよく考えておくと計画がうまくいきやすくなるけれども，どこまで細かく考えなければいけないかに決まりはない，と伝えるとよいでしょう。SCALE ステップと SCALE ワークシートに慣れて使いやすくなってきているかどうかも尋ねましょう。ワークシートを記入する作業が多すぎる，記入していると遅くなるなどの声が挙がったら，問題解決のステップを「頭

の中で」踏んでみて，何も記入しないで「（E）いざ，実行して評価」するステップがどうなったかを次のセッションで報告してください，と伝えましょう。参加者によっては既に考えずに実行できるくらいSCALEが身について何も記入しないでも次のセッションまでに目標へのステップを完了できるようになっているのなら，問題が解決されて行動計画が実行されている限りワークシートを記入してこなくてもかまいません。

セッション6：目標と関係する問題を解決する

リーダーのセッション計画

- ・参加者と協力してアジェンダを設定する
- ・実地練習を振り返る：SCALEワークシート
- ・参加者の目標と関係する問題を解決する
- ・セッション中の技能練習：SCALEステップ
- ・実地練習を決める：SCALEワークシート
- ・セッションをまとめる
- ・参加者の意見を聞こう

セッションを行う

参加者と協力してアジェンダ（テーマ）を設定する

- ・実地練習を振り返る：SCALEワークシート
- ・あなた（参加者）の目標と関係する問題を解決する
- ・実地練習を決める：SCALEワークシート
- ・テーマにつけ加えたい項目は？

（下巻p.85参照）

第 8 章　問題解決技能モジュール　353

実地練習を振り返る：SCALEワークシート

　参加者が解決策の計画の実行を試みた行動は，結果にかかわらず，必ず励まして強化します。結果はコントロールできませんが，実行してみようとどれだけ努力するかはコントロールできますので，さらに実行してみるように強化します。計画が望ましい結果にならない場合は，よく話し合いましょう。失敗は誰にでもあることとして話をしながら，参加者が破局的に考えないように，計画が１つうまくいかなかったからといって，どんな問題も解決できないと決めつけてしまわないように導きましょう。参加者の発言に思考のミスの「全か無か思考」や「予言する」（例えば「１つの計画がうまくいかなかったから，すべての計画がうまくいかないだろう」）などがないかに気をつけて聞いていて，見つけたら名前をつけて示します。計画を見返して参加者がぶつかった妨げの問題に取り組むために必要な工夫をするか，別な解決策を選んで新しい計画を立てます。あきらめずに状況と環境にうまく適応する方法を教えましょう（**表 8.7** 参照）。

参加者の目標と関係する問題を解決する

　このセッションまでくると，参加者は，「7-7-7 でゴールイン！」ワークシートに記入した目標へのステップの達成と関係する問題をもうだいぶ解決しているかもしれません。それでも「参加者向けワークブック——問題解決技能モジュール」のセッション６に挙げたよくある問題のリストをみると，参加者の長期目標と直接関係する項目がまだあるかもしれませんし，目標と関係するさらに別な問題を見つけるきっかけになる項目もあるかもしれません。参加者に伝えて，リストを読んで，自分の目標に関係しそうな項目と，解決しなければいけない問題を思い出させてくれそうな項目のすべてにチェックを記入してもらいましょう。例えば，ワークブックにある「あなたがクビになればよいと同僚の１人が思っている，とあなたは考えます」の項目を読んだ参加者が，「同僚については心配していませ

354　第Ⅱ部　実践ガイド

表8.7　(E) いざ，実行して評価——計画を実行して結果を評価する

結果を評価する

・計画はうまくいったか？　どの程度うまくいったか？
・何がうまくいかなかったのか？　修正または改善できるか？
・うまくいった程度を評価（成功したと感じる程度を0～100％までの尺度で表す）してから計画を実行する前後で成功にかかわる評価を比べ，思考（期待）と，何かを試そうとして行動する可能性とのつながりを考えてもらう（「ご自分で考えていたよりも上手にできましたね。次回は失敗をそれほど心配しなくてもよいかもしれません」）。

落とし穴——計画が実行されなかった

・計画を実行する妨げになった障害を見つけ，SCALEを使って問題解決する。
・目標に向けて努力しようと動機づけてくれる長期目標と解決策の計画とをつなげられると，失敗の予期があっても計画を実行できるようになる。（「実験して計画が本当に失敗するかどうかをテストしたいと思いませんか？　確かなことを知ろうと思えば，試して何が起きるかを見るしかありません。その計画を実行するとあなたの目標へまた一歩近づけるかどうかは，試してみない限りわかりません」）

んが，上司は私をクビにしたいと考えていると思います」と話すかもしれません。そのコメントを「上司が私をクビにしたいと考えているかはどうしたらわかるだろう？」と言い換えると，参加者の目標と関係する問題を具体的にできます。

セッションの中の技能練習：SCALEステップ

　セッション5と同じ手順でセッション中の技能練習をします。参加者はセッションの初めに新しい問題を見つけていますので，その中から選んだ題材を使って全員でSCALEの初めの4ステップに取り組みます。セッション中にできるだけたくさん問題を全員で解決します。

実地練習を決める：SCALEワークシート

　先のどのセッションとも同じで，セッション中の練習でSCALEステッ

プに取り組んだ参加者たちは，全員で考え出した解決策の計画を実行して評価してくるのが実地練習になります。そのほかの参加者たちは，SCALEワークシートをできるところまで記入して，ワークシート全体を完成してきても結構です。本モジュールのこのセッションまでには，参加者は自分だけで5つのSCALEステップに取り組んで問題解決のための計画を実行できるようになっているはずです。

セッションをまとめる

まとめの要点：

・SCALEは，問題を解決するための道具です。困難に向き合えるように，妨げを取り除けるようにしてくれます。SCALEを使うと，問題を解決して，ステップを踏みながら目標達成に向かって人生を進められるようになります。

参加者の意見を聞こう

SCALEステップを自分だけで無理なくできそうかを参加者に尋ねましょう。「だんだん自然になってきましたか？　それともまだステップを覚えるのに苦労していますか？　CBSSTプログラムを卒業してからもSCALEを使って問題を解決すると思いますか？」。技能が役立つと参加者が感じているのなら，一緒に喜んで，参加者の目標と関係する問題を解決するためにどんどん使うように促しましょう。技能が役立たないと感じる参加者には，理由を尋ねましょう。もしかしたら，SCALEステップを順序立ててすべてたどらなくても上手に問題解決ができていたのかもしれません。そうであれば，その人たちのその領域での強みを喜びましょう。でもひょっとすると，5つのステップが大変すぎると感じるか，実際の状況でステップを覚えていられるとは思えないのかもしれません。名刺サイズのカードにSCALEステップを書いてラミネート加工したものを配る

と，SCALE を使うことを思い出しやすくなるでしょう。参加者に尋ねて，問題を小さく分ける，ブレーンストーミングする，計画する，などの具体的な取り組みの中で自分の問題解決技能を高めてくれたと感じるものが特にあるかを考えてもらい，一番役に立ったと感じたステップを覚えておくように提案しましょう。

トレーニングのコツ

問題解決技能モジュールの押さえどころ

- セッションの初めに，その日に取り組む技能の資料を「参加者向けワークブック」から配ってもかまいませんし，「CBSST参加者向けワークブック——問題解決技能モジュール」全体をまとめて渡してもよいでしょう。名刺サイズのカードにSCALEステップを書いてラミネート加工したものも，セッションの内外で参照するために配りましょう。
- SCALEステップを教えて書き出す時には，ホワイトボードやメモ用紙を使っても，ステップをポスターで見せても，もちろん両方使ってもかまいません。
- 現在の問題を参加者自身のリカバリー目標とつなげて，長期目標達成へのステップになる問題や解決策を選ぶように導きましょう。
- 実行することを励まし，実地練習を終えてきた時には特にたくさん褒めましょう。
- 「3C」，思考のミス，社会生活でのコミュニケーション技能を学んだ参加者には，そうした技能もどんどん使って問題解決するように促しましょう。
- 下巻付録Bにあるゲームや体験学習を利用した活動をして参加者を巻き込み，学習を楽しくしましょう。
- エクササイズについて参加者から意見を言ってもらいましょう。
  - ——よかった点は？　よくなかった点は？
  - ——一番難しかった部分はどこですか？
  - ——役に立ちましたか？

第9章

特徴のある参加者たち

　実践ガイド（第Ⅱ部）の第5章から第8章では，CBSST の基本技能を一人ひとりの参加者に合わせて使うことで，その人のリカバリー目標を達成しやすくなることを述べました。どのモジュールも設計に際して工夫されており，基本技能一式をトレーニングする時に参加者それぞれで異なったリカバリー目標に取り組めるように，またその人個別のニーズに合わせて調整できるようになっています。CBSST プログラムに含まれる基本技能は，さまざまな特徴のある参加者たちが利用するときにも，その人に合わせてトレーニングできます。第9章では，参加者の特徴別に CBSST 実施の際のヒントを説明します。

若い参加者

　若い参加者（18 ～ 25 歳）に CBSST でトレーニングをする場合は，セッションの進め方をいくつか工夫するとよいでしょう。第一に，セッションの時間は短めで，スピードを速めにし，普通はモジュールを繰り返さなくても大丈夫です。若い参加者は，中高年の参加者と比べると認知機能障害や思路障害が重篤な例はさほどなく，これらを補うために同じ技能を繰り

358　第Ⅱ部　実践ガイド

返し練習する必要はあまりありません。また同じ内容を繰り返すと注意が逸れやすくなります。モジュール全体を繰り返さずに，技能練習を追加して地域社会で実践的に技能を使用することを促すには，それぞれのモジュールの終わりに技能練習のためのセッションを2つ追加するとよいでしょう（各モジュールを8セッションにします）。追加の2セッションでは，目標に向けたステップに取り組むために，そのモジュールで中心に学ぶ技能（「3C」，基礎的コミュニケーション技能，SCALE など）を活用できます。方法は第5章から第8章で説明しました。

　第二に，第5章で中高年の参加者の関心をひきやすくするためにトレーニングの集まりを「クラス*1」と呼ぶことを提案しましたが，若い参加者たちは，普通はまだ学校に通っていて週の大半をクラスですごしているので当てはまらないかもしれません。若い参加者には，むしろ「グループ*1」への参加や，「社交グループ」や「集まり」の一員とされる方が好まれるかもしれません。一般に偏見がつきまといやすい呼び名も，トレーニングへの参加の妨げになるので避けましょう（例えば，以前に参加者たちが，心理社会的リハビリテーションセンターに行きたくない理由は「精神センター」に行くのが嫌だからだ，と話してくれました）。プログラムや集まりをなんと呼ぶかをグループの参加者たちに自分で決めてもらったときもあります。呼び名は大切で，それ次第でトレーニングに来たいとも来たくないとも感じるものです。

　第三に，第二の点ともつながりますが，「目標」を設定するように言われると，若い参加者たちは不快に感じる場合があります。人生のその時期に「目標」について聞かれると，職業上の進路を定め，人生のはっきりとした計画と目標をもつようにと，せっつかれている感じがするかもしれません。「目標」という単語をできるだけ使わないで目標を設定してみましょ

---

*1　訳注：第5章の訳注5（p.132）を参照。

う（「人生の中で本当の望みはなんですか？　どうなると生活がもっと楽しくなりますか？」など）。「7-7-7（スリーセブン）でゴールイン！」ワークシートも修正して，「目標」を「望み」，「目標へのステップ」を「望みをかなえるためにできること」にするとよいでしょう。

　第四に，セッションでは，どんどんゲームをしたり音楽やビデオを流したりすると参加者たちを巻き込めるのでお勧めです（下巻付録Ｂと本ページの「トレーニングのコツ」を参照）。

　第五に，症状の体験は誰にもありうることだと強調し精神病症状への偏見を取り除くことは，そうした症状を初めて経験している参加者にとってはとても大切で効果的です。共通の経験や「私も」の感じが全員に伝わるように示すと，若い参加者にとってメリットがあり，集団の凝集性を高めます。

　第六に，若い参加者たちの多くは家族と一緒に住んでいるか，いずれにしても家族とかなり頻繁に交流していることを考えると，家族にも心理教育などの家族向けの支援を行うのは，家族を支える意味でも，参加者の長期的転帰を改善する意味でも大切です。

　第七に，トレーニングの一環として商店街や公園，院内カフェテリアなどへ，グループの部屋からみんなで外出すると，楽しいだけでなく技能を地域社会で練習する機会にもなって参加者を巻き込めます。

　最後に，ロールプレイの場面や解決する問題の例には，若者と関係の深い内容（例：学校での友達同士の関係，学業成績，親とのやりとり，等）も含めるようにして，コミュニケーション技能については，ソーシャルメディアのウェブサイト上で交流する状況についても話し合いましょう。

360　第Ⅱ部　実践ガイド

トレーニングのコツ

若者が楽しめる工夫をしよう

　セッションを楽しくするのはどの年齢層の参加者を巻き込むにも大切ですが，特に若者たちは，刺激的で活発なセッションを喜びます。
　セッションを活発にする方法はたくさんあります。例えば，

・どのセッションにも，ゲームや活動をできるだけ取り入れましょう。下巻付録Bにたくさん紹介したゲーム等の活動は，参加者たちを引き込んで，CBSSTに含まれる技能のそれぞれの大切な考え方を教え，練習する機会をつくります。
・若者たちとつながり合うため，ICT技術*2をどんどん取り入れましょう。部屋にインターネットに接続できる設備があるのでしたら，ウェブサイトから楽しい動画を再生して流しましょう。セッションの初めと終わりには，パソコンやスマートフォンから音楽を流すのもお勧めです。実地練習や次の約束の日時を思い出してもらえる短いテキストメールを参加者たちの携帯電話に送るのも効果的です。コミュニケーション技能について話し合う時には，ソーシャルメディアで交流する場面も含めて考えましょう。
・グループのリーダーは，若者グループの場合はより元気よく，話し合いを活発にして，ユーモアも交えながら参加者たちの関心を引きつけていかねばいけないかもしれません。
・パソコンのプレゼンテーション用ソフトを利用していろんな媒体を使った教材を作りましょう。きれいな画像のスライドを見せて技能を教える，ワークシートに動画を含める，などができるでしょう。

中高年の参加者

　CBSSTは，もともと中高年（55歳を超える人）の利用者のために開発され，実際にその年齢層の人たちで効果があると示されました（第2章参照）。中高年の参加者にトレーニングをする時は，CBSSTプログラムの基本は変わりませんが，考慮しなければいけない大切な点がいくつかあります。

---

*2　訳注：コンピューターとネットワークを活用した情報通信技術。

第9章　特徴のある参加者たち　361

　第一に，CBSST は基本的に教育的で参加者と協力しながら進めていく手法で，中高年の参加者にとってはほかの心理療法よりも受け入れやすいようです。それもあって，中高年の参加者にトレーニングをするときには，CBSST セッションをグループよりも「クラス」と呼びます。参加者は，またもや「グループ」かセラピーを経験するよりも，問題に対処したり周りの人と交流したりする方法を学べるクラスに出席したいと思うのでしょう。

　第二に，世代に特有な信念や年齢にまつわる信念がトレーニングを妨げているときは，認知技能モジュールで学ぶ諸技法を使って修正します。例えば，この世代の人たちが抱きがちな「個人の問題を公の場で話すものではない」などの信念があると，トレーニングを喜ばないかもしれません。また「学んだり，生き方を変えるには年齢が高すぎる」などは，参加者だけでなくリーダーが抱いていることも珍しくない信念で，それもトレーニングに参加しにくくするでしょう。そうした信念には，認知技能モジュールの思考を見直す技法である「3C」などを使って取り組みましょう。

　第三に，セッションで注目する題材も年齢に合わせて選ばなければいけません。例えば，ロールプレイのシナリオはその年齢でよく経験する状況（医師に健康上の問題や眼鏡について相談する場面，等）にし，解決する問題も年齢に特有の題材（例：交通手段を見つける，聴力や視力の問題に取り組む，社会的役割の変化に対応する，友人や家族が亡くなった状況を受け容れる，等）にしましょう。題材にできる問題には，グループでのセッション実施状況に直接関連するものもあるかもしれません（聴力が低下した参加者が，ほかの参加者にもっと大きな声で話してくれるように頼む，等）。大切な人を失ったり孤立したりする問題, 社会的支援や，余暇活動や，人間関係のコミュニケーション技能を改善する問題は，中高年の参加者にとってはますます重要になります。

　第四に，交通や歩行の問題も中高年の参加者ではよくみられるようにな

り，もしかしたらセッションをする会場までの交通手段を提供するか，または地域のもっと交通の便がよい場所でトレーニングをするなどの工夫が必要になるかもしれません。地域社会の中でトレーニングをすると，精神保健施設への通所についての偏見など，中高年の参加者で出席率が落ちる要因を減らすことにつながるでしょう。

　身体医学的な問題と認知機能障害（p.363 の「トレーニングのコツ」参照）も年齢が高くなるにつれて頻度が上がり，身体面の苦しさは直接的に気分，不安，精神病症状，楽しい活動，経済資源，日々の活動，人間関係などに影響を及ぼします。そうした問題はどれも，新しい技能を積極的に練習していこうとする CBSST に参加する姿勢に影響します。そのため，CBSST を実施するときには，参加者の身体的条件に注意しながらそれが許す範囲で活動を増やすようにしなければいけません。また，認知技能モジュールの諸技法を使って参加者の視点を上手に導き，病の負の側面に注目するよりも，身体医学的問題がある中でもその瞬間の経験をより豊かにする思考へと注意を向け変えやすくできると効果的でしょう。

　最後に，もう 30 年以上も精神疾患を抱えてきた人たちでは，そうした事情に特有の難しさも目標設定に伴います（p.364 の「トレーニングのコツ」参照）。中高年の参加者たちは，精神疾患のためにこれまで人生を通じて失敗の経験を重ね続けてきて，成功する期待をほとんどもてなくなっているかもしれません。また人間が情報を処理するときには誰にでもある偏りも，年齢がいくほど，失敗には注意が向くけれども過去に上手にできたことは無視しやすくなりがちです。さらに，目標を認識することで，再び失敗を重ねる危険をどうしても受け入れなければいけません。その具体的な目標をうまく達成できないことを超えて，症状が悪化し，再入院さえありうると予測することもあります。特にそれだけ長く精神疾患とともに生き続けてきた参加者たちは，あなたには重い慢性の脳疾患があって回復の望みはほとんどない，と伝えられています。利用者の強みと機能面の回復へ

第9章　特徴のある参加者たち　　363

の高い見込みを重視するように，リカバリーや心理社会的リハビリテーションモデルによる保健医療システムの改革が始まったのはごく最近のことであり，中高年の参加者たちは，リカバリーと心理社会的リハビリテーションモデルに接する機会がこれまでにほとんどなかったはずです。医療提供者側が希望をもっていなかったのですから，年齢を重ね長い間病を抱えてきた参加者たちも希望をすっかり失っていることは十分考えられます。

　目標設定上のそうした難しさに取り組む方法は，第5章で説明しました。さらに，中高年の参加者のトレーニングがうまくいくために何よりも大切なのは，リーダーが真っ先に自分自身の信念をよく調べることで，中高年の参加者が目標を達成する可能性について，どんな小さな悲観的信念であっても，自分で気づかないまま伝えていないかをよく点検しましょう。重篤な精神疾患とともに生きる経験と，それが目標に対する期待にどんな影響を及ぼすかについて，心を開いて話し合えることは，中高年の参加者のトレーニングが成功するうえでとても大切な要素です。

トレーニングのコツ

中高年の参加者の認知機能障害を補う

　中高年の参加者では，普通の加齢だけでなく，それまでの生涯にわたるさまざまな併存する要因（教育の機会が少なかった，仕事ができなかった，身体疾患，栄養不足，貧困など）からも認知機能がさらに損なわれているかもしれません。認知機能障害を補うにはいくつか方法があります。

・話し合いの内容を簡単にして，スピードをゆるくします。
・3つのモジュールをもう一度受けるなど，繰り返す部分を多くして，セッション中も技能を何度も練習できるようにします。
・認知機能を補う道具や工夫（例：忘れないためのメモ，トレーニング用のワークブック，名刺サイズのカードに技能の説明を書いたもの，セッションで教えている情報は必ずホワイトボードなどに書き出す手法，技能を思い出しやすくする語

364 第Ⅱ部 実践ガイド

呂合わせ）を使って認知機能障害の影響を和らげやすくします。
・微細運動，視覚，聴覚の面の困難は，中高年の参加者にはよくみられます。技能を教える時の資料は，文字が大きく，書きこめる余白がたっぷりあるものがよく，また音量が参加者にとってちょうどよいかを頻繁に尋ねなければいけません。

トレーニングのコツ

中高年の参加者のリカバリー目標設定

生活，教育，仕事，対人交流に関する目標は，年齢とともに変化します。例えば，

・自立生活についての考え方が変わり，自立生活の妨げになる身体の健康問題と折り合いをつけるため，改められるかもしれません。「自立」は，施設からの移行というより，援助付き住居施設に入居したままで自己管理や責任分担の範囲を広げることとみなせます。
・仕事や学業の目標では，以前ほど長期的に職業面の技能を高めることにはそれほど注目しなくなり，むしろ地域の活動にもっと関わってボランティアや生涯学習教室に参加する方へ目を向けるかもしれません。
・対人交流面の目標は中高年の参加者にとっては優先度が高いといえます。高齢者が自宅で孤立しやすい要因には，対人交流に関心がないこと，身体の状態からくる制限，友人や家族と疎遠になっている，親しい友人たちが既に亡くなっている，などがあるでしょう。

そうした問題を考え合わせながら目標設定するのは大切です。ただ，考慮はしつつ，その時に参加者に何ができて何ができないかを決めつけないように気をつけなければいけません。参加者にとって達成できる目標かどうかを判断するには，実際に試してみなければいけません。

薬物やアルコールの使用

薬物やアルコールの問題は重篤な精神疾患のある人たちではしばしばみられ，40〜60％の利用者が生涯のどこかで物質使用障害を経験します。

CBSST プログラムでも，物質使用に取り組めます。再発を防ぐ治療・支援をプログラムに取り入れて，まず，薬物やアルコールを使いたいと強く感じさせる引き金（例：不快な感情，人間関係の軋轢，きっかけとなりうる場所，等）に自分で気づけるようにします。次に，CBSST の技能を教えて，引き金に対処して再発を防げるようにします。CBSST の３つのモジュールで教える技能は，どれも物質使用に注目しながらトレーニングできます。認知技能モジュールでの思考を見直す技能の「3C」を使って再発を防ぐには，強い欲求や実際に物質を使用してしまう行動の引き金になる思考（例：「こんな状況になって，しらふではとてもやってられない」「万事順調だから１回くらい飲んでも大丈夫だろう」「一緒に飲まなければみんなに嫌われる」「飲まなければ楽しめない」，等）を見つけて崩します。SST モジュールのロールプレイも，薬物やアルコールの使用と結びついたシナリオを練習できます。例えば，頼み事をする技能を使って薬物やアルコールを勧めないでくれるようにお願いする，周りの人に言い訳して再発の恐れが高い状況から抜け出す，「こわれたレコードの技法」（薬物やアルコールを何度も勧められる場合に「もう使わない／飲まないと決めました」を繰り返す）などがあるでしょう。問題解決技能トレーニングのSCALE も，アルコールを飲む代わりにできる楽しい余暇活動を探す，薬物やアルコールを使わない新しい友達ができる場所を見つける，アルコホーリクス・アノニマス（AA）*3／ナルコティクス・アノニマス（NA）*3の集まりを探す，薬物やアルコールの好ましくない影響に対処するための

---

*3　訳注：AAとはAlcoholics Anonymous（匿名のアルコール症者たち）の略語で，経験と力と希望を分かち合って共通する問題を解決し，ほかの人たちもアルコール症から回復するように手助けするための共同体であり，飲酒をやめたいと願うなら会員になれる。12のステップの実践とミーティング，信頼できるメンバーとのスポンサーシップによる助け合い，アルコール問題を抱える人へのメッセージ伝達活動などを行う。NAはNarcotics Anonymous（匿名の薬物依存症者たち）の略語で，AAから派生した，薬物乱用をやめたい人々の共同体。AAと類似の12ステップの実践等を行う。

366 第Ⅱ部 実践ガイド

新しい方法を見つける，などの問題解決に使えます。

　物質使用障害を支援課題としているグループなら，前回のセッションからその日までの間に薬物やアルコールを使わないでいられたか，または再発かそれに近いぎりぎりの状態が起きたかを話してもらい，各参加者の様子を確かめる，チェックイン＊⁴の手順をグループ開始時に毎回入れるとよいでしょう。薬物やアルコールを使ってしまった出来事について話し合い，何が引き金だったかを振り返り，対処の方法をさらに工夫していくと，将来の使用を予防できるようになります。

　グループ形式でセッションを行う場合，物質使用に取り組む方法はいくつかあります。理想をいえば，グループ参加者全員にとって物質使用が第一の焦点課題となるグループを組めると一番よいでしょう。そうすると，セッションで使う題材，場面例，ロールプレイのシナリオで物質使用に注目していけます。しかし，この問題にグループの参加者全員が注目しているわけではなくても，参加者の個人の目標に設定すれば，ほかの目標と同じようにして薬物やアルコールの使用にもモジュールの中で取り組んでいけます。

混乱した話し方

　話し方が混乱すると，人間関係を築こうとする時に大きな妨げになるかもしれません。また，セッションの時に参加者が混乱した話し方をすると，何を伝えているのかを整理したり理解しようとしたりするのにかなり時間がかかって，CBSST セッションの焦点がずれやすくなります。会話の際に話が混乱する場合はコミュニケーション技能をトレーニングすると効果的です。特定の話題に固執する，話が逸れる，あまり関係のない主題へ跳

＊4　訳注：第3章の訳注13（p.70）を参照。

ぶなどはコミュニケーション技能の問題と考えることができます。参加者の話す内容が理解しにくいときは、「すみません、よく理解できない部分がありました」と伝えて、グループ以外の場で話している状況で周りの人が混乱した様子をみせたことがなかったかどうかを尋ねましょう（またはグループのほかの参加者の意見を求めるのもよいでしょう）。また、長くてわかりにくいコミュニケーションは参加者が目標（就職面接、友人やパートナーとの会話など）を達成するのを妨げる点も指摘しましょう。リーダーによっては、その人の話が理解できないと伝えると参加者の気持ちを傷つけそうで抵抗を感じる人もいるかもしれません。または、リーダーなら参加者の話を理解できなければいけないと考えて、参加者が要点のはっきりしない話を長々としている間もずっと待っているかもしれません。しかし、効果のないコミュニケーションは素早く指摘して、その機会をとらえて技能を練習する方が、参加者にとってもグループにとっても役立ちます。効果のないコミュニケーションが人間関係を妨げるままにしているのは大概むしろ状況を悪くするので、優しく口を挟んでコミュニケーションを改善する方がずっと効果的です。

　SSTモジュールを使うと、言葉や身振りではっきり「ツボを押さえて簡潔に」表現することと、周囲の人が混乱していることを示す手がかり（目をそらすなど）に注意をもっと向けることを教えられます。コミュニケーションが混乱しているとリカバリー目標を達成しにくくなるという関連性を伝えたうえで、本人の目標の達成のため「ツボを押さえて簡潔に」コミュニケーションに取り組むことに、参加者とリーダーとで合意できると効果的です。例えば、あらかじめ打ち合わせて、ロールプレイやそのほかのセッション中の発言でも、参加者がもっと「ツボを押さえて簡潔に」話さなければいけない状況になったらリーダーが手を上げて割り込む、手を振って示す、そのほかの言葉によらない合図を送る、などと決めておくとよいでしょう。私たち著者のお気に入りの１つは、スポーツのタイムアウトの合

368　第Ⅱ部　実践ガイド

図のように手をＴの字に組み合わせることで話が「脱線」しているのを
伝える方法です。または，ただ両手を近づけて見せて「もっと短く」を示
す方法もあります。あらかじめ打ち合わせておいたそうした合図を見た時
に参加者が話を短く簡潔にできるようになったら，次に，そのほかの自然
な社会的合図で聞き手が混乱しているのを示すもの（顔の表情，目を逸ら
す，身振りによるメッセージ，質問など）を教えます。そのようにすると，
聞き手が混乱していることを伝える合図を出した時に，参加者はそれに反
応して「ツボを押さえて簡潔に」話せるようになります。

トレーニングのコツ

混乱した話の内容ではなく，グループ全体の話し合いの流れに注目しよう

　必要で適切な場合，話し合いの流れに注意を向けて取り組みましょう。話題に出た
出来事や妄想の細かい内容に気を取られたり，脱線した話題が長々と続いたりすると，
セッションがあっという間に妨げられます。グループで話し合っている時に論争する
のもセッションを妨げます。そうした時は，話の内容に注目するよりも，一歩さがっ
て，話し合いの流れに何が起きているかを指摘するとよいでしょう。例えば，

- 「気がついたのですが，グループのみなさんと私はその信念にとって不利な証拠
　を言い続けていて，あなたは信念にとって有利な証拠を挙げ続けています。信念
　が正確かどうかについてはひとまず意見が一致しない点だけ合意して，むしろそ
　の信念があなたの目標を達成しやすくしているかどうかを話した方がよいかもし
　れません」
- 「ジョンがあなたの話を遮ってからあなたが不機嫌になったのに気がつきまし
　た。遮られた時に，どう感じましたか？」
- 「たくさんの意見が同時に飛び交っています。グループのルールを忘れないでく
　ださい。ほかの参加者を尊重して，誰かが話している時には横で別な会話をしな
　いでください」
- 「話が新しい話題に移りましたね。ほかの参加者があなたの話に混乱しているよ
　うです。話していると周りの人が混乱する経験はよくありますか？　わかりやす
　いコミュニケーションに向け取り組むという目標を設定するのはいかがでしょう
　か？」

不安

　不安が強いと技能を上手に使いこなす妨げになる場合もあります。不安を和らげる行動的技法には、例えば「段階的曝露」があります。これは、あらかじめ打ち合わせて決めた段階に沿って、恐怖を感じる活動を系統立ててこなしていきます。参加者は、まず、不安を感じる活動（例：誰かをデートに誘う、店で買い物をする、等）を具体的な階層に分けて、不安をほとんど感じない活動から不安を一番強く感じる活動まで並べます（例：店まで行くけれども入らない、店まで行って商品を見るけれども買わない、朝早くにお客がまだ誰もいない大きな食品店へ行って買い物をする、不安が一番強くなる状況、例えば小さな店の一番混んでいる時間帯に買い物をする）。それから、不安をそれほど感じない課題から練習し始めて、その状況で不安が減ったら次の課題へと段階的に進みます。

　グループでロールプレイをするのが不安な参加者は、ほかの参加者たちの前で話をする練習を段階的にしていくとよいでしょう。まず「参加者向けワークブック」の一節を声に出して読みます。次に、ロールプレイのステップを読み上げるか、ほかの参加者がしたロールプレイに具体的なフィードバックを行い（例：ロールプレイをした人が視線を合わせていたかについて、等）、そしてロールプレイの台本があるならそれを読んでから実際にロールプレイしてみる、というふうに進めます。参加者たちが課題を練習する時には、課題を実行する前、実行している最中、実行した後のそれぞれで不安の程度を 0 から 10 までの数値で評価してもらいましょう。そうすると不安を自分で意識しやすくなり、課題を実行していく中で時間とともに不安がどのように変化するかがわかりやすくなります。

　そのようにして不安の段階を次第に挙げていく時に、リラクセーションの技法も同時に教えます。例えば、漸進的筋弛緩法[*5]や呼吸再訓練法[*6]などがあり、そうした技法を使うと不安の症状を管理しやすくなります。

370　第Ⅱ部　実践ガイド

リラクセーション技法を十分トレーニングして身につけるには，不安の強い参加者に個別セッションを補わなければいけないかもしれません。しかし，リラクセーション技能はほかの参加者も不安な状況で使えますので，セッションを丸ごと1つ追加してグループ全体に教えるのも十分意味があるでしょう。また「恥ずかしい何かを言ってしまう」「めちゃくちゃなことをしてしまう」「みんなに笑われる」などの不安を誘発する思考がどれほど正確かを，「3C」を使って調べてもよいでしょう。

　関連するエクササイズにマインドフルネス瞑想があり，不安と抑うつの治療に取り入れられ，アクセプタンス*7に基づく精神病症状への治療にもある程度まで取り入れられています。「マインドフルネス」は，意識的な仕方で注意を「今，この瞬間」に向けて，いっさい評価をしません。マインドフルネスを実践する時は，特定の刺激（呼吸など）に注意を向け続け，それだけに集中します。内面に思考が湧く，外から音が聞こえるなどして注意が逸れたら，注意が逸れたことに気づくと同時に自分の中でどんな反応が起きているかにも気づけるようになりますが，注意をそれらに引きつけられたままにはしません。注意を元の課題（この場合は呼吸）に戻します。マインドフルネスは練習が必要です（個別またはグループでのセッションを，おそらくいくつか追加しなければいけないでしょう）。しかし，参加者たちに自分の思考を観察できるようになることを教えるには特に役立つ技能です。自分の思考に気づくことができるようになると，思考が正確かどうかを観察できるようになって，思考のとおりに行動しなければいけないわけではないことが，よくわかるようになります。

---

*5　訳注：原文はprogressive muscle relaxation。E.ジェイコブソンが開発した，筋肉を意識的に緊張と弛緩を繰り返すことで，身体のリラックスを導く技法。

*6　訳注：原文はbreathing retraining。緊張や不安の軽減や呼吸困難を整えることを目的として，腹式呼吸で開始は必ず呼気から始め，呼気と吸気が1：1で実施する等を意識的に訓練するもの。

*7　訳注：望ましくない思考や感情を意識的に抑制しようとせずに一定の距離を保ち続ける態度。

訳者からの謝辞

　今回の翻訳に当たり多くの方々にお世話になりました。以下，心より感謝申し上げます。丹羽真一先生（福島県立医科大学医学部神経精神医学講座名誉教授・SST 普及協会会長）には「推薦の言葉」をいただきました。原著者グランホルム先生らには，訳者からの質問に丁寧にお答えいただきました。予備原稿を臨床現場で通用するものにしていく過程では，河岸光子様（医療法人社団欣助会吉祥寺病院　看護師・SST 普及協会認定講師），北岡祐子様（医療法人尚生会（創）シー・エー・シー　精神保健福祉士），齋藤美弥様（医療法人財団東京勤労者医療会代々木病院　精神保健福祉士），高橋百合子様（東京都立多摩総合精神保健福祉センター　公認心理師・臨床心理士），田口功様（社会医療法人北斗会さわ病院　精神保健福祉士），竹内真弓様（東京都立多摩総合精神保健福祉センター　医師），山本裕美子様（田園調布カウンセリングオフィス・医療法人財団東京勤労者医療会代々木病院　公認心理師・臨床心理士）から，貴重なご意見をいただき，多くを訳文に活かしました。上下 2 分冊にわたる訳書の出版には，星和書店編集部近藤達哉様・同社長石澤雄司様の格別のご厚意が不可欠でした。

　最後に，訳者はどれも専門職でかつ組織の管理者でもあり，多忙を口実に作業が遅れがちでしたが，足元から動かしてくださったのは，統合失調症のある人の医療や地域生活支援を担う多くの精神保健医療福祉スタッフにおける，効果的で実施しやすい支援技術の必要性と期待でした。これらに沿うものとなることを願いつつ，改めて御礼申し上げます。

2019 年 5 月

訳者一同

文献

Aarons, G. A. (2004). Mental health provider attitudes toward adoption of evidence-based practice: The Evidence-Based Practice Attitude Scale (EBPAS). *Mental Health Services Research, 6,* 61–74.

Aarons, G. A., Fettes, D. L., Flores, L. E., Jr., & Sommerfeld, D. H. (2009). Evidence-based practice implementation and staff emotional exhaustion in children's services. *Behaviour Research and Therapy, 47,* 954–960.

Addington, J., Marshall, C., & French, P. (2012). Cognitive behavioral therapy in prodromal psychosis. *Current Pharmaceutical Design, 18,* 558–565.

Andreasen, N. C. (1982). Negative symptoms in schizophrenia: Definition and reliability. *Archives of General Psychiatry, 39,* 784–788.

Andreasen, N. C., Carpenter, W. T., Jr., Kane, J. M., Lasser, R. A., Marder, S. R., & Weinberger, D. R. (2005). Remission in schizophrenia: Proposed criteria and rationale for consensus. *American Journal of Psychiatry, 162,* 441–449.

Arns, P., Rogers, E. S., Cook, J., & Mowbray, C. (2001). The IAPSRS toolkit: Development, utility, and relation to other performance measurement systems (Members of the IAPSRS Research Committee, International Association of Psychological Rehabilitation Services). *Psychiatric Rehabilitation Journal, 25,* 43–52.

Avery, R., Startup, M., & Calabria, K. (2009). The role of effort, cognitive expectancy appraisals and coping style in the maintenance of the negative symptoms of schizophrenia. *Psychiatry Research, 167,* 36–46.

Bandura, A. (1969). Social-learning theory of identificatory processes. In D. A. Goslin (Ed.), *Handbook of socialization theory and research* (pp. 213–262). Chicago: Rand McNally.

Bandura, A. (1986). *Social foundations of thought and action: A social cognitive theory.* Englewood Cliffs, NJ: Prentice-Hall.

Bandura, A. (1997). *Self-efficacy: The exercise of control.* New York: Freeman.

Beck, A. T., Baruch, E., Balter, J. M., Steer, R. A., & Warman, D. M. (2004). A new instrument for measuring insight: The Beck Cognitive Insight Scale. *Schizophrenia Research, 68,* 319–329.

Beck, A. T., & Rector, N. A. (2000). Cognitive therapy of schizophrenia: A new therapy for the new millennium. *American Journal of Psychotherapy, 54,* 291–300.

Beck, A. T., Rector, N. A., Stolar, N. M., & Grant, P. M. (2009). *Schizophrenia: Cognitive theory, research, and therapy.* New York: Guilford Press.

Beck, A. T., & Steer, R. A. (1990). *Manual for the Beck Anxiety Inventory.* San Antonio, TX: Psychological Corporation.

Beck, A. T., Steer, R. A., & Brown, G. K. (1996). *Beck Depression Inventory—Second Edition Manual.* San Antonio, TX: Psychological Corporation.

Bellack, A. S. (2002). Skills training for people with severe mental illness. *Psychiatric Rehabilitation, 7,* 375–391.

Bellack, A. S., & Mueser, K. T. (1993). Psychosocial treatment for schizophrenia. *Schizophrenia Bulletin, 19,* 317–336.

Bellack, A. S., Mueser, K. T., Gingerich, S., & Agresta, J. (2004). *Social skills training for schizophrenia: A step-by-step guide* (2nd ed.). New York: Guilford Press.

Bellack, A. S., Mueser, K. T., Morrison, R. L., Tierney, A., & Podell, K. (1990). Remediation of cognitive deficits in schizophrenia. *American Journal of Psychiatry, 147,* 1650–1655.

Bellack, A. S., Sayers, M., Mueser, K. T., & Bennett, M. (1994). Evaluation of social problem solving in schizophrenia. *Journal of Abnormal Psychology, 103,* 371–378.

Benton, M. K., & Schroeder, H. E. (1990). Social skills training with schizophrenics: A meta-analytic evaluation. *Journal of Consulting and Clinical Psychology, 58*, 741–747.

Bilker, W. B., Brensinger, C., Kurtz, M. M., Kohler, C., Gur, R. C., Siegel, S. J., et al. (2003). Development of an abbreviated schizophrenia quality of life scale using a new method. *Neuropsychopharmacology, 28*, 773–777.

Birchwood, M., Smith, J., Cochrane, R., Wetton, S., & Copestake, S. (1990). The Social Functioning Scale: The development and validation of a new scale of social adjustment for use in family intervention programmes with schizophrenic patients. *British Journal of Psychiatry, 157*, 853–859.

Birchwood, M., Smith, J., Drury, V., Healy, J., Macmillan, F., & Slade, M. (1994). A self-report Insight Scale for psychosis: Reliability, validity and sensitivity to change. *Acta Psychiatrica Scandinavica, 89*, 62–67.

Birchwood, M., Todd, P., & Jackson, C. (1998). Early intervention in psychosis: The critical period hypothesis. *British Journal of Psychiatry, 172*(Suppl. 33), 53–59.

Bleuler, M. (1968). A 23-year long longitudinal study of 208 schizophrenics and impressions in regard to the nature of schizophrenia. *Journal of Psychiatric Research, 6*, 3–12.

Bowie, C. R., Reichenberg, A., Patterson, T. L., Heaton, R. K., & Harvey, P. D. (2006). Determinants of real-world functional performance in schizophrenia subjects: Correlations with cognition, functional capacity, and symptoms. *American Journal of Psychiatry, 163*, 418–425.

Brabban, A., Tai, S., & Turkington, D. (2009). Predictors of outcome in brief cognitive behavior therapy for schizophrenia. *Schizophrenia Bulletin, 35*, 859–864.

Bradshaw, W. H. (1993). Coping-skills training versus a problem-solving approach with schizophrenic patients. *Hospital and Community Psychiatry, 44*, 1102–1104.

Burns, A. M., Erickson, D. H., & Brenner, C. A. (2014). Cognitive-behavioral therapy for medication-resistant psychosis: A meta-analytic review. *Psychiatric Services, 65*, 874–880.

Cane, D. B., Olinger, L. J., Gotlib, I. H., & Kuiper, N. A. (2006). Factor structure of the dysfunctional attitude scale in a student population. *Journal of Clinical Psychology, 42*, 307–309.

Carrion, R. E., McLaughlin, D., Goldberg, T. E., Auther, A. M., Olsen, R. H., Olvet, D. M., et al. (2013). Prediction of functional outcome in individuals at clinical high risk for psychosis. *JAMA Psychiatry, 70*, 1133–1142.

Ciompi, L. (1980). Catamnestic long-term study on the course of life and aging of schizophrenics. *Schizophrenia Bulletin, 6*, 606–618.

Couture, S. M., Blanchard, J. J., & Bennett, M. E. (2011). Negative expectancy appraisals and defeatist performance beliefs and negative symptoms of schizophrenia. *Psychiatry Research, 189*, 43–48.

Dilk, M. N., & Bond, G. R. (1996). Meta-analytic evaluation of skills training research for individuals with severe mental illness. *Journal of Consulting and Clinical Psychology, 64*, 1337–1346.

Dixon, L. B., Dickerson, F., Bellack, A. S., Bennett, M., Dickinson, D., Goldberg, R. W., et al. (2010). The 2009 schizophrenia PORT psychosocial treatment recommendations and summary statements. *Schizophrenia Bulletin, 36*, 48–70.

Drake, R. E., Bond, G. R., & Essock, S. M. (2009). Implementing evidence-based practices for people with schizophrenia. *Schizophrenia Bulletin, 35*, 704–713.

Drury, V., Birchwood, M., Cochrane, R., & Macmillan, F. (1996). Cognitive therapy and recovery from acute psychosis: A controlled trial: II. Impact on recovery time. *British Journal of Psychiatry, 169*, 602–607.

D'Zurilla, T. J., & Nezu, A. M. (2010). Problem-solving therapy. In K. S. Dobson (Ed.), *Handbook of cognitive-behavioral therapies* (3rd ed., pp. 197–225). New York: Guilford Press.

Eckblad, M. L., Chapman, L. J., Chapman, J. P., & Mishlove, M. (1982). *The Revised Social Anhedonia Scale*. Unpublished test (copies available from T. R. Kwapil, Department of Psychology, UNCG, P.O. Box 26170, Greensboro, NC 27402-6170).

Edwards, J., Maude, D., McGorry, P. D., Harrigan, S. M., & Cocks, J. T. (1998). Prolonged recovery in first-episode psychosis. *British Journal of Psychiatry, 172*(Suppl. 33), 107–116.

Ekman, P. (1999). Basic emotions. In T. Dalgleish & M. Powers (Eds.), *Handbook of cognition and emotion* (pp. 45–60). Sussex, UK: Wiley.

Faerden, A., Nesvåg, R., & Marder, S. R. (2008). Definitions of the term "recovered" in schizophrenia and other disorders. *Psychopathology, 41*, 271–278.

Forbes, C., Blanchard, J. J., Bennett, M., Horan, W. P., Kring, A., & Gur, R. (2010). Initial development and preliminary validation of a new negative symptom measure: The Clinical Assessment Interview for Negative Symptoms (CAINS). *Schizophrenia Research, 124*, 36–42.

Fowler, D., Hodgekins, J., Painter, M., Reilly, T., Crane, C., Macmillan, I., et al. (2009). Cognitive behaviour therapy for improving social recovery in psychosis: A report from the ISREP MRC Trial Platform Study (Improving Social Recovery in Early Psychosis). *Psychological Medicine, 39*, 1627–1636.

Frese, F. J., III, Knight, E. L., & Saks, E. (2009). Recovery from schizophrenia: With views of psychiatrists, psychologists, and others diagnosed with this disorder. *Schizophrenia Bulletin, 35*, 370–380.

Friedman, J. I., Harvey, P. D., Coleman, T., Moriarty, P. J., Bowie, C., Parrella, M., et al. (2001). Six-year follow-up study of cognitive and functional status across the lifespan in schizophrenia: A comparison with Alzheimer's disease and normal aging. *American Journal of Psychiatry, 158*, 1441–1448.

Gaebel, W., Weinmann, S., Sartorius, N., Rutz, W., & McIntyre, J. S. (2005). Schizophrenia practice guidelines: International survey and comparison. *British Journal of Psychiatry, 187*, 248–255.

Garety, P., Fowler, D., Kuipers, E., Freeman, D., Dunn, G., Bebbington, P., et al. (1997). London–East Anglia randomised controlled trial of cognitive-behavioural therapy for psychosis: II. Predictors of outcome. *British Journal of Psychiatry, 171*, 420–426.

Gingerich, S., & Mueser, K. T. (Eds.). (2011). *Illness management and recovery: Personalized skills and strategies for those with mental Illness* (3rd ed.). Center City, MN: Hazelden.

Glynn, S. M., Marder, S. R., Liberman, R. P., Blair, K., Wirshing, W. C., Wirshing, D. A., et al. (2002). Supplementing clinic-based skills training with manual-based community support sessions: Effects on social adjustment of patients with schizophrenia. *American Journal of Psychiatry, 159*, 829–837.

Gould, R. A., Mueser, K. T., Bolton, E., Mays, V., & Goff, D. (2001). Cognitive therapy for psychosis in schizophrenia: An effect size analysis. *Schizophrenia Research, 48*, 335–342.

Granholm, E., Ben-Zeev, D., Fulford, D., & Swendsen, J. (2013). Ecological momentary assessment of social functioning in schizophrenia: Impact of performance appraisals and affect on social interactions. *Schizophrenia Research, 145*, 120–124.

Granholm, E., Ben-Zeev, D., & Link, P. C. (2009). Social disinterest attitudes and group cognitive-behavioral social skills training for functional disability in schizophrenia. *Schizophrenia Bulletin, 35*, 874–883.

Granholm, E., Holden, J., Link, P. C., & McQuaid, J. R. (2014). Randomized clinical trial of cognitive behavioral social skills training for schizophrenia: Improvement in functioning and experiential negative symptoms. *Journal of Consulting and Clinical Psychology, 82*(6), 1173–1185.

Granholm, E., Holden, J., Link, P. C., McQuaid, J. R., & Jeste, D. V. (2013). Randomized controlled trial of cognitive behavioral social skills training for older consumers with schizophrenia: Defeatist performance attitudes and functional outcome. *American Journal of Geriatric Psychiatry, 21*, 251–262.

Granholm, E., Loh, C., Link, P. C., & Jeste, D. V. (2010). Feasibility of implementing cognitive behavioral therapy for psychosis on assertive community treatment teams: A controlled pilot study. *International Journal of Cognitive Therapy, 3*, 294–302.

Granholm, E., McQuaid, J. R., Link, P. C., Fish, S., Patterson, T., & Jeste, D. V. (2008). Neuropsychological predictors of functional outcome in Cognitive Behavioral Social Skills Training for older people with schizophrenia. *Schizophrenia Research, 100*, 133–143.

Granholm, E., McQuaid, J. R., McClure, F. S., Auslander, L. A., Perivoliotis, D., Pedrelli, P., et al. (2005). A randomized, controlled trial of cognitive behavioral social skills training for middle-aged and older outpatients with chronic schizophrenia. *American Journal of Psychiatry, 162*,

520–529.

Granholm, E., McQuaid, J. R., McClure, F. S., Link, P. C., Perivoliotis, D., Gottlieb, J. D., et al. (2007). Randomized controlled trial of cognitive behavioral social skills training for older people with schizophrenia: 12-month follow-up. *Journal of Clinical Psychiatry, 68*, 730–737.

Granholm, E., McQuaid, J. R., McClure, F. S., Pedrelli, P., & Jeste, D. V. (2002). A randomized controlled pilot study of cognitive behavioral social skills training for older patients with schizophrenia. *Schizophrenia Research, 53*, 167–169.

Grant, C., Addington, J., Addington, D., & Konnert, C. (2001). Social functioning in first- and multiepisode schizophrenia. *Canadian Journal of Psychiatry, 46*, 746–749.

Grant, P. M., & Beck, A. T. (2009). Defeatist beliefs as a mediator of cognitive impairment, negative symptoms, and functioning in schizophrenia. *Schizophrenia Bulletin, 35*, 798–806.

Grant, P. M., & Beck, A. T. (2010). Asocial beliefs as predictors of asocial behavior in schizophrenia. *Psychiatry Research, 177*, 65–70.

Green, M. F. (1996). What are the functional consequences of neurocognitive deficits in schizophrenia? *American Journal of Psychiatry, 153*, 321–330.

Green, M. F., Hellemann, G., Horan, W. P., Lee, J., & Wynn, J. K. (2012). From perception to functional outcome in schizophrenia: Modeling the role of ability and motivation. *Archives of General Psychiatry, 69*, 1216–1224.

Green, M. F., Kern, R. S., Braff, D. L., & Mintz, J. (2000). Neurocognitive deficits and functional outcome in schizophrenia: Are we measuring the "right stuff"? *Schizophrenia Bulletin, 26*, 119–136.

Green, M. F., Kern, R. S., & Heaton, R. K. (2004). Longitudinal studies of cognition and functional outcome in schizophrenia: Implications for MATRICS. *Schizophrenia Research, 72*, 41–51.

Green, M. F., Penn, D. L., Bentall, R., Carpenter, W. T., Gaebel, W., Gur, R. C., et al. (2008). Social cognition in schizophrenia: An NIMH workshop on definitions, assessment, and research opportunities. *Schizophrenia Bulletin, 34*, 1211–1220.

Greenwood, K. E., Sweeney, A., Williams, S., Garety, P., Kuipers, E., Scott, J., et al. (2010). CHoice of Outcome In Cbt for psychosEs (CHOICE): The development of a new service user-led outcome measure of CBT for psychosis. *Schizophrenia Bulletin, 36*, 126–135.

Guo, X., Zhai, J., Liu, Z., Fang, M., Wang, B., Wang, C., et al. (2010). Effect of antipsychotic medication alone vs combined with psychosocial intervention on outcomes of early-stage schizophrenia: A randomized, 1-year study. *Archives of General Psychiatry, 67*, 895–904.

Haddock, G., Devane, S., Bradshaw, T., McGovern, J., Tarrier, N., Kinderman, P., et al. (2001). An investigation into the psychometric properties of the Cognitive Therapy Scale for Psychosis (CtsPsy). *Behavioural and Cognitive Psychotherapy, 29*, 221–233.

Haddock, G., McCarron, J., Tarrier, N., & Faragher, E. B. (1999). Scales to measure dimensions of hallucinations and delusions: The Psychotic Symptom Rating Scales (PSYRATS). *Psychological Medicine, 29*, 879–889.

Harding, C. M. (1988). Course types in schizophrenia: An analysis of European and American studies. *Schizophrenia Bulletin, 14*, 633–643.

Harding, C. M., Brooks, G. W., Ashikaga, T., Strauss, J., & Breier, A. (1987). The Vermont longitudinal study of persons with severe mental illness: II. Long-term outcome of subjects who retrospectively met DSM-III criteria for schizophrenia. *Journal of Psychiatry, 144*, 727–735.

Harris, R. (2009). *ACT made simple: An easy-to-read primer on acceptance and commitment therapy.* New York: New Harbinger.

Harrison, G., Gunnell, D., Glazebrook, C., Page, K., & Kwiecinski, R. (2001). Association between schizophrenia and social inequality at birth: Case–control study. *British Journal of Psychiatry, 179*, 346–350.

Harrison, G., Hopper K., Craig, T., Laska, E., Siegel, C., Wanderling, J., et al. (2001). Recovery from psychotic illness: A 15- and 25-year international follow-up study. British *Journal of Psychiatry, 178*, 501–517.

Harrow, M., Grossman, L. S., Jobe, T. H., & Herbener, E. S. (2005). Do patients with schizophrenia ever show periods of recovery? A 15-year multi-follow-up study. *Schizophrenia Bulletin, 2005,* 723–734.

Harvey, P. D., & Bellack, A. S. (2009). Toward a terminology for functional recovery in schizophrenia: Is functional remission a viable concept? *Schizophrenia Bulletin, 35,* 300–306.

Harvey, P. D., Heaton, R. K., Carpenter, W. T., Jr., Green, M. F., Gold, J. M., & Schoenbaum, M. (2012). Functional impairment in people with schizophrenia: Focus on employability and eligibility for disability compensation. *Schizophrenia Research, 140,* 1–8.

Harvey, P. D., Raykov, T., Twamley, E. W., Vella, L., Heaton, R. K., & Patterson, T. L. (2011). Validating the measurement of real-world functional outcomes: Phase I results of the VALERO study. *American Journal of Psychiatry, 168,* 1195–1201.

Harvey, P. D., & Strassnig, M. (2012). Predicting the severity of everyday functional disability in people with schizophrenia: Cognitive deficits, functional capacity, symptoms, and health status. *World Psychiatry, 11,* 73–79.

Hegarty, J. D., Baldessarini, R. J., Tohen, M., Waternaux, C., & Oepen, G. (1994). One hundred years of schizophrenia: A meta-analysis of the outcome literature. *American Journal of Psychiatry, 151,* 1409–1416.

Heinrichs, D. W., Hanlon, T. E., & Carpenter, W. T., Jr. (1984). The Quality of Life Scale: An instrument for rating the schizophrenic deficit syndrome. *Schizophrenia Bulletin, 10,* 388–398.

Heinssen, R. K., Liberman, R. P., & Kopelowicz, A. (2000). Psychosocial skills training for schizophrenia: Lessons from the laboratory. *Schizophrenia Bulletin, 26,* 21–46.

Horan, W. P., Rassovsky, Y., Kern, R. S., Lee, J., Wynn, J. K., & Green, M. F. (2010). Further support for the role of dysfunctional attitudes in models of real-world functioning in schizophrenia. *Journal of Psychiatric Research, 44,* 499–505.

Huber, G., Gross, G., & Schuttler, R. (1975). A long-term follow-up study of schizophrenia: Psychiatric course of illness and prognosis. *Acta Psychiatrica Scandinavica, 52,* 49–57.

Hutton, P., & Taylor, P. J. (2014). Cognitive behavioural therapy for psychosis prevention: A systematic review and meta-analysis. *Psychological Medicine, 44,* 449–468.

Jääskeläinen, E., Juola, P., Hirvonen, N., McGrath, J. J., Saha, S., Isohanni, M., et al. (2013). A systematic review and meta-analysis of recovery in schizophrenia. *Schizophrenia Bulletin, 39,* 1296–1306.

Jauhar, S., McKenna, P. J., Radua, J., Fung, E., Salvador, R., & Laws, K. R. (2014). Cognitive-behavioural therapy for the symptoms of schizophrenia: Systematic review and meta-analysis with examination of potential bias. *British Journal of Psychiatry, 204,* 20–29.

Jones, C., Hacker, D., Cormac, I., Meaden, A., & Irving, C. B. (2012). Cognitive behavior therapy versus other psychosocial treatments for schizophrenia. *Schizophrenia Bulletin, 38,* 908–910.

Kahn, R. S., Fleischhacker, W. W., Boter, H., Davidson, M., Vergouwe, Y., Keet, I. P., et al. (2008). Effectiveness of antipsychotic drugs in first-episode schizophrenia and schizophreniform disorder: An open randomised clinical trial. *Lancet, 371,* 1085–1097.

Kay, S. R., Fiszbein, A., & Opler, L. A. (1987). The positive and negative syndrome scale (PANSS) for schizophrenia. *Schizophrenia Bulletin, 13,* 261–276.

Kelly, J. A., & Lamparski, D. M. (1985). Outpatient treatment of schizophrenics: Social skills and problem-solving training. In M. Hersen & A. S. Bellack (Eds.), *Handbook of clinical behavior therapy with adults* (pp. 485–506). New York: Plenum Press.

Kern, R. S., Green, M. F., & Satz, P. (1992). Neuropsychological predictors of skills training for chronic psychiatric patients. *Psychiatry Research, 43,* 223–230.

Kirkpatrick, B., Fenton, W. S., Carpenter, W. T., Jr., & Marder, S. R. (2006). The NIMH-MATRICS consensus statement on negative symptoms. *Schizophrenia Bulletin, 32,* 214–219.

Kopelowicz, A., Liberman, R. P., & Zarate, R. (2006). Recent advances in social skills training for schizophrenia. *Schizophrenia Bulletin, 32*(Suppl. 1), S12–S23.

Kopelowicz, A., Zarate, R., Gonzalez Smith, V., Mintz, J., & Liberman, R. P. (2003). Disease management in Latinos with schizophrenia: A family-assisted, skills training approach. *Schizophrenia Bulletin, 29,* 211–227.

Kurtz, M. M. (2011). Neurocognition as a predictor of response to evidence-based psychosocial interventions in schizophrenia: What is the state of the evidence? *Clinical Psychology Review, 31*, 663–672.

Kurtz, M. M., Moberg, P. J., Ragland, J. D., Gur, R. C., & Gur, R. E. (2005). Symptoms versus neurocognitive test performance as predictors of psychosocial status in schizophrenia: A 1- and 4-year prospective study. *Schizophrenia Bulletin, 31*, 167–174.

Kurtz, M. M., & Mueser, K. T. (2008). A meta-analysis of controlled research on social skills training for schizophrenia. *Journal of Consulting and Clinical Psychology, 76*, 491–504.

Laozi. (1963). *The way of Lao Tzu* (W.-t. Chan, Trans.). Indianapolis, IN: Bobbs-Merrill.

Leucht, S., & Lasser, R. (2006). The concepts of remission and recovery in schizophrenia. *Pharmacopsychiatry, 39*, 161–170.

Liberman, R. P. (1991). *Psychiatric Rehabilitation Consultants: Modules in the UCLA social and independent living skill series.* Camarillo, CA: Psychiatric Rehabilitation Consultants.

Liberman, R. P. (1994). Psychosocial treatments for schizophrenia. *Psychiatry—Interpersonal and Biological Processes, 57*, 104–114.

Liberman, R. P. (2008). *Recovery from disability: Manual of psychiatric rehabilitation.* Arlington, VA: American Psychiatric Publishing.

Liberman, R. P., Glynn, S., Blair, K. E., Ross, D., & Marder, S. R. (2002). In vivo amplified skills training: Promoting generalization of independent living skills for clients with schizophrenia. *Psychiatry, 65*, 137–155.

Liberman, R. P., & Kopelowicz, A. (2005). Sustained remission of schizophrenia. *American Journal of Psychiatry, 162*, 1763–1764.

Lieberman, J., Jody, D., Geisler, S., Alvir, J., Loebel, A., Szymanski, S., et al. (1993). Time course and biological correlates of treatment response in first-episode schizophrenia. *Archives of General Psychiatry, 50*, 369–376.

Lincoln, T. M., Ziegler, M., Mehl, S., Kesting, M.-L., Lüllmann, E., Westermann, S., et al. (2012). Moving from efficacy to effectiveness in cognitive behavioral therapy for psychosis: A randomized clinical practice trial. *Journal of Consulting and Clinical Psychology, 80*, 674–686.

Lipsey, M. W., & Wilson, D. B. (1993). The efficacy of psychological, educational, and behavioral treatment: Confirmation from meta-analysis. *American Psychologist, 48*, 1181–1209.

Loebel, A. D., Lieberman, J. A., Alvir, J. M., Mayerhoff, D. I., Geisler, S. H., & Szymanski, S. R. (1992). Duration of psychosis and outcome in first-episode schizophrenia. *American Journal of Psychiatry, 149*, 1183–1188.

Lukoff, D., Nuechterlein, K. H., & Ventura, J. (1986). Manual for the expanded Brief Psychiatric Rating Scale. *Schizophrenia Bulletin, 12*, 594–602.

Lynch, D., Laws, K. R., & McKenna, P. J. (2010). Cognitive behavioural therapy for major psychiatric disorder: Does it really work? A meta-analytical review of well-controlled trials. *Psychological Medicine, 40*, 9–24.

Marshall, M., & Rathbone, J. (2011). Early intervention for psychosis. *Schizophrenia Bulletin, 37*, 1111–1114.

Mausbach, B. T., Harvey, P. D., Goldman, S. R., Jeste, D. V., & Patterson, T. L. (2007). Development of a brief scale of everyday functioning in persons with serious mental illness. *Schizophrenia Bulletin, 33*, 1364–1372.

Mayang, A. (1990). *The effects of problem-solving skills training with chronic schizophrenic patients.* Master's thesis available from ProQuest Dissertations and Theses database (UMI No. 1342752).

McEvoy, J. P. (2008). Functional outcomes in schizophrenia. *Journal of Clinical Psychiatry, 69*(Suppl. 3), 20–24.

McGorry, P. D., Edwards, J., Mihalopoulos, C., Harrigan, S. M., & Jackson, H. J. (1996). EPPIC: An evolving system of early detection and optimal management. *Schizophrenia Bulletin, 22*, 305–326.

McGorry, P. D., & Yung, A. R. (2003). Early intervention in psychosis: An overdue reform. *Australian and New Zealand Journal of Psychiatry, 37*, 393–398.

McGurk, S. R., Twamley, E. W., Sitzer, D. I., McHugo, G. J., & Mueser, K. T. (2007). A meta-analysis of cognitive remediation in schizophrenia. *American Journal of Psychiatry, 164*, 1791–1802.

McKee, M., Hull, J. W., & Smith, T. E. (1997). Cognitive and symptom correlates of participation in social skills training groups. *Schizophrenia Research, 23*, 223–229.

McQuaid, J. R., Granholm, E., McClure, F. S., Roepke, S., Pedrelli, P., Patterson, T. L., et al. (2000). Development of an integrated cognitive-behavioral and social skills training intervention for older patients with schizophrenia. *Journal of Psychotherapy Practice and Research, 9*, 149–156.

Medalia, A., & Bellucci, D. M. (2012). Neuropsychologically informed interventions to treat cognitive impairment in schizophrenia. In B. A. Marcopulos & M. M. Kurtz (Eds.), *Clinical neuropsychological foundations of schizophrenia* (pp. 275–302). New York: Psychology Press.

Medalia, A., & Choi, J. (2009). Cognitive remediation in schizophrenia. *Neuropsychology Review, 19*, 353–364.

Medalia, A., Revheim, N., & Casey, M. (2002). Remediation of problem-solving skills in schizophrenia: Evidence of a persistent effect. *Schizophrenia Research, 57*, 165–171.

Menezes, N. M., Arenovich, T., & Zipursky, R. B. (2006). A systematic review of longitudinal outcome studies of first-episode psychosis. *Psychological Medicine, 36*, 1349–1362.

Meyer, P. S., Gingerich, S., & Mueser, K. T. (2010). A guide to implementation and clinical practice of illness management and recovery for people with schizophrenia. In A. Rubin, D. W. Springer, & K. R. Trawver (Eds.), *Psychosocial treatment of schizophrenia* (pp. 23–87). New York: Wiley.

Mishlove, M., & Chapman, L. J. (1985). Social anhedonia in the prediction of psychosis proneness. *Journal of Abnormal Psychology, 94*, 384–396.

Moore, R. C., Fazeli, P. L., Patterson, T. L., Depp, C. A., Moore, D. J., Granholm, E., et al. (2015). UPSA-M: Development and initial validation of a mobile application of the UCSD Performance-Based Skills Assessment. *Schizophrenia Research, 164*(1–3), 187–192.

Morrison, A. P., & Barratt, S. (2010). What are the components of CBT for psychosis?: A Delphi study. *Schizophrenia Bulletin, 36*, 136–142.

Morrison, A. P., Renton, J. C., Williams, S., Dunn, H., Knight, A., Kreutz, M., et al. (2004). Delivering cognitive therapy to people with psychosis in a community mental health setting: An effectiveness study. *Acta Psychiatrica Scandinavica, 110*, 36–44.

Morrison, A. P., Turkington, D., Pyle, M., Spencer, H., Brabban, A., Dunn, G., et al. (2014). Cognitive therapy for people with schizophrenia spectrum disorders not taking antipsychotic drugs: A single-blind randomised controlled trial. *Lancet, 383*, 1395–1403.

Morrison, A. P., Turkington, D., Wardle, M., Spencer, H., Barratt, S., Dudley, R., et al. (2012). A preliminary exploration of predictors of outcome and cognitive mechanisms of change in cognitive behaviour therapy for psychosis in people not taking antipsychotic medication. *Behaviour Research and Therapy, 50*, 163–167.

Morrison, R. L., Bellack, A. S., Wixted, J. T., & Mueser, K. T. (1990). Positive and negative symptoms in schizophrenia: A cluster-analytic approach. *Journal of Nervous and Mental Disease, 178*, 377–384.

Mueser, K. T., & Bellack, A. S. (1998). Social skills and social functioning. In K. T. Mueser & N. Tarrier (Eds.), *Handbook of social functioning in schizophrenia* (pp. 79–96). Needham Heights, MA: Allyn & Boston.

Mueser, K. T., Bellack, A. S., Douglas, M. S., & Wade, J. H. (1991). Prediction of social skill acquisition in schizophrenic and major affective disorder patients from memory and symptomatology. *Psychiatry Research, 37*, 281–296.

Mueser, K. T., Bond, G. R., Drake, R. E., & Resnick, S. G. (1998). Models of community care for severe mental illness: A review of research on case management. *Schizophrenia Bulletin, 24*, 37–74.

Mueser, K. T., Deavers, F., Penn, D. L., & Cassisi, J. E. (2013). Psychosocial treatments for schizophrenia. *Annual Review of Clinical Psychology, 9*, 465–497.

Mueser, K. T., Meyer, P. S., Penn, D. L., Clancy, R., Clancy, D. M., & Salyers, M. P. (2006). The Illness Management and Recovery program: Rationale, development, and preliminary findings.

Schizophrenia Bulletin, 32(Suppl. 1), S32–S43.

Muñoz, R. F., Ying, Y., Perez-Stable, E. J., & Miranda, J. (1993). *The prevention of depression: Research and practice.* Baltimore, MD: Johns Hopkins University Press.

Naeem, F., Farooq, S., & Kingdon, D. (2014). Cognitive behavioral therapy (brief vs. standard duration) for schizophrenia. *Schizophrenia Bulletin, 40*, 958–959.

Naeem, F., Kingdon, D., & Turkington, D. (2008). Predictors of response to cognitive behavior therapy in the treatment of schizophrenia: A comparison of brief and standard interventions. *Cognitive Therapy and Research, 32*, 651–656.

Newton-Howes, G., & Wood, R. (2013). Cognitive behavioural therapy and the psychopathology of schizophrenia: Systematic review and meta-analysis. *Psychology and Psychotherapy, 86*, 127–138.

Nuechterlein, K. H., Miklowitz, D. J., Ventura, J., Gitlin, J. G., Stoddard, M., & Lukoff, D. (2006). Classifying episodes in schizophrenia and bipolar disorder: Criteria and remission applied to recent onset samples. *Psychiatry Research, 144*, 153–166.

O'Connell, M., Tondora, J., Croog, G., Evans, A., & Davidson, L. (2005). From rhetoric to routine: Asessing perceptions of recovery-oriented practices in a state mental health and addiction system. *Psychiatric Rehabilitation Journal, 28*, 378–386.

Ogawa, K., Miya, M., Watarai, A., Nakazawa, M., Yuasa, S., & Utena, H. (1987). A long-term follow-up study of schizophrenia in Japan with special reference to the course of social adjustment. *British Journal of Psychiatry, 151*, 758–765.

Ozer, E. M., Adams, S. H., Gardner, L. R., Mailloux, D. E., Wibbelsman, C. J., & Irwin, C. E., Jr. (2004). Provider self-efficacy and the screening of adolescents for risky health behaviors. *Journal of Adolescent Health, 35*, 101–107.

Patterson, T. L., Moscona, S., McKibbin, C. L., Davidson, K., & Jeste, D. V. (2001). Social skills performance assessment among older patients with schizophrenia. *Schizophrenia Research, 48*, 351–360.

Penn, D. L., Corrigan, P. W., Bentall, R. P., Racenstein, J. M., & Newman, L. (1997). Social cognition in schizophrenia. *Psychological Bulletin, 121*, 114–132.

Perivoliotis, D., Grant, P. M., Peters, E. R., Ison, R., Kuipers, E., & Beck, A. T. (2010). Cognitive insight predicts favorable outcome in cognitive behavioral therapy for psychosis. *Psychosis: Psychological, Social and Integrative Approaches, 2*, 23–33.

Perris, C., & Skagerlind, L. (1994). Cognitive therapy with schizophrenic patients. *Acta Psychiatrica Scandinavica Supplementum, 382*, 65–70.

Pfammatter, M., Junghan, U. M., & Brenner, H. D. (2006). Efficacy of psychological therapy in schizophrenia: Conclusions from meta-analyses. *Schizophrenia Bulletin, 32*(Suppl. 1), S64–S80.

Pharoah, F., Mari, J., Rathbone, J., & Wong, W. (2006, October 18). Family intervention for schizophrenia. *Cochrane Database of Systematic Reviews, 12*, CD000088.

Pilling, S., Bebbington, P., Kuipers, E., Garety, P., Geddes, J., Martindale, B., et al. (2002). Psychological treatments in schizophrenia: II. Meta-analyses of randomized controlled trials of social skills training and cognitive remediation. *Psychological Medicine, 32*, 783–791.

Pinkham, A. E., Penn, D. L., Green, M. F., Buck, B., Healey, K., & Harvey, P. D. (2014). The social cognition psychometric evaluation study: Results of the expert survey and RAND Panel. *Schizophrenia Bulletin, 40*, 813–823.

Pinninti, N. R., Fisher, J., Thompson, K., & Steer, R. A. (2010). Feasibility and usefulness of training assertive community treatment team in cognitive behavioral therapy. *Community Mental Health Journal, 46*, 337–341.

Quinlan, T., Roesch, S., & Granholm, E. (2014). The role of dysfunctional attitudes in models of negative symptoms and functioning in schizophrenia. *Schizophrenia Bulletin, 157*, 182–189.

Rathod, S., Kingdon, D., Smith, P., & Turkington, D. (2005). Insight into schizophrenia: The effects of cognitive behavioral therapy on the components of insight and association with sociodemographics—data on a previously published randomised controlled trial. *Schizophrenia*

Research, 74, 211–219.

Rector, N. A., & Beck, A. T. (2012). Cognitive behavioral therapy for schizophrenia: An empirical review. *Journal of Nervous and Mental Disease, 200*, 832–839.

Rector, N. A., Beck, A. T., & Stolar, N. (2005). The negative symptoms of schizophrenia: A cognitive perspective. *Canadian Journal of Psychiatry, 50*, 247–257.

Revheim, N., Schechter, I., Kim, D., Silipo, G., Allingham, B., Butler, P., et al. (2006). Neurocognitive and symptom correlates of daily problem-solving skills in schizophrenia. *Schizophrenia Research, 83*, 237–245.

Robinson, D. G., Woerner, M. G., McMeniman, M., Mendelowitz, A., & Bilder, R. M. (2004). Symptomatic and functional recovery from a first episode of schizophrenia or schizoaffective disorder. *American Journal of Psychiatry, 161*, 473–479.

Rodewald, K., Rentrop, M., Holt, D. V., Roesch-Ely, D., Backenstrass, M., Funke, J., et al. (2011). Planning and problem-solving training for patients with schizophrenia: A randomized controlled trial. *BMC Psychiatry, 11*, 73.

Rollinson, R., Haig, C., Warner, R., Garety, P., Kuipers, E., Freeman, D., et al. (2007). The application of cognitive-behavioral therapy for psychosis in clinical and research settings. *Psychiatric Services, 58*, 1297–1302.

Rosenheck, R., Leslie, D., Keefe, R., McEvoy, J., Swartz, M., Perkins, D., et al. (2006). Barriers to employment for people with schizophrenia. *American Journal of Psychiatry, 163*, 411–417.

Saks, E. (2007, August 27). A memoir of schizophrenia. Retrieved from *www.time.com/time/arts/article/0,8599,1656592,00.html*.

Sarin, F., Wallin, L., & Widerlöv, B. (2011). Cognitive behavior therapy for schizophrenia: A meta-analytical review of randomized controlled trials. *Nordic Journal of Psychiatry, 65*, 162–174.

Savla, G. N., Vella, L., Armstrong, C. C., Penn, D. L., & Twamley, E. W. (2013). Deficits in domains of social cognition in schizophrenia: A meta-analysis of the empirical evidence. *Schizophrenia Bulletin, 39*, 979–992.

Schmidt, S. J., Mueller, D. R., & Roder, V. (2011). Social cognition as a mediator variable between neurocognition and functional outcome in schizophrenia: Empirical review and new results by structural equation modeling. *Schizophrenia Bulletin, 37*(Suppl. 2), S41–S54.

Schneider, L. C., & Struening, E. L. (1983). SLOF: A behavioral rating scale for assessing the mentally ill. *Social Work Research and Abstracts, 19*, 9–21.

Sensky, T., Turkington, D., Kingdon, D., Scott, J. L., Scott, J., Siddle, R., et al. (2000). A randomized controlled trial of cognitive-behavioral therapy for persistent symptoms in schizophrenia resistant to medication. *Archives of General Psychiatry, 57*, 165–172.

Silverstein, S. M., Schenkel, L. S., Valone, C., & Nuernberger, S. W. (1998). Cognitive deficits and psychiatric rehabilitation outcomes in schizophrenia. *Psychiatric Quarterly, 69*, 169–191.

Smith, T. E., Hull, J. W., Goodman, M., Hedayat-Harris, A., Willson, D. F., Israel, L. M., et al. (1999). The relative influences of symptoms, insight, and neurocognition on social adjustment in schizophrenia and schizoaffective disorder. *Journal of Nervous and Mental Disease, 187*, 102–108.

Tabak, N., Holden, J., & Granholm, E. (2015). Goal attainment scaling: Tracking goal achievement in consumers with serious mental illness. *American Journal of Psychiatric Rehabilitation, 18*(2), 173–186.

Tarrier, N. (2010). Cognitive behavior therapy for schizophrenia and psychosis: Current status and future directions. *Clinical Schizophrenia and Related Psychoses, 4*, 176–184.

Tarrier, N., Beckett, R., Harwood, S., Baker, A., Yusupoff, L., & Ugarteburu, I. (1993). A trial of two cognitive-behavioural methods of treating drug-resistant residual psychotic symptoms in schizophrenic patients: I. Outcome. *British Journal of Psychiatry, 162*, 524–532.

Tarrier, N., Yusupoff, L., Kinney, C., McCarthy, E., Gledhill, A., Haddock, G., et al. (1998). Randomised controlled trial of intensive cognitive behaviour therapy for patients with chronic schizophrenia. *British Medical Journal, 317*, 303–307.

Thase, M. E., Kingdon, D., & Turkington, D. (2014). The promise of cognitive behavior therapy for treatment of severe mental disorders: A review of recent developments. *World Psychiatry, 13,* 244–250.

Tsuang, M. T., Woolson, R. F., & Fleming, J. A. (1979). Long-term outcome of major psychoses: I. Schizophrenia and affective disorders compared with psychiatrically symptom-free surgical conditions. *Archives of General Psychiatry, 36,* 1295–1301.

Turkington, D., Kingdon, D., & Turner, T. (2002). Effectiveness of a brief cognitive-behavioural therapy intervention in the treatment of schizophrenia. *British Journal of Psychiatry, 180,* 523–527.

Turkington, D., Kingdon, D., & Weiden, P. J. (2006). Cognitive behavior therapy for schizophrenia. *American Journal of Psychiatry, 163,* 365–373.

Turkington, D., Munetz, M., Pelton, J., Montesano, V., Sivec, H., Nausheen, B., et al. (2014). High-yield cognitive behavioral techniques for psychosis delivered by case managers to their clients with persistent psychotic symptoms: An exploratory trial. *Journal of Nervous and Mental Disease, 202,* 30–34.

Turkington, D., Sensky, T., Scott, J., Barnes, T. R., Nur, U., Siddle, R., et al. (2008). A randomized controlled trial of cognitive-behavior therapy for persistent symptoms in schizophrenia: A five-year follow-up. *Schizophrenia Research, 98,* 1–7.

Turner, D. T., van der Gaag, M., Karyotaki, E., & Cuijpers, P. (2014). Psychological interventions for psychosis: A meta-analysis of comparative outcome studies. *American Journal of Psychiatry, 171,* 523–538.

Twamley, E. W., Doshi, R. R., Nayak, G. V., Palmer, B. W., Golshan, S., Heaton, R. K., et al. (2002). Generalized cognitive impairments, ability to perform everyday tasks, and level of independence in community living situations of older patients with psychosis. *American Journal of Psychiatry, 159,* 2013–2020.

Twamley, E. W., Jeste, D. V., & Bellack, A. S. (2003). A review of cognitive training in schizophrenia. *Schizophrenia Bulletin, 29,* 359–382.

Ucok, A., Cakir, S., Duman, Z. C., Discigil, A., Kandemir, P., & Atli, H. (2006). Cognitive predictors of skill acquisition on social problem solving in patients with schizophrenia. *European Archives of Psychiatry and Clinical Neuroscience, 256,* 388–394.

VanMeerten, N. J., Harris, J. I., Nienow, T. M., Hegeman, B. M., Sherburne, A., Winskowski, A. M., et al. (2013). Inpatient utilization before and after implementation of psychosocial rehabilitation programs: Analysis of cost reductions. *Psychological Services, 10,* 420–427.

Veltro, F., Mazza, M., Vendittelli, N., Alberti, M., Casacchia, M., & Roncone, R. (2011). A comparison of the effectiveness of problem solving training and of cognitive–emotional rehabilitation on neurocognition, social cognition and social functioning in people with schizophrenia. *Clinical Practice and Epidemiology in Mental Health, 7,* 123–132.

Ventura, J., Hellemann, G. S., Thames, A. D., Koellner, V., & Nuechterlein, K. H. (2009). Symptoms as mediators of the relationship between neurocognition and functional outcome in schizophrenia: A meta-analysis. *Schizophrenia Research, 113,* 189–199.

Wallace, C. J., Lecomte, T., Wilde, J., & Liberman, R. P. (2001). CASIG: A consumer-centered assessment for planning individualized treatment and evaluating program outcomes. *Schizophrenia Research, 50,* 105–119.

Wallace, C. J., Liberman, R. P., Tauber, R., & Wallace, J. (2000). The independent living skills survey: A comprehensive measure of the community functioning of severely and persistently mentally ill individuals. *Schizophrenia Bulletin, 26,* 631–658.

Warner, R. (2004). *Recovery from schizophrenia: Psychiatry and political economy* (3rd ed.). New York: Brunner-Routledge.

Weingardt, K. R., Cucciare, M. A., Bellotti, C., & Lai, W. P. (2009). A randomized trial comparing two models of web-based training in cognitive-behavioral therapy for substance abuse counselors. *Journal of Substance Abuse Treatment, 37,* 219–227.

Weissman, A. R. (1978). The Dysfunctional Attitude Scale: A validation study (doctoral dissertation, University of Pennsylvannia). *Dissertation Abstracts International, 40,* 1389B–1390B.

Weissman, A. R., & Beck, A. T. (1978). *Development and validation of the Dysfunctional Attitude*

Scale: A preliminary investigation. Paper presented at the annual meeting of the American Educational Research Association, Toronto, Canada.

Whitehorn, D., Lazier, L., & Kopala, L. (1998). Psychosocial rehabilitation early after the onset of psychosis. *Psychiatric Services, 49*, 1135–1137.

Wiersma, D., Wanderling, J., Dragomirecka, E., Ganev, K., Harrison, G., an der Heiden, W., et al. (2000). Social disability in schizophrenia: Its development and prediction over 15 years in incidence cohorts in six European centres. *Psychological Medicine, 30*, 1155–1167.

Wigfield, A., & Eccles, J. S. (2000). Expectancy-value theory of achievement motivation. *Contemporary Educational Psychology, 25*, 68–81.

Williams, C. H. (2008). Cognitive behaviour therapy within assertive outreach teams: Barriers to implementation: A qualitative peer audit. *Journal of Psychiatric and Mental Health Nursing, 15*, 850–856.

Wykes, T. (2008). Review: Cognitive remediation improves cognitive functioning in schizophrenia. *Evidence-Based Mental Health, 11*, 117.

Wykes, T., Steel, C., Everitt, B., & Tarrier, N. (2008). Cognitive behavior therapy for schizophrenia: Effect Sizes, clincial models, and methodological rigor. *Schizophrenia Bulletin, 34*, 523–537.

Xia, J., & Li, C. (2007). Problem solving skills for schizophrenia. *Cochrane Database of Systematic Reviews, 2*, CD006365.

Zimmermann, G., Favrod, J., Trieu, V. H., & Pomini, V. (2005). The effect of cognitive behavioral treatment on the positive symptoms of schizophrenia spectrum disorders: A meta-analysis. *Schizophrenia Research, 77*, 1–9.

参照文献 邦訳書・邦訳関連書 照合表

原著参照文献	邦訳・邦訳関連書
Bandura, A.：Self-efficacy：The exercise of control. Freeman, New York, 1997.	**邦訳関連書** アルバート・バンデューラ（編）本明寛，野口京子（監訳）：激動社会の中の自己効力．金子書房，東京，1997．
Bellack, A. S., Mueser, K. T., Gingerich, S., & Agresta, J.：Social skills training for schizophrenia：A step-by-step guide（2nd ed.）. Guilford Press, New York, 2004.	**邦訳書** アラン・S・ベラックら（原著）熊谷直樹，天笠崇，岩田和彦（監訳）：改訂新版わかりやすいSSTステップガイド─統合失調症をもつ人の援助に生かす（上・下）．星和書店，東京，2005．
Heinrichs, D. W., Hanlon, T. E., & Carpenter, W. T., Jr.：The Quality of Life Scale：An instrument for rating the schizophrenic deficit syndrome. Schizophrenia Bulletine, 10：388-398. 1984.	**邦訳関連書** Heinrichs, D. W., Hanlon, T. E., & Carpenter, W. T., Jr.（原著）宮田量治，藤井康男（翻訳と解説）：増補改訂クオリティ・オブ・ライフ評価尺度─解説と利用の手引き．星和書店，東京，2001．
Kay, R. S., Fiszbein, A. & Opler, L. A.：The positive and negative syndrome scale（PANSS）for schizophrenia. Schizophrenia Bulletin, 13：261-276, 1987.	**邦訳関連書** Kay, R. S., Fiszbein, A. & Opler, L. A.（原著）山田寛，増井寛治，菊本弘次（訳）：陽性・陰性症状評価尺度（PANSS）マニュアル．星和書店，東京，1991．
Liberman, R. P.：Recovery from disability：Manual of psychiatric rehabilitation. VA：American Psychiatric Publishing, Arlington, 2008.	**邦訳書** ロバート・ポール・リバーマン（原著），西園昌久（監修）：精神障害と回復 リバーマンのリハビリテーション・マニュアル．星和書店，東京，2011．

索引

＊太字は上巻，［下］以下の斜体は下巻

数字

1週間で解決する問題　**328**
1分間インタビュー　［下］*121*
3C　**19, 117, 137, 173, 193, 221, 299,
307, 308**／［下］*11*
「3C」技能　**224**
6つの基本感情　［下］*121*
7-7-7でゴールイン！　**79, 114, 140, 142,
145, 174, 309**／［下］*4, 9, 34, 66, 85*

A

ABS　**118**／［下］*89, 104*
ACT　**28, 46, 56, 67**
A-QLS　**109**
（A）アセスメント　**22, 304, 321, 340**／
［下］*69, 79*

B

BAI　**115**
BDI-Ⅱ　**115**
BIS　**116**
BPRS　**115**

C

CAINS　**116**
CASIG　**110**
CBSST　**15, 16, 25, 34, 45**
CBSSTの概要　**67**
CBSSTリーダー研修モデル　**99**
CBSSTを受けるメリット　**102**
CBT　**17, 23, 30, 60**

CHOICE　**111**
CMT　**37, 45, 117**／［下］*89, 90*
（C）考えよう，解決策を　**22, 304, 320,
334, 336**／［下］*69, 79*

D

DPAS　**40, 45, 118**／［下］*89, 101*

E

EBPAS　**119**
（E）いざ，実行して評価　**22, 304, 320,
354**／［下］*69*

G

GAS　**111**

H

HAM-D　**37**

I

ILSS　**37, 45, 104, 118**
IVAST　**54**

L

（L）立案しよう，実行計画　**22, 304,
321, 346**／［下］*69, 82*

M

MASC　**105**

P

PANSS **37, 115**
PORT **28**
PSR Toolkit **108**
PSYRATS **115**

Q

QOL（生活の質） **110**

R

RAS **114**

S

SANS **45, 115**
SCALE **22, 304**／［下］*68, 87, 110*
SCALE ステップ **310, 318, 322, 334, 343, 350**
SCALE 問題解決ワークシート ［下］*72, 77, 81, 84*
SCALE ワークシート **310, 320**
SFS **109, 110**
SLOF **108**
SMART な目標 **154**
SSPA **106**
SST **16, 19, 32**
SST グループ観察チェックリスト **121**
SST グループリーダー自己評価チェックリスト **121**
SST モジュール **20, 235**／［下］*119*
SST モジュールテスト ［下］*90*
（S）さあ，問題は何か **22, 304, 320, 326**／［下］*68, 76*

U

UCSD 版遂行状況技能評価尺度 **105, 107**
UPSA **105, 107**

あ

相手の言うことに耳を傾ける **264**
アウトカム **35, 45, 47, 50, 56, 102, 120, 122**
アウトカム研究 **4, 30, 32, 33, 34**
アクセプタンス **370**
アジェンダ **128, 254, 309**
アセスメント **101, 102, 122**
アセスメント法 **101**
相手の言うことに耳を傾ける ［下］*38, 122*
あなた＋私＝私たち活動 ［下］*120*

い

意味のある **156**
意味のある長期目標 **158**
陰性症状 **11, 16, 43, 45, 51, 109, 118, 138, 167**／［下］*108*
陰性症状に対する臨床評価面接 **115**
陰性症状評価尺度 **115**

う

うれしい気持ちを伝える **271**／［下］*43*

え

エクササイズ **186**
「え，何？」ゲーム ［下］*122*
エビデンス **27, 102**
エビデンスに基づいた実践の態度尺度 **119**

エビデンスに基づく実践　**27, 56, 119, 121**

援助付き雇用　**28**

エンパワメント　**110**

お

大きい問題は小さい問題に分ける　**329**

お気に入りの思考のミス　**206**／［下］*19*

面白いビデオ観賞活動　**307**／［下］*112*

か

解決策　［下］*125*

解決策の長所と短所　**341**／［下］*80*

介入　**27**

会話開始のジェンガゲーム　［下］*123*

会話を始める　［下］*123*

顔の表情　**261**

顔の表情を描くゲーム　［下］*119*

家族心理教育　**28**

「肩に触れる」コーチング法　**242, 266**

身体の姿勢　**260**

替わりの思考を生み出すトレーニング　**19, 82, 175, 215**／［下］*21*

簡易精神症状評価尺度　**115**

環境に働きかける方策　**23**

環境要因　**15**

感情　**130, 183**／［下］*6*

感情的に決めつける　**207**／［下］*18*

感情のシャレード　［下］*121*

完全なリカバリー　**7**

き

危機　**71**

危機管理　**65**

危険信号　**174, 195**／［下］*13*

技能と目標を橋渡し　**137, 172, 199**

帰属のスタイル　**12**

技能を練習する　**75**

キャッチ　**19, 173, 194**／［下］*12*

キャッチ：危険信号ボールゲーム　［下］*117*

キャッチ，チェック，チェンジ　**19**

協力してアジェンダを設定　**70**

く

具体的な目標　**154**

具体的に取り組める問題　**326**／［下］*74*

クライエントのストレングス，関心，および目標のアセスメント　**110**

クラス　**132**

クラブハウス　**48, 150**

グループ形式　**60, 132**

グループでの守秘義務　**131**

グループの契約書　**131**

グループの約束事　**131**

け

ケア付き施設　**48**

ケア付きホーム　**65**

ケースフォーミュレーション　**49**

ケースマネジメント　**35, 57**

ケースマネジメントモデル　**28, 46**

ゲーム　**187, 359**

ゲームや活動　［下］*108*

結果予期　**332**

結論に飛躍する　**207**／［下］*17*

結論に飛躍ゲーム　［下］*113*

幻覚　**18**

健康管理とリカバリー　**30**

現実的な目標　**160**

幻聴　92, 93, 149

こ

合意された目標　**159**
抗精神病薬　**9**
効果のないコミュニケーション技能　[下] *118*
行動　**182, 234**／[下] *6*
行動活性化　**305, 306**
行動形成　**20, 95, 236**
行動実験　**19, 53, 82, 88, 106, 176, 222, 304**／[下] *26*
行動実験のステップ　**222**
行動的アプローチ　**53**
行動的な要素　**53**
行動反応　**232**
行動リハーサル　**20, 82, 234**
行動療法的家族療法　**28**
声　**93**
声の大きさと調子　**261**
ゴーサインとノーゴーサイン　**266**
呼吸再訓練法　**369**
快い感情　[下] *131*
固執　**337**
個別形式　**60**
個別指導セッション　**132**
細かいステップ　**347**／[下] *83*
コミュニケーション技能　**17, 99, 307**
混乱した話し方　**366**

さ

再発　**93**
三角形づくりゲーム　[下] *119*
参加者の特徴　**50, 57**
参加者向けワークブック　**76, 176**

参加登録方式　**66**

し

ジェパディゲーム　[下] *125*
ジェンガゲーム　[下] *116*
支援者　**288**
資源　**347, 348**／[下] *82*
思考　**182**／[下] *6*
思考 vs. 感情フラッシュカードゲーム　**187**／[下] *116*
「思考－感情－行動」の三角形　**183**
「思考－感情－行動」のつながり　**179**／[下] *6*
思考記録シート　**174**
思考と行動　**225**
思考のエラー・サイコロ　[下] *117*
思考のミス　**19, 21, 83, 146, 173, 175, 204, 248, 308, 317, 343, 353**／[下] *3, 16, 33, 65*
思考をキャッチゲーム　[下] *115*
思考のミスを理解しやすくするゲーム　**205**
思考の連鎖　**19, 82, 85, 175**
思考をキャッチ・チェック・チェンジ　**221**
思考を質問の形で表す参加者　**197**
自己効力感　**96, 160, 174, 219, 231, 239, 332**
自己効力感質問票　**119**
自己有能信念　**14**
支持的接触　**31, 38**
視線　**260**
実験計画　**222**／[下] *26*
実地練習　**20, 73, 171, 309, 313, 322**
実地練習を振り返る　**74**
疾病管理とリカバリープログラム　**140**
疾病自己管理　**28**

質問による発見 **143**
自動思考 **19, 176, 227**／［下］*128*
死人のゴールテスト **166**
社会機能的転帰評価尺度 **108**
社会生活機能 **164, 287**
社会生活技能 **80, 232**
社会生活技能遂行評価 **106**
社会生活技能トレーニング **16**
社会生活機能評価尺度 **109**
社会的学習理論 **14, 20**
社会的機能 **109**
社会的知覚 **232**
社会的なリカバリー **8**
社会的認知 **232**
宿題 **18, 20, 73**
証拠を調べる **208**
症状 **7, 115**
症状に関連する目標 **163**
症状に対処する **310**
常同行動 **108**
自立生活技能評価尺度 **37, 39, 104**
神経認知機能 **68**
神経認知機能障害 **11, 23, 52, 58, 66, 102**
人生のドキュメンタリー映画 **166**
心的状態の帰属 **12**
信念 **84**
心理社会的リハビリテーションツール
キット **107**

す

遂行状況に基づいた評価 **105**
遂行に関する敗北主義的態度尺度 **118**
／［下］*89*
スクリーニング **102**
ステップ **141**／［下］*4, 34, 66*

スピナーゲーム ［下］*115*
すべき思考 **207**

せ

正確ではない思考 **185**
生活機能 **3, 7, 11, 16, 25, 35, 43, 45, 51,**
103, 118, 174
生活機能アウトカム **12, 15, 43, 118**
社会生活技能トレーニング **16**
生活の質（QOL） **3, 21**／［下］*34*
精神症状 **102**
精神病症状 **18, 92**
精神病症状評価尺度 **115**
精神病のための認知療法評価尺度 **49**
精神病への CBT におけるアウトカムの
選択 **111**
正の強化 **20, 95**
責任を感じ過ぎる **207**
セッション構造 **69, 121**
セッション中の技能練習 **186**
セッションのまとめ **70, 77, 190**
絶望的な信念 **170**
全か無か思考 **207, 317**／［下］*17*
漸進的筋弛緩法 **369**

そ

想起の目印 **69**
総合モジュールテスト **37, 39, 117**／
［下］*89, 90*
ソクラテス式の質問 **329**
ソクラテス式問答法 **19, 82, 175, 209,**
274／［下］*118*
卒業 **78**

た

対処能力　**168**
対人交流　**164**
態度　**13, 118**
助けを求める　**287**／［下］*52*
頼み事をする　**278**／［下］*47*
段階的曝露　**369**
短期目標　**101, 139, 178, 312, 314**／［下］*4, 34, 66*
短縮版 QOL 評価尺度　**109**

ち

チーム・アプローチ　**28**
チェック　**19, 173, 203, 208**／［下］*15*
チェンジ　**19, 173, 213**／［下］*21*
チェンジ：目の錯覚　［下］*117*
ちっともためにならないお手本　［下］*118*
注意の狭まり　**207**
中核的信念　**87**
中高年の参加者　**360**
長期目標　**101, 139, 178, 314**／［下］*4, 34, 66*
治療計画　**101, 102**

つ

使い道は？　［下］*124*
ツボを押さえて簡潔に　**367**／［下］*38*

て

テーマ　**70**
手がかりカード　**96**
適度な時間でできる目標　**162**
転帰　**61**
天か地かゲーム　［下］*108*
伝言ゲーム　［下］*122*

と

動機づけ　**158**
動機づけが欠如した参加者　**170**
動機づけを高める　**156**
統合失調症　**164**
導入と目標設定　**127, 174**
トレーニング　**60**
トレーニング構造　**57**
トレーニングの効果　**101**
トレーニングのコツ　**73, 76, 77, 78, 97, 142, 155, 158, 172, 184, 187, 196, 198, 217, 224, 227, 230, 240, 243, 245, 246, 248, 251, 262, 282, 302, 317, 329, 332, 342, 356, 360, 363, 364, 368**

に

認知技能　**17**
認知機能障害　**167, 362**／［下］*108*
認知技能モジュール　**174**／［下］*111*
認知技能モジュールテスト　［下］*96*
認知行動療法（CBT）　**10, 173, 321**
認知再構成法　**126**
認知モデル　**135, 146**
認知を回復する方策　**23**
認知を代償する方策　**23**

の

乗り気ではない参加者　**249**

は

バーチウッド病識尺度　**116**
バイアス　**12**
パイチャート技法　**94, 162, 169**
敗北主義的思考　**126, 176, 331**／［下］*111*

敗北主義的信念　**12, 13, 17, 40, 41, 92, 197, 217**

敗北主義的態度　**43, 106, 116, 117, 226**

敗北主義的予測　**143, 153**

話す速さと長さ　**261**

ハミルトンうつ病評価尺度　**37**

破滅的に考える　**207**／［下］*18*

般化　**60, 96**

反射技法　**92**

反応バイアス　**103**

ひ

非機能的思考　**120, 246**

非機能的信念　**82**

非機能的態度　**14, 45, 62, 174**

非言語的行動　**81**

非言語的コミュニケーション　**81**

非言語的コミュニケーション技能　**257**／［下］*37*

非社交性尺度　**118**／［下］*89*

非社交の信念　**118**

ビデオ　［下］*125*

評価したらブザー　［下］*125*

評価をしない　［下］*125*

標準治療　**35**

表面的妥当性　**119**

ピンポン玉投げ入れゲーム　**187**／［下］*111*

ふ

フィードバック　**77**

フィデリティ　**47, 49, 56, 101, 120**

物質使用障害　**364**

不快な感情　［下］*131*

不愉快な気持ちを伝える　**293**／［下］*57*

不利な証拠　**203, 299**／［下］*15*

ブレーンストーミング　**22, 86, 150, 214, 336, 339**／［下］*124*

文化的要素　**80**

文化による違い　**262**

へ

ベック不安質問票　**115**

ベック抑うつ質問票-Ⅱ　**115**

ヘッドバンドゲーム　［下］*114*

便益　**31**

ほ

包括的認知モデル　**12, 13, 15**

包括的認知モデルの三角形　**308**

ほかの人の心を読む　**207**／［下］*17*

ま

マイルストーン　**107**

マインドフルネス　**370**

「魔法の杖」の質問　**149, 165**

み

身近な支援者　**96**

身振り　**260**

め

メタ解析　**7, 31, 54**

メタ認知プロセス　**116**

メリーランド社会的有能性評価尺度　**105**

面接によるアセスメント　**104**

も

妄想　**18, 87, 94, 160**

妄想的思考　**17**

妄想的信念　164, 226
目標　92／［下］3
目標志向的な支持的接触　38, 43, 45
目標設定　60, 138／［下］108
目標設定コラージュ　［下］108
目標設定セッション　172
目標設定の活動を盛り上げる音楽
［下］109
目標設定ワークシート　313／［下］5, 35, 67
目標到達度評価尺度　111, 112
目標と関係する問題　［下］85
目標へのステップ　101, 314
目標を設定　［下］33, 65
目標を達成するためのステップ　178
モジュール　16
もっと役に立つ信念　217
モデリング　239
問題解決　［下］125
問題解決技能　17, 316
問題解決技能トレーニング　16, 21, 33, 68
問題解決技能モジュール　22, 303, 305, 313／［下］124
問題解決技能モジュールテスト　［下］93
問題を質問の形に言い換える　328

や

役に立たない思考　134, 188, 194, 331／
［下］2, 9, 12, 33, 65, 71, 118
役に立たない信念　167
役に立つ思考　331
薬物やアルコール　364
役割　163

ゆ

誘導による発見　19
有利な証拠　203, 299／［下］15

よ

陽性・陰性症状評価尺度　37, 115
陽性症状　11
よくある快い感情と不快な感情　186／
［下］131
よくある思考のチェックリスト　176, 197, 217／［下］128
よくある思考のミス　205／［下］16
予言する　207, 318／［下］17

ら

ランダム化比較試験　27, 30, 33, 35, 55

り

リーダー　65
リーダー自身の態度と信念　10
リーダーのセッション計画　254
リーダーの態度　119
リーダーの特徴　121
リーダーの養成　97
リカバリー　4, 25, 110
リカバリー志向　160
リカバリーに関連した目標　164
リカバリーの定義　6
リカバリー評価尺度　114
リカバリーへの期待　10
リカバリー目標　17, 56, 101, 111, 164, 309, 313, 317
リカバリー率　5

れ

レッテル　170

ろ

ロールプレイ　20, 105, 121, 236, 263

わ

ワークシート　140
若い参加者　357

原著者

エリック・L・グランホルム　Eric L. Granholm, Ph.D.

　カリフォルニア大学サンディエゴ校精神医学講座教授，サンディエゴ退役軍人局医療システムの心理社会的リハビリテーションセンターであるリカバリー教育センター（CORE）所長。基礎および臨床で研究に精力的に携わってきた分野は，SST，精神病症状に対する認知行動療法（CBT），携帯端末を利用した評価と介入，統合失調症のある利用者における認知神経心理学。連邦政府から資金を得て行った5件の臨床試験は統合失調症への認知行動社会生活技能トレーニング（CBSST）に関するもので，著作物は100以上。また統合失調症における心理社会的介入，神経認知，生活機能転帰に関する研究のため，20以上の基金のもとで研究者を務めてきた。

ジョン・R・マッケイド　John R. McQuaid, Ph.D.

　サンフランシスコ退役軍人医療センターの精神保健部門副責任者，カリフォルニア大学サンフランシスコ校精神医学講座臨床心理学教授。精神疾患と健康管理上の問題について，CBTにより介入する方法を開発し実践に移す分野を臨床と研究における専門としている。著作物は60以上。またストレス，精神病理，精神障害と行動面の健康への心理社会的治療に関する研究のため，15以上の基金で研究者または助言者を務める。

ジェイソン・L・ホールデン　Jason L. Holden, Ph.D.

　退役軍人医療研究財団およびサンディエゴ退役軍人局医療システムの医療研究員でプロジェクトマネージャー。精神病症状に苦しむ人々に対し10年以上にわたり臨床治療で提供してきたサービスには，CBTやSST，その他のエビデンス（科学的根拠）に基づく治療実践が含まれる。CBSST

の 2 件の臨床試験で研究を担当するとともに CBSST リーダーも務め，またほかの CBSST リーダーのスーパーバイザーと養成講師も務める。研究では，携帯端末を利用した生態学的経時的評価法と治療・支援により，重篤な精神疾患を治療する方法もテーマとしている。

訳者

熊谷 直樹（くまがい なおき）　医師，精神保健福祉センター長

鳥取県出身。東京大学医学部医学科卒業（1985年）。東京大学医学部附属病院精神神経科デイホスピタルのプログラムへのSSTの導入に参画（1988年）。東京都立中部総合精神保健福祉センターのデイケアプログラムとしてSSTを立ち上げた（2001年）。現在，同センター所長。『改訂新版わかりやすいSSTステップガイド』（星和書店）の監訳者の一人。精神保健指定医，SST普及協会認定講師。

　一言：正確さとわかりやすさを兼ね備え，認知行動療法の普及がまだまだ今後の課題である日本において，多くの支援者に気軽に使っていただけるよう苦心しました。統合失調症のある人の回復や地域での安定した暮らしに役立つことを願っております。（前書き等，3章，6章，9章，参加者向けワークブック－認知技能モジュール，付録C）

天笠 崇（あまがさ たかし）　医師，労働衛生コンサルタント

埼玉県出身。東京医科歯科大学医学部医学科卒業（1987年）。みさと協立病院で急性期SSTプログラムを立ち上げ（1990年）。2000年より職域のメンタルヘルス対策でSSTを実践。メンタルクリニックみさと（2002年），医療法人財団東京勤労者医療会 代々木病院精神科でSSTを立ち上げ（2013年）。現在，同科長，（公財）社会医学研究センター代表理事。『改訂新版わかりやすいSSTステップガイド』（星和書店）の監訳者の一人。精神保健指定医，社会健康医学博士，SST普及協会認定講師。

　一言：SST関連領域の発展は目覚ましく，それらを取り入れたempowered SST（e-SST）を目指すSST普及協会の方向性にぴったりのCBSSTが，

わが国でも当たり前に実践され，利用者のみなさんのリカバリーに通じることを願いながら本書と格闘しました。（1章，2章，4章，8章，参加者向けワークブック－問題解決技能モジュール，付録 A）

瀧本 優子（たきもと ゆうこ）　精神保健福祉士，大学教授

大阪府出身。大阪府立大学社会福祉学部卒業。大阪府立大学大学院社会福祉学研究科修士課程修了（1994 年）。大阪府こころの健康総合センターデイケアでの SST プログラムに参画（1995 年）。以降，精神障がい，発達障がいのある方を中心に精神科医療機関や地域の就労支援施設，保健所，更生保護施設等での SST，家族 SST 実践と大学教育（PSW 課程）での SST を行う。現在，梅花女子大学心理こども学部心理学科教授，SST 普及協会認定講師。

一言：すべての人に SST の本当の良さが伝わること，役に立つ SST が楽しく気軽に実践できること，利用者のリカバリーのみならず支援者のエンパワメントのための CBSST が多くの方々に活用して頂けることを願っています。（5章，7章，参加者向けワークブック－SST モジュール，付録 B）

認知行動 SST　　上巻：基礎・実践ガイド編

2019 年 6 月 21 日　初版第 1 刷発行

著　　　者　エリック・L・グランホルム，ジョン・R・マッケイド，
　　　　　　ジェイソン・L・ホールデン
訳　　　者　熊谷直樹，天笠崇，瀧本優子
発 行 者　石澤雄司
発 行 所　㈱星和書店
　　　　　　〒168-0074　東京都杉並区上高井戸 1-2-5
　　　　　　電話　03（3329）0031（営業部）／ 03（3329）0033（編集部）
　　　　　　FAX　03（5374）7186（営業部）／ 03（5374）7185（編集部）
　　　　　　http://www.seiwa-pb.co.jp
印刷・製本　中央精版印刷株式会社

Printed in Japan　　　　　　　　　　　　　　　ISBN978-4-7911-1019-3

・本書に掲載する著作物の複製権・翻訳権・上映権・譲渡権・公衆送信権（送信可能
　化権を含む）は ㈱星和書店が保有します。
・ JCOPY 〈（社）出版者著作権管理機構 委託出版物〉
　本書の無断複製は著作権法上での例外を除き禁じられています。複製される場合は，
　そのつど事前に（社）出版者著作権管理機構（電話 03-3513-6969，
　FAX 03-3513-6979, e-mail：info@jcopy.or.jp）の許諾を得てください。

認知行動SST 下巻

統合失調症者支援のための臨床実践ガイド

〈ワークブック・付録編〉

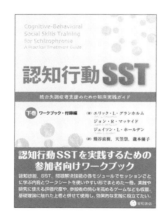

〈著〉エリック・L・グランホルム,
　　　ジョン・R・マッケイド,
　　　ジェイソン・L・ホールデン
〈訳〉熊谷直樹,天笠崇,瀧本優子

A5判　152p
定価：本体1,500円＋税

認知行動 SST を実践するための参加者向けワークブック。認知技能，SST，問題解決技能の各セッションで，参加者が学ぶ内容とワークシートが使いやすい形でまとめられている。また，セッションごとに，アジェンダの例や，進行の要点，教材，実地練習のシートなどが掲載されている。付録として，実践や研究のどちらでも効果的に使える評価尺度，楽しく学びながら参加者の関心を高めつつ教えられるエクササイズやゲーム，追加の配付物や資料として思考や感情のリストを収載。基礎理論に触れた上巻と併せて使用し，統合失調症をもつ利用者への効果的な臨床実践に役立てたい。

発行：星和書店　http://www.seiwa-pb.co.jp

基本から学ぶSST

精神の病からの回復を支援する

前田ケイ 著
A5判　352p　定価：本体2,600円＋税

前田ケイ先生が伝えたいSSTの本質と技術のすべて。当事者の希望をつなぎ、実生活に役立つSSTのために工夫を重ねた技術の数々を、豊かな実例とともに、基本から丁寧に、楽しく解説。

精神障害と回復

リバーマンのリハビリテーション・マニュアル

ロバート・ポール・リバーマン 著
西園昌久 総監修　池淵恵美 監訳　SST普及協会 訳
B5判　492p　定価：本体6,600円＋税

SSTの創始者リバーマン博士による精神障害リハビリテーションの理論体系にして実践マニュアル。リカバリー概念を中核とした心理社会的リハビリテーションの「生きた教科書」。

スキルアップ心理教育

上原徹 編
A5判　212p　定価：本体2,400円＋税

わが国における心理教育の発展と基本的な技法を振り返り、うつ病、摂食障害、PTSDなどへの心理教育の応用と、患者さんや家族に効果的に関わるコツや術を詳しく紹介。

発行：星和書店　http://www.seiwa-pb.co.jp

読んでわかるSST
ステップ・バイ・ステップ方式
― 2DAYS ワークショップ―

熊谷直樹，天笠崇，加瀬昭彦，岩田和彦 監修
佐藤幸江 著　埼玉 SST 研究会，SST 普及協会南関東支部 協力
A5判 236p　定価：本体 2,400円＋税
ステップ・バイ・ステップ方式 SST ワークショップの、ライブ感あふれる
テキスト化。SST の基礎を学習し、セッションの進め方をマスターするの
に最適。『わかりやすい SST ステップガイド』の実践的姉妹編。

DVD版 見てわかるSST
ステップ・バイ・ステップ方式
―モデルセッション編―

佐藤幸江 講師　熊谷直樹，天笠崇，加瀬昭彦，岩田和彦 監修
埼玉 SST 研究会，SST 普及協会南関東支部 協力
A5判（DVD 3 枚組 収録時間 約 6 時間 30 分）　定価：本体 19,000円＋税
本 DVD は SST の基本技法となる「たのみごと」「折り合う」ほか、4 つのセッ
ションの様子とそれぞれの解説を収録。導入の際の社会生活状況面接の進
め方も、実際の面接場面から実践的に学べる。

DVD版 見てわかるSST
ステップ・バイ・ステップ方式
― 2DAYS ワークショップ編―

佐藤幸江 講師　佐藤珠江 共同講師
熊谷直樹，天笠崇，加瀬昭彦，岩田和彦 監修
埼玉 SST 研究会，SST 普及協会南関東支部 協力
A5判（DVD 3 枚組 収録時間 約 6 時間 40 分）　定価：本体 18,000円＋税
「SST ステップ・バイ・ステップ方式」10 時間ワークショップを完全収録。
アセスメント面接、プログラム作成、セッションの組み立て方や進め方な
どを、演習やデモンストレーションを交えて紹介する。

発行：星和書店　http://www.seiwa-pb.co.jp

改訂新版 わかりやすい
SSTステップガイド 上巻
基礎・技法編

A.S. ベラック，K.T. ミューザー，S. ギンガリッチ，J. アグレスタ 著
熊谷直樹，天笠崇，岩田和彦 監訳
A5判　368p　定価：本体2,900円＋税

SST の基本と実践方法を伝える大好評の書が新しく生まれ変わった。エビデンスに基づいた治療の解説を加え、技能シート、資料も充実。SST に関わるすべての方、必携の書。

改訂新版 わかりやすい
SSTステップガイド 下巻
実用付録編

A.S. ベラック，K.T. ミューザー，S. ギンガリッチ，J. アグレスタ 著
熊谷直樹，天笠崇，岩田和彦 監訳
A5判　148p　定価：本体1,900円＋税

SST の基本と実践方法を伝える大好評の書が新しく生まれ変わった。たくさんの新しい技能シート、評価関連資料を加え、さらに内容充実。SST に関わるすべての方、必携の書。

IPS就労支援プログラム導入ガイド
精神障がい者の「働きたい」を支援するために

サラ・スワンソン，デボラ・ベッカー 著　林輝男 訳・編集代表
新家望美，川本悠大，西川真理子，田原美和子，牛尾慎司 訳協力
A5判　268p　定価：本体2,800円＋税

個別就労支援プログラム「IPS」（Individual Placement and Support：個別就労支援とサポート）導入ガイドの日本語版。精神障がい者の就労支援に日々頭を悩ませる支援者に必携の1冊。

発行：星和書店　http://www.seiwa-pb.co.jp

精神科リハビリテーション：
スキルアップのための11講

見慣れているやり方を手放すと見えてくるものがある：
るえか式デイケア・リハビリテーション

肥田裕久 著
A5判　312p　定価：本体 3,500円＋税

多機能型地域精神科医療に長年尽力する著者が，豊富な経験から理論的・実践的に精神科リハビリテーションを説く。デイケアや地域精神科医療に関わる全ての医療援助職そしてピアの方に必読の書。

統合失調症からの
回復を支える

心理教育・地域生活支援・パートナーシップ

白石弘巳 著
A5判　228p　定価：本体 2,800円＋税

統合失調症の真の「回復」とは何か？　支援者として何ができるのか？　当事者・ご家族に寄り添いつつ学んだ，心理教育，エンパワーメントアプローチの実践技術と，支援の本質について考える。

統合失調症へのアプローチ

池淵恵美 著
A5判　504p　定価：本体 3,600円＋税

永らく統合失調症のリハビリテーションを専門としてきた著者が，日々の臨床から垣間見える統合失調症の本質や、精神科臨床サービスの有り様、評価や効果検定などの理論的枠組みなどについて考察した。まさに統合失調症治療の軌跡が凝縮された珠玉の論文集である。

発行：星和書店　http://www.seiwa-pb.co.jp